病原耐药多渠道监测预警一体化信息平台建设与实践

主　审　卢金星
主　编　马家奇
副主编　陈　强

U0951848

中国协和医科大学出版社
北　京

图书在版编目（CIP）数据

病原耐药多渠道监测预警一体化信息平台建设与实践 / 马家奇主编. -- 北京：中国协和医科大学出版社, 2025. 6. -- ISBN 978-7-5679-2488-8

Ⅰ. R37；R969.4

中国国家版本馆CIP数据核字第2024Z5A215号

主　　编　马家奇
责任编辑　李元君　聂志扬
封面设计　邱晓俐
责任校对　张　麓
责任印制　黄艳霞
出版发行　**中国协和医科大学出版社**
（北京市东城区东单三条9号　邮编100730　电话010-65260431）
网　　址　www.pumcp.com
印　　刷　天津画中画印刷有限公司
开　　本　710mm×1000mm　1/16
印　　张　19
字　　数　360千字
版　　次　2025年6月第1版
印　　次　2025年6月第1次印刷
定　　价　168.00元
（版权所有，侵权必究，如有印装质量问题，由本社发行部调换）

编者名单

主　审　卢金星

主　编　马家奇

副主编　陈　强

编　者　（按姓氏笔画排序）

丁海元　马家奇　王明耀　宁　义

杨　洋　杨子良　杨永明　陈　强

郑　环　孟郁洁　赵　嘉

序

细菌耐药问题，已如暗流涌动，成为威胁全球公共卫生的重大挑战，而我国所面临的形势尤为严峻。目前在医疗、社区、畜牧养殖、食品、环境等多元领域，耐药监测方法尚未实现统一，数据散落如星，难以形成合力。攻克细菌耐药检测与监测的关键技术壁垒，构建一体化信息支撑平台，以汇聚各领域监测数据，洞察其传播脉络，为制定精准防控策略奠定坚实基础，已成为当务之急。

当今时代，互联网、大数据、人工智能（artificial intelligence，AI）及区块链等前沿技术的蓬勃发展，已上升为国家战略高度。2017年12月，习近平总书记于中共中央政治局集体学习时，高瞻远瞩地提出实施国家大数据战略，加快数字中国建设步伐。“十四五”政务信息化规划中，亦明确将提升公共卫生应急防控能力作为重点任务，强调依托全民健康保障信息平台与全国一体化政务服务平台，运用信息化手段，提升疫情精准防控水平，完善突发公共卫生事件监测预警、处置及应急响应机制。

本书编撰以“国家致病菌识别网”为基石，致力于构建多源多维异构动态可视化病原耐药监测共享云平台示范应用。我们深度提炼课题研究成果，遵循“云、网、端”三位一体的架构理念，秉持“可感知、可触及、见实效”的实践目标，综合运用互联网、大数据、云计算、区块链等新兴信息技术，在梳理国内外同类信息系统建设经验的基础上，结合我国国情，秉持标准化、通用化、网络化、可视化的设计原则，深度融合病原耐药检测、监测技术及产品信息管理模式，精心编撰了《病原耐药多渠道监测预警一体化信息平台建设与实践》一书。本书旨在为政府制定遏制病原耐药传播策略、规划工作蓝图、推动多渠道监测与智慧化多点触发的一体化信息平台建设、促进多源监测数据协同共享，提供一套系统、全面的技术解决方案，实为不可多得的技术指南。

本书紧扣当前完善智慧化传染病监测预警体系建设的迫切需求，内容创新与实践并重，对于深化新兴信息技术与传染病监测工作的融合，具有不可估量的参考价值与借鉴意义。我衷心期盼，疾控工作者与相关研发机构能够携手并进，再创佳绩，为守护人民健康贡献更多智慧与力量。

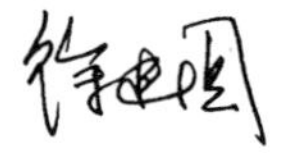

中国工程院院士

前　　言

细菌耐药已成为威胁人类健康的重大公共卫生问题，国家卫生健康委员会等14个部门在2016年联合制定了《遏制细菌耐药国家行动计划（2016—2020年）》以应对我国日益严重的细菌耐药问题。我国在医疗机构、社区人群、畜牧养殖、食品流通、环境等领域分别建立了多渠道耐药监测网络，但由于目前缺乏一体化信息平台支撑，各领域业务条线的检测、监测技术方法不统一，导致信息碎片化，无法显示我国细菌耐药的整体趋势和传播规律，更无法实现智慧化多点监测早期预警。

为此在“十三五”国家科技重大专项课题、艾滋病和病毒性肝炎等重大传染病防治专项的支持下，由中国疾病预防控制中心传染病预防控制所牵头，启动了“病原菌耐药性检测、监测关键技术及传播规律研究”课题。该课题紧紧围绕病原耐药监测新型技术能力的研究目标，融合我国多领域病原耐药监测网络数据，并将一体化耐药菌多渠道监测与预警信息平台建设与应用作为研究重点，为多领域耐药检测、监测关键技术和信息管理提供了技术示范。

为全面总结平台研究的成果，展现互联网、大数据、云计算、区块链等新兴技术在耐药菌多渠道监测与预警信息平台建设与应用的成果，推广技术应用，课题组组织相关单位和人员共同编写了《病原耐药多渠道监测预警一体化信息平台建设与实践》。本书分为病原耐药监测与信息系统概述、病原耐药监测业务需求、数据资源分类与监测数据采集融合、平台概要设计、关键技术应用、病原耐药监测平台技术实现和病原耐药监测技术发展趋势7个章节，分别描述国内外病原耐药监测网络建设现状、背景、实施目标、总体架构、主要内容、技术路线、应用场景及发展远景。内容均由课题研究单位的一线专业技术人员执笔完成，具有较强的可读性和参考价值。同时，在编写过程中也邀请到了行业内专家对本书的整体结构进行把关润色。本书在编写过程中得到了有关单位的大力支持，参与编写、点评和审稿的专家为此付出了辛勤的劳动，在此深表谢意！

由于时间仓促，编者水平所限，本书难免有疏漏之处，敬请广大读者包容并指正。

编　者

2024年11月

目　录

第一章

病原耐药监测与信息系统概述

第一节　疾病监测与病原耐药监测

一、疾病监测体系的概念与组成

在人类发展历史中，始终面临着旧病原体发生变异、新病原体出现的危险，所以，人类的历史也是一部不断与各种疾病对抗的斗争史。在这部斗争史中，疾病监测是近现代以来人类对抗各种疾病特别是传染病的重要武器。通过长期、连续、系统地收集健康事件及相关因素，形成有用的信息，可为规划、制定、实施、评价和调整疾病有关政策及分配卫生资源、确定疾病或健康事件的公共卫生重要性并采取有效控制措施提供信息支持。因此，疾病监测也被称为"公共卫生的神经系统"。

20世纪60年代我国便建立了法定传染病报告系统，其监测工作的发展经历了以传染病疫情报告系统为主的萌芽期、增加了人口学相关材料及行为危险因素的发展期、当前以传染病与突发公共卫生事件网络直报系统为主体的完善与巩固期。

目前，我国已经建立了由国家—省—市—县各级的疾病预防控制中心（center for disease control and prevention，CDC）组成的纵向到底、横向到边的疾病监测体系。其按照监测内容可划分为传染病的监测、非传染病监测、行为危险因素监测与针对其他卫生问题的监测。目前传染病监测是疾病监测的主体，其是以法定传染病被动报告为基础、专病主动监测为补充，基本涵盖主要病种、主要症候群、重要病原及影响因素，流行病学与实验室相结合的国家疾病监测体系，图1-1为我国现有的疾病监测体系框架。

法定传染病疫情监测和突发公共卫生事件报告管理系统是依据传染病防治

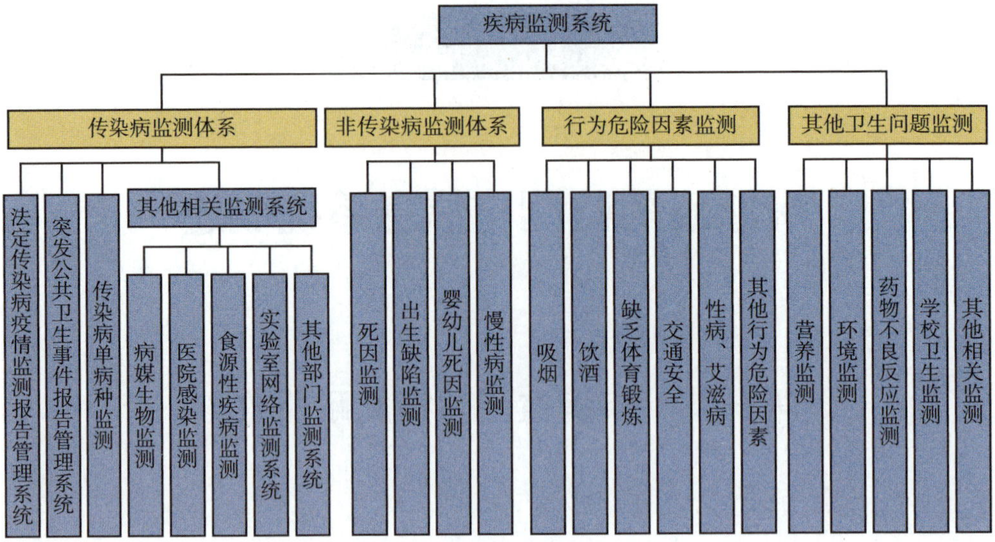

图1-1 我国疾病监测体系框架

法、采取被动监测、病例报告的工作方式进行监测。法定报告制度具有强制性，一般会指定报告责任人和责任机构，要求一旦发现病例必须上报。法定传染病疫情监测系统是我国建立时间最久，运行较为成熟，覆盖范围最全、最基础和最重要的被动监测系统。该系统已经实现了全国范围内的网络直报，可提供传染病基本的发病、死亡信息。

法定报告传染病的病种有限，无法对新发传染病和不明原因疾病事件进行有效的监测，症状监测等指标监测也不能穷尽所有疾病情形。因此，为了及时探测可能导致突发公共卫生事件的安全隐患，引入了事件监测。事件监测是从医院、实验室、媒体、公众举报等渠道，快速捕捉与疾病发生有关的事件或信息，由专业队伍对这些信息进行核实和评估，并做出相应的响应。与指标监测相比，事件监测主要用于突发、未知、罕见且影响较大的公共卫生事件的监测中，如2004年我国建立的突发公共卫生事件报告系统，用于全国突发公共卫生事件的报告。

传染病单病种监测是根据监测方案或目的，对若干重点传染病进行监测，为专病防控提供必要信息。目前传染病单病种监测共27种传染病，其中，法定管理21种，非法定管理6种。

传统疾病监测是人群中出现一定数量的病例进入症状明显期才能被发现，反应滞后。而症状监测则可在疾病发生的前驱阶段，收集和分析病例临床确诊前出现的与疾病暴发相关的信息，及时发现疾病在时间和空间分布上的异常聚集，有助于早期发现暴发征兆并及时采取防控措施。与传统以特定病例诊断的监测相比，症状监测具有时效性强、效益性高、指标非特异、对大多数感染性疾病都有效等优势，如我国于2003年之后建立了急性弛缓性麻痹、不明原因肺炎、发热出疹性疾病、严重急性呼吸道感染病例及腹泻症状等为主的症状监测体系。

非传染病监测也是疾病监测的重要组成部分。根据监测目的及监测内容的不同，主要包括死因监测、出生缺陷监测、慢性病监测等。目前我国部分地区已对非传染病开展了监测。例如，由北京心肺血管医疗研究中心牵头组织了我国16个省市、19个监测区的多省市大协作，对心血管病发展趋势及其决定因素进行监测；天津市开展了以“肿瘤、冠心病、脑卒中、高血压”为重点的非传染性“四病”的防治研究等。

行为危险因素监测是对与重点控制疾病（心脑血管疾病、恶性肿瘤、意外伤害、HIV等）的发生有关的行为因素（吸烟、饮酒、缺乏体育锻炼、不良饮食习惯、交通安全、药物滥用、不安全性行为等）进行监测。

除此之外，还有针对其他卫生问题的监测，如营养监测、药物不良反应监测与学校卫生监测。

二、疾病监测的业务模式

目前我国疾病监测的业务工作模式是由国家卫生健康委员会和中国CDC负责全国疾病监测方案、防控指南等技术方案的制定、组织、协调和试行，逐级下发至省—市—县各级CDC，并承担技术指导和培训，负责监测信息的收集、整理、分析和反馈等工作。省级CDC依据全国监测方案的要求，组织开展辖区内监测工作，按时收集、分析、上报和反馈监测结果，并进行技术指导和监测质量控制及考核工作。具体疾病监测方案一般由区县级CDC按照组织实施。其工作内容包括监测与调查、发现与评价、干预与处置。图1-2为我国各级CDC的工作模式。

疾病监测是一个十分复杂的系统工程。从监测程序上讲，疾病监测包括信息采集、信息分析与解释、信息利用和系统评估4个基本过程（图1-3）。

信息采集是疾病监测最重要、最基础的一步，资料收集的质量将直接影响后续资料管理、资料分析及利用等步骤。疾病监测资料来源众多，如CDC的现场调查人员进行专题调查时所收集的资料，通过医疗机构、卫生检疫机构等自愿和强制报告的传染病或其他健康相关因素数据及人口学资料、人群疾病发病或死亡等资料。目前监测最主要的信息来源是传染病直报系统，传染病由临床医生发现后半自动或人工填写传染病报告卡，然后提交院内审核，院内防保科医生审核后，提交给区县级和市级CDC分别审核和补充，最后通过省级和国家级卫生数据交换平台送往国家传染病网络直报系统中。

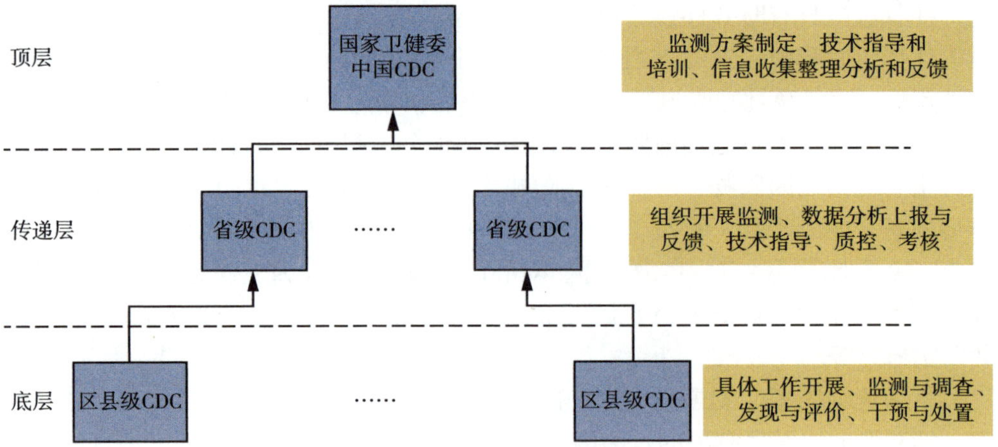

图1-2　我国各级CDC疾病监测的工作模式

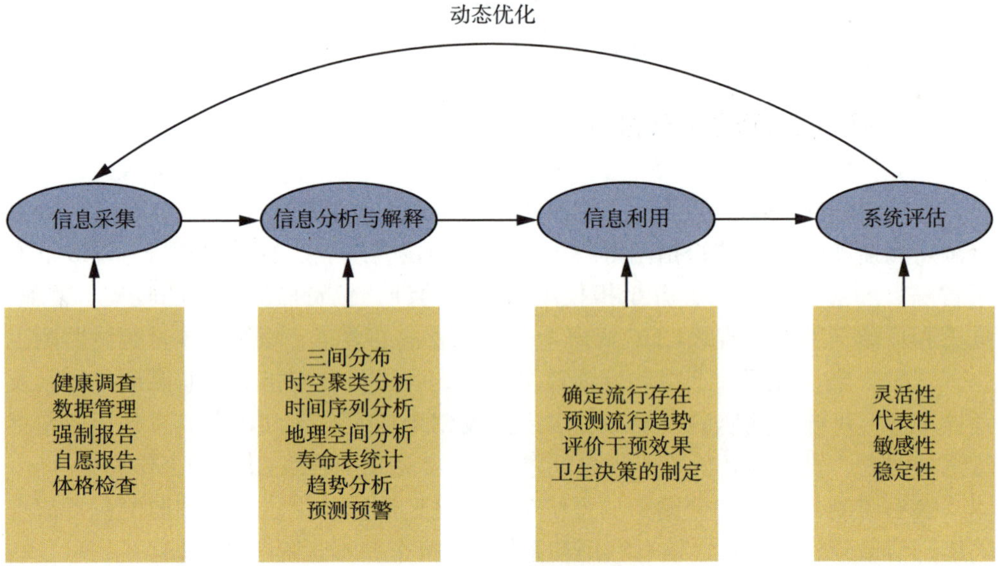

图1-3　疾病监测的程序

信息分析与解释是指利用统计学技术把各种数据转变为有关的指标并加以解释，进而揭示出监测公共卫生问题的分布特征、变化规律及趋势、影响因素等。最基本的是根据时间、地点及人群的“三间分布”来观察疾病的变化趋势。进一步更深层次的分析包括时空聚类分析、时空序列分析和地理空间分析等。

信息分析与解释的下一步是信息利用。充分利用监测信息，及时制定公共卫生策略，并采取有效的干预措施是公共卫生监测的最终目的。因此，监测必须与具体的应用场景相结合，才能发挥监测的效益。总体来说，信息的利用就是利用所掌握的疾病特征及疾病的相关影响因素，为疾病的预防控制服务，具体可表现为通过描述公共卫生问题的分布特征、确定疾病流行的存在、预测疾病流行的趋势、评价干预的效果，为开展公共卫生活动提供决策的依据。

最后一步是系统评估。应对每个监测项目定期进行评估，以确保它具有有效的公共卫生功能并与它的目标相符。常见监测系统的评价指标有简单性、灵活性、数据质量、敏感性、阳性预测值、代表性、及时性、稳定性和可接受性，所有的监测系统必须在现有资源受限情况下开展工作与达到监测系统目的之间取得平衡。

三、疾病监测的价值与意义

疾病监测是疾病预防中不可缺少的环节，对一个国家或地区人群的健康水平的提高至关重要。以疾病预防控制为目的的疾病监测为维护生产环境和公众健康起到一个良好的作用，对增强公众的生活质量具有重要意义。疾病监测的价值主要表现在以下几个方面。

描述传染病分布特征和变化趋势。通过分析监测数据可以了解疾病在人群、时间、空间的变化特征，定量地描述或估计疾病的长期变动趋势和自然史、发病强度、分布特征。同时，也可以记录卫生事件的分布与传播，了解公共卫生事务对健康的影响。

在疾病大规模暴发前发现并进行预警。进行合理有效的监测能够尽早发现健康相关事件分布中的异常情况并掌握流行态势，及时调查原因，针对疾病的特征快速地向卫生机构和相关单位发出预警，以便各个层面的人员进行相应的预警准备。从公众的角度而言，引导媒体向公众提供正确信息，及时辟谣，促使公众理性对待疾病流行，避免恐慌心理；从专业层面角度而言，可以使应急人员有充分的思想准备，了解掌握疫情及突发公共卫生事件的发生发展趋势，探讨应急处置的方式方法及应对措施，遏制疫情进一步蔓延，提高处置突发公共卫生事件的综合能力；从政府角度而言，可以提高各级行政部门危机管理水平，增加行政管理透明度，维护社会稳定，提高国际威信。

指导公共卫生政策的制定。疾病监测通过不断的、动态的、系统的收集、管理与人群健康有关的重要数据形成有价值的信息，并向决策者反馈这些信息，以便为疾病控制服务，促进公共卫生行动的开展。同时，也可以通过动态的监测和数据分析，掌握卫生问题分布特征的重要信息，评价卫生事件对公共卫生的影响或判断和预测健康相关事件的发展趋势，并从中确定当前或今后一段时期的主要公共卫生问题，正确估计未来的卫生服务需求。

除此之外，疾病监测在确定疾病的危险因素、评价公共卫生干预方法和策略、指导季节性流感疫苗的配方、指导疫苗接种策略、评估疫苗的安全性、监测与输血和移植相关的不良反应、为抗菌药物的管理程序提供依据、控制养殖动物中出现的耐药微生物等方面也有着重要的作用。

四、病原耐药监测

1929年，亚历山大·弗莱明在一次过失中偶然发现了青霉素。从此开启了人类有理论、有规律性地使用抗生素对抗机体感染的新纪元，揭开了抗菌药物时代的大幕。天然提取的抗生素如青霉素、链霉素及人工合成的抗生素如磺胺类、呋喃类等药物如雨后春笋般涌现，挽救了无数生命。此外，抗生素在农业、养殖业等领域也得到广泛应用，特别是在防治动物疫病、提高养殖效益中发挥了重要作用。

但是，抗菌药物在一手捍卫人类文明的同时，另一只手却于无意间催生出更为危险的敌人——病原耐药菌。研究显示，在过去的10年间，全球抗生素处方量增加了36%，并且有多达50%的抗生素使用不当。加之1984年以来再无全新结构的抗生素上市，使病原微生物能够承受住抗菌药物的攻击，原有标准的治疗失去了原有的疗效，产生了病原菌抗菌药物耐药性（antimicrobial resistance，AMR）。英国首席医疗官Sally Davies曾发出警告：世界正面临着抗生素失效的危机，如果抗生素失去药效，就意味着现代医学的终结。

随着AMR与耐药菌感染的流行，感染性疾病的治疗难度和患者病死率增加、患者病程延长，更多的医疗资源被占用。同时，耐药基因还会通过垂直传播和自然环境下多途径的水平传播，对食品安全和人类健康造成严重危害。据估计，美国有23 000例死亡（每100 000名居民中有7例）可归因于耐药菌感染，欧盟有25 000例死亡（每100 000名居民中有5例），尽管东南亚的数据有限，但亚洲的可归因死亡人数可能要多得多。根据医院的回顾性数据估计，2010年仅在泰国（人口为6600万），就有38 481例死亡（每100 000名居民中有58例）可归因于医院获得性耐药菌感染。在非洲，AMR已经被证实是HIV和引起疟疾、结核病、伤寒、霍乱、脑膜炎、淋病和痢疾的病原体的问题基础。预计到2050年，AMR将导致全球约1000万人死亡，成为人类疾病死亡的首因，同时可能导致全球GDP损失达100万亿美元。随着全球化贸易发展，国际间人员流动加速，不合理应用抗菌药物造成的危害已成为全球性公共卫生问题，必须引起各国和全社会的高度关注。

中国是抗菌药物的生产和使用大国，由于药品流通体系、抗菌药物合理应用支撑体系与供需方在药物利用的知识态度和行为等方面的不足，我国医疗和动物源病原菌耐药情况严重，并且呈现细菌耐药产生较快、耐药强度增加、耐药谱越来越广等特点。这严重危害了社会经济发展、生态环境、食品安全和国民健康，其造成的后果也超越了卫生领域，迫切需要加强多部门多领域协同谋划、共同应对。

遏制AMR的方法主要包括实施监测、合理用药和感染防控三个方面，其中，实施全方位的、准确有效的监测最为重要。病原耐药监测是了解AMR机制、AMR发展趋势及AMR与抗菌药物应用关系等知识的大门。通过系统收集、整体分析和全面评价病原耐药监测数据，进行不同时间、地区、部门或人群间监测数据的分析比较，得出科学结论，可以指导临床用药，并为相应的公共卫生部门制定相关决策提供科学、可靠的数据资料。

病原耐药监测分类方法有很多种。从监测内容角度，可分为AMR趋势监测、AMR机制及其与抗菌药物使用关系监测、抗菌药物处方监测和感染转归监测等。AMR趋势与抗菌药物使用关系，是当前病原耐药监测的重要内容。从发起角色的角度可以分为政府、企业、学会及专家发起的监测等。从监测规模角度可分为国际、全国、地区及医院等范围。此外，根据监测对象还可以分为不同人群的监测、不同致病菌及不同药物监测。

病原耐药监测对AMR的控制具有重要意义。首先，通过病原耐药监测研究，可以获得全球、国家、地区等不同范围致病菌感染发生率和耐药动态，掌握耐药菌在特定人群中的分布、发展和传播信息，为遏制病原耐药性蔓延提供参考依据。其次，预测病原耐药性发展变化趋势，有可能在新的耐药基因在广泛传播前及时发出预警，防止耐药菌的暴发流行。再次，通过病原耐药性与抗菌药物的使用关联分析，可以发现抗菌药物使用与耐药之间的关系，明确耐药机制，指导临床抗感染的经验治疗和制定或修正医院内感染控制政策，指导临床医生更新治疗方法，并评价所采取措施（干预）的有效性。最后，监测数据还可引导新药开发单位，研究出新的、更有效的抗菌药物。

由于病原耐药监测意义重大，很多国家、地区、组织都建立了相应的病原耐药监测网。这些病原耐药监测网，为促进各国抗菌药物合理使用发挥了积极作用。

五、传染病病原监测和病原耐药监测

传染病病原监测和病原耐药监测是公共卫生和临床医学中两个密切相关的重

要领域。传染病病原监测，主要是为了监测和识别传染病的病原体（如细菌、病毒、真菌、寄生虫等），以了解疾病的流行趋势、分布情况、传染源、传播途径等信息。其内容包括病原体的分离、鉴定、分型（如基因分型、血清分型等），以及疫情的报告和分析。其目的是帮助公共卫生机构及时发现新出现的传染病或旧传染病的再流行，制定和调整防控策略，进行疫苗研发和疫情预警。病原耐药监测，是监测病原体对抗菌药物或其他治疗药物的耐药情况，了解病原耐药性的流行趋势和机制。通过对临床分离的病原体进行药敏试验，评估其对各种抗菌药物的敏感性，分析耐药基因的传播和变异，为临床治疗提供指导，帮助选择有效的治疗方案；同时，还有助于了解耐药性的传播情况，以便制定抗菌药物使用政策，减少耐药菌的产生和传播。

传染病病原监测提供病原体的基本信息，而病原耐药监测则可在这一基础上进一步分析病原体的抗药性。两者结合可以提供更全面的疾病防控信息。传染病病原监测可以发现传染病的暴发，而病原耐药监测则可以指导治疗策略，防止耐药菌株的传播，两者共同作用于疾病的预防和控制。

更为关键的是，传染病病原监测和病原耐药监测的数据通常是相互依赖的。例如，发现一个新病原体后，需要了解其是否对常用抗菌药物敏感；反之，发现一个耐药菌株后，需要了解其流行情况和传播路径。

从政策制定角度看，两者提供的数据都对公共卫生政策的制定有重要影响，包括疫苗接种策略、抗菌药物管理政策等。

总之，传染病病原监测和病原耐药监测虽然侧重点不同，但都是保护公众健康、控制传染病传播和有效治疗病患的关键手段。它们在数据收集、分析和应用上相互支持，共同推动公共卫生事业的发展。传染病病原监测和病原耐药监测是2个密切相关且紧密联系的领域。

第二节　国内外病原耐药监测发展历程与现状

病原耐药监测最早始于卫生健康领域，美国早在20世纪70年代便开始对医院感染的耐药进行监测，随着抗菌药物使用领域的扩大，监测的范围逐步扩大到动物源性监测。当前病原耐药监测主要依附于监测报告信息系统。随着计算机网络的发展，很多国家都先后建立了病原耐药监测网络系统。世界卫生组织（WHO）发布的耐药监测报告中显示，截至2018年，全球已经有105个国家建立了病原耐药监测网络系统，68个国家建立了抗菌药物消费追踪系统。比较有代表性的有中亚和东欧抗菌药物耐药监测网络（CAESAR）、拉丁美洲抗菌药物耐药监测网络（ReLAVRA）、加拿大抗生素耐药性监测综合计划（CIPARS）、美国国家医院感染监测系统（NNIS）及丹麦抗菌药耐药性整合监测和研究系统（DANMAP）等。本节将以病原耐药感染监测信息系统为主体，从卫生健康领域与动物源性监测2个方面分别对国内外病原监测的发展历程及现状进行简介。

一、国外卫生健康领域病原耐药监测的发展历程与现状

20世纪70—90年代，全球范围内还未真正重视到抗菌药物耐药性问题的严重性。在这一阶段主要有以美国为首的西方发达国家参与并主导的卫生健康领域的耐药性监测，比较有代表性的有美国NNIS与国家抗菌药耐药监测系统（NARMS）、加拿大抗生素耐药性监测综合计划（CIPARS）及德国国家医院感染监测系统（KISS）等，为早期抗菌药物耐药治理策略的制定提供了依据。

（一）美国

美国作为全球最早发起病原耐药监测的国家，其在病原耐药监测的范围、广度及监测系统的数量上均遥遥领先其他国家。表1-1为美国目前卫生健康领域主要病原耐药监测系统，本小节将分别对其进行描述。

表1-1　美国卫生健康领域主要病原耐药监测系统

监测系统	监测类型	开始时间	主办机构
国家医院感染监测系统（NNIS）	主动	1970年	美国CDC
全国淋病奈瑟球菌耐药性监测（GISP）	被动	1986年	美国CDC
新泽西州耐药性监测	主动	1991年	新泽西州卫生部
国家抗菌药耐药监测系统（NARMS）	主动	1996年	美国CDC、美国FDA、美国农业部
重症监护细菌耐药流行病学研究项目（ICARE）	主动	1996年	美国CDC、埃默里大学
全球新发传染病监测和反应系统（AFHSC-GEIS）	主动	1998年	美国国防部卫生监测中心
国家医疗保健安全网（NHSH）	主动	2005年	美国CDC
抗生素耐药性监测研究（ARMoR）	主动	2009年	美国国防部卫生监测中心

1. 国家医院感染监测系统　1963年美国CDC召开院内感染学术会议，会上提出应用流行病学方法建立医院感染监测系统。20世纪60年代末美国CDC组织了8家医院进行监测试点，随后在1970年主持研发了NNIS。NNIS是全球第一个全国性医院感染监测信息系统，用以全面监测医院感染的发生及相关的危险因素，包括患者人口统计学特征、感染和相关的危险因素、病原体与抗菌药物敏感性等指标。1986年之后为了将有限的人力财力用在最需要解决的问题上，NNIS开始进行目的性监测，主要监测包括医院范围内的重症监护室、高危儿科及外科患者等重点人群，以及重点感染部位与重点危险因素。

NNIS一直致力于应用统一的医院感染病例的收集方法和感染率的计算方法来衡量医院内各专业科室及不同医院间医院感染水平，分析病原体耐药的现状和现行防控措施的效果。2003年之后，NNIS每年都在网站发布或者以论文形式公布监测结果。其中，报告内容包括院内感染发生率、耐药菌发展趋势、特定致病菌的流行病学研究和感染危险因素等信息。通过分析院内感染的发生和流行，评价潜在危险因素、院内感染致病菌特点和耐药机制，以及选择的监测内容和预防策略。NNIS的建立发挥了巨大的经济社会效益，研究证实，NNIS每年可以至少预防73万例医院感染的发生，减少约13亿美元的医疗开支。

2. 全国淋病奈瑟球菌耐药性监测　全国淋病奈瑟球菌耐药性监测（GISP）是美国一个国家级的哨点监测项目。为了评估监测淋病奈瑟球菌耐药性趋势，并为淋病的治疗建议提供准确和及时的监测数据，美国CDC预防服务中心性传播疾病科与CDC传染病中心性传播疾病实验室项目及州和地方卫生部门共同合作开展了GISP。

3. 新泽西州耐药性监测　为了确定新泽西州抗生素耐药性的严重程度，1990年新泽西州对涉及传染病管理法规和州医院保险标准进行了修改，要求医院每月向州卫生部（NJSDOH）提交一份监测报告。报告数据包括患者住院期间血液中微生物分离物及来自身体任何部位的多重耐药分离物的数量。1991年，NJSDOH正式启动了基于医院实验室的抗微生物耐药细菌监测系统，并于次年报告发现了肠球菌素耐药性。该系统包括新泽西州的95家急诊医院，以万古霉素耐药的革兰阳性球菌、耐甲氧西林金黄色葡萄球菌、耐亚胺培南的革兰阴性杆菌、耐青霉素肺炎链球菌和其他链球菌等菌种为监测的目标生物体，对新泽西州的抗生素耐药性进行早期检测和地理跟踪。该监测系统的构建有助于公共部门、私营部门及学术组织在临床试验前评估耐药性的风险因素、治疗方案、对抗菌药物的敏感性，以及感染控制措施的有效性，使NJSDOH能够与专业组织合作，制定预防耐药性传播的措施，并提供细菌耐药源以协助开发有效的抗菌药物。

4. 国家抗菌药耐药监测系统　为了探究抗菌药耐药机制、明确其威胁程度和耐药随时间转移的趋势等信息，美国于1996年成立了NARMS。NARMS是美国CDC、美国食品药品监督管理局（FDA）和美国农业部（USDA）合作承担的监测项目。

NARMS由畜类组和人类组两部分组成，最初只在14个监测点进行人群监测，于2003年在全国范围内普及。NARMS主要系统监控美国本土动物性食品（肉类为主）、养殖动物及人类来源菌株的耐药情况，最初的任务是监测17种抗菌药物对人、畜肠道细菌敏感性的变化，后来抗菌药物的品种和细菌分离株的数量和样品提供部门都有所扩大，目前已经扩大至美国全境。目前，该系统监测的重点是沙门菌、弯曲杆菌属、大肠埃希菌和肠球菌。除此之外，NARMS还提供了动物生产中相关抗菌药物销售及使用、沙门菌基因组和耐药组等数据。

NARMS年度监测数据会通过美国CDC、FDA及USDA的官方网站进行发布，为在全球范围内共享耐药性病原体的扩散提供信息。NARMS也与加拿大、丹麦、法国、荷兰、挪威、瑞典、墨西哥等国家的耐药性监测系统就相关的流行病学和微生物学的研究进行合作。

NARMS通过系统地比较细菌的种类、耐药状况、耐药性不同物种间分布等信息，为有关政府部门制定合理使用抗菌药物的决策提供重要依据。其数据还为美国FDA制定保持抗菌药物对人类和动物的有效性的监管决策提供了参考依据，并在数起暴发卫生事件中发挥了关键的作用。

除此之外，法国、澳大利亚等一些发达国家也先后建立了各自的医院感染监测系统，在全球医院感染的预防、控制中发挥了积极、有效的作用。

5. 重症监护细菌耐药流行病学研究项目　医院重症监护室（ICU）中的患者是获得性耐药感染的重点场所，为了加强对ICU的监测。美国CDC与国家传染病基金协会发出倡议，加强对ICU耐药性的监测。1996年，美国CDC医院感染部与埃默里大学罗林斯公共卫生学院合作启动了基于实验室的抗菌药物耐药性监测的重症监护细菌耐药流行病学研究项目（ICARE）。

ICARE第一阶段共有8家医院参与，第一阶段的监测结果表明，大多数抗生素耐药性都集中在医院的ICU。ICARE的第二阶段共有41家医院参与，同时还从每家医院收集了临床分离物，以核实报告的耐药性。参与NNIS的ICU部分的医院有资格参与ICARE的第二阶段，参与的医院被要求报告至少12个月的数据。ICARE提供了美国医院环境中抗生素耐药性和抗生素使用的普遍性数据，其监测结果可以帮助医院调整医院感染的防控策略，同时也可以减少耐抗菌药物病原体的出现和传播。

6. 全球新发传染病监测和反应系统　多年来，美国国防部卫生监测中心一直在进行国际传染病监测，并于1998年建立美国国防部全球新发传染病监测和反

应系统（AFHSC-GEIS）来监测病原体中是否存在耐药性。AFHSC-GEIS由美国国防部卫生监测中心负责，并与民用和军用诊所、医院及大学合作，由部署在埃及、肯尼亚、秘鲁和泰国等国的美国海军医学研究实验室负责实施，记录常见生物体中抗菌药物耐药性的地理分布。同时，AFHSC-GEIS越来越多地被用于协助美国国防部进行全球疾病监测，这对保护美国军队健康和维护全球公共卫生具有重要意义。如该系统可通过与各区域东道国实验室合作，记录常见生物体中抗菌药物耐药性的地理分布，该信息被用来为中东和阿富汗的美国军事人员提供适当的抗菌药物治疗，以减少高度耐药的病原体引起战斗和非战斗相关的感染，同时缓解了国防部和退伍军人事务部的医疗机构中重症监护室、外科手术室和烧伤病房的患者细菌感染蔓延导致长期住院困扰。

7. 国家医疗保健安全网　2005年，NNIS、透析监测网络（DSN）、国家医疗卫生工作者监测系统（NaSH）整合成一个新的系统——国家医疗保健安全网（NHSN）。

NHSN由美国CDC于2005年建立的，是融合了包括NNIS的CDC的3个不同监测网络。1970年初建时有130家医院参加，目前有超过2500家医疗机构参加，包括急性护理医院、长期急性护理医院、精神病医院、康复医院、门诊透析中心、护理中心和养老院等。从2007年开始，NHSN每年发布一次年度报告，报告内容包括致病菌耐药百分比、医院获得性感染病例、外科感染病例中选择致病菌的分布，以评估美国的医院感染情况。NHSN主要关注医疗设备与程序中产生的医院感染，而忽视非器械相关性肺炎、血流感染、尿路感染及一些手术感染，从而限制了NHSN监测系统数据的全面性。NHSN收集多层次的大量数据集及使用标准的医院感染术语定义使得监测的方法被全球范围内的医院采用，但是NHSN的定义变化频繁，特别是对于导管相关的泌尿道感染、透析事件、抗菌药物和新生儿中央静脉导管相关性血流感染相关定义，如果不能及时将这些变化纳入监视系统中，将会导致除NHSN外的医疗卫生机构难以进行有效监测。此外NHSH所涵盖的注册医院中，高达90%为普通医院或小型医疗机构，大型综合性医院占比甚微。由于医院在透析感染和抗菌药物使用方面的报告数量有限，且这些报告并非基于严谨的队列研究设计，导致该网络所获取数据的代表性存在明显不足。

8. 抗生素耐药性监测研究　为了应对不断升级的抗生素耐药性，美国国防部实施了一系列大范围的合作，并于2009年启动了抗生素耐药性监测研究（ARMoR）。它由流行病学家、生物信息学家、微生物学研究人员、政策制定者、医院感染预防学家和医疗保健提供者共同参与，由美国政府出资，美国陆军进行感染控制-质量并改进政策，致力于收集和鉴定目标耐药细菌，并由美国海军抗菌监测系统和海军陆战队公共卫生中心下属的流行病学数据管理与分析部门（EpiData）进行医疗信息学方面的开发和应用。

目前，共有266个位于美国和德国的固定医疗机构提交分离物，美国军队通过微生物学实验室对分离物进行鉴定。美国海军负责发送报告和每日警报，通过数据分析，如果病原体对美国国防部来说是新发现的，或对预防感染有更广泛的影响，则通过医疗行动渠道与医院和军队卫生系统一起发送执行摘要。

自2009年以来，该项目收集、鉴定和归档了超过20 000株分离菌，数据保存在一个安全的关系型数据库中，可用于进一步询问以支持疫情调查。其在临床相关的周转时间内为美国主要城市的转诊中心及资源受限的环境（如2010年地震后的伊拉克、阿富汗和海地等偏远地区）提供了切实可行的反馈，通过为医院或医疗保健系统提供早期实施预防性干预措施来降低多重耐药菌的发病率。

（二）欧洲各国

欧洲各国也是比较早进行耐药监测的地区，欧洲主要国家都有相应的耐药监测系统，本节将对欧洲几个比较有代表性的监测系统进行介绍。表1-2为欧洲主要国家卫生健康领域监测系统。

表1-2　欧洲主要国家卫生健康领域监测系统

监测系统	国家	监测类型	开始时间
抗生素耐药性应对战略（STRAMA）	瑞典	被动	1994年
希腊抗生素耐药性监测网络（GSSAR）	希腊	被动	1995年
德国国家医院感染监测系统（KISS）	德国	主动	1995年
传染病监测信息系统关于抗生素耐药性（ISIS-AR）	荷兰	被动	1996年
国家细菌抗菌剂耐药性流行病学观察部（ONERBA）	法国	被动	1997年
贝桑松医院无症状菌尿症（ABU）和抗生素耐药性（ABR）监测系统	法国	被动	1998年
重症监护室抗生素使用与耐药性监测（SARI）	德国	主动	2000年
私营医疗分析实验室网络（LABM）	法国	主动	2000年
挪威兽医抗生素耐药性监测（NORM & MSIS）	挪威	被动	2007年
英国抗菌剂使用和耐药性监测方案（ESPAUR）	英国	主动	2013年

1. 瑞典抗生素耐药性应对战略　20世纪80年代，瑞典和其他地方的抗生素使用量急剧上升，特别是20世纪90年代初耐药肺炎球菌的数量激增。瑞典迫切需要一个全国性的、协调一致的网络机构来应对这一挑战。经过瑞典抗生素咨询小组（SRGA）、医疗产品局、国家健康和福利委员会、瑞典传染病控制研究所等机构的讨论，决定在1994年启动瑞典抗生素耐药性应对战略（STRAMA），为官方和行业提供信息机构。2000年，STRAMA与瑞典国家健康和福利委员会开展合作，拟订一项国家行动计划，以遏制抗生素耐药性，该提议后来发展成为一项政府法案“预防抗生素耐药性和医疗保健相关感染的战略”。2006年，STRAMA成为一个独立的政府机构并将其制度规范化。STRAMA的兽医与食品部还与国家兽医研究所进行深入的合作，就病原在食品、环境中的耐药性开展深入的合作。

STRAMA分为每个县的地方级及政府资助的国家执行工作组两级组织结构，同时于2011年成立全国性协作网络，名称为Stramanätverke，该网络的总体目标是促进合理的抗生素治疗和防止抗生素耐药性的增加。

STRAMA以尽量保持抗生素在动物及人体的有效性为目标，在医院、重症监护、疗养院、日托中心和临床试验监测肺炎链球菌对青霉素等菌种的耐药性。国际癌症研究所与瑞典重症监护登记处开展了密切合作，现已纳入其国家质量登记处。ICU-STRAMA的经验已被纳入欧洲网络护理。此外，STRAMA联合组织了数个研讨会，就急性中耳炎、急性咽扁桃体炎、脓疱疮、急性鼻窦炎、泌尿道感染和低度呼吸道感染等常见全科诊断的治疗提出了国家建议。关于抗生素使用和耐药性的统计数据及已完成的研究、干预和教育方案的结果和分析结果通过网站（www.strama.se）发布。STRAMA向拥有处方医生提供关于处方的当地或个人数据的反馈意见，以便与其他处方人员进行比较和提供通用治疗建议以促进抗生素的合理使用。

2. 德国国家医院感染监测系统　1995年，德国在NNIS的基础上建立了第一个国家医院感染监测系统（KISS）。KISS由德国卫生部负责，使用NNIS给出的定义与方法，并每年对系统上报的监测数据进行分析，预测发展趋势，以便对下一年进行指导。KISS是西欧最晚成立的医院感染监测体系之一。

KISS包括病房ICU、新生儿监护病房、手术患者及骨髓和造血干细胞移植患者4个监测内容，医疗机构自愿参与该系统。最早有20所医院参加该系统，目前德国有800多家医院和586家ICU参加了KISS。KISS为内部质量管理提供了统一的监督方法和可比值，被认为是德国国家医院流行病学的数据库。

3. 法国国家细菌抗菌剂耐药性流行病学观察部　在医疗方面，ONERBA是法国关于AMU和AMR的年度报告，也是从复杂的子系统网络收集数据的主要AMR网络。2019年，法国卫生系统（SPF）接管ONERBA网络，并在新工具ConsoRes中报告结果。该工具由预防医疗保健相关感染（CPias）支持中心建立，由SPF驱动的AMR社区网络使用由CPias Pays de la Loire协调的Medqual工具报告结果。最后，由医院感染警报、调查和监测网络（RAISIN）在全国范围内协调医院感染监测协调中心（CCLIN），即现在的CPias。

（三）亚洲各国

亚洲绝大多数的国家都开展了病原耐药监测，其中，韩国和日本是较早开展耐药监测的国家。本节将对亚洲地区几个典型的国家的耐药监测系统进行介绍。表1-3为亚洲主要国家卫生健康领域监测系统。

表1-3　亚洲主要国家卫生健康领域监测系统

监测系统	国家/地区	监测类型	开始时间
韩国全国抗生素耐药性监测	韩国	主动	1997年
尼泊尔AMR计划	尼泊尔	主动	1998年
日本医院感染监测	日本	被动	2000年
MRSA多中心监测	巴基斯坦	被动	2006年
泰国国家耐药监测系统（NARST）	泰国	主动	2000年
印度抗生素耐药性监测与研究网络（AMRSN）	印度	被动	2013年

1. 泰国国家耐药监测系统　泰国国家耐药监测系统是泰国为应对抗菌药物耐药性（AMR）威胁于2005年前后建立的国家级监测体系，由泰国卫生部主导，联合泰国皇家学会、公共卫生科学研究所等多部门协作，覆盖全国300余家哨点医院，依托泰国医学科学研究院等机构技术支持，并参与WHO全球抗菌药物耐药监测网络（GLASS）等国际合作。该系统聚焦医院内感染（如MRSA、CRE等）、社区获得性感染（如PRSP、产ESBL菌）及动物源耐药菌（如沙门氏菌），通过统一标准检测分离菌株药敏结果，结合人口学、临床及环境数据，实时追踪病原体耐药谱变化，识别高风险人群、区域和传播路径，评估抗生素使用与耐药性关联，为政策制定（如2017年发布《国家抗菌药物管理战略》限制门诊广谱抗生素处方）、临床指南更新（如将碳青霉烯类药物列为“最后一线”用药）及高风险区域干预（如南部边境医院感染控制强化项目使CRE检出率下降约30%）提供科学依据，但面临基层医院资源限制、农业领域抗生素使用监管薄弱及耐药机制

研究不足等挑战，未来需整合畜牧业监管和加强基层能力建设以提升耐药防控水平。

2. 印度抗生素耐药性监测与研究网络 印度作为抗生素的消费大国，且目前没有对抗生素使用进行管制，因此，印度的传染病负担很重，对AMR的可靠估计是解决该问题的基础。因此，印度医学理事会（ICMR）于2013年在新德里发起建立了印度抗生素耐药性监测与研究网络（AMRSN）。

ICMR制定标准作业程序（SOPs）实验室诊断与数据管理模块，发布了标准治疗指南、医院感染控制指南、AMSP培训和AMSP准则，以指导实验室程序和操作。AMRSN提供了对印度各医院人类重要病原体中耐药性感染和AMR模式的准确估计。

AMRSN正在印度全国范围内搜集产生耐药性感染和抗药性研究模式的数据，这些数据被用来制定指导方针，并提供了对耐药性的分子机制、耐药性病原体的克隆性和传播动力学的新见解，使人们能够从印度的角度更好地理解抗药性。此外，AMRSN的主要目标包括：①建立医院网络，监测临床重要细菌和真菌对人类健康的敏感性趋势；②确定耐药病原体传播动力学，以便更好地了解印度的AMR并制定适当的干预措施；③向相关人员提供病原微生物中的AMR信息，以促进减少AMR干预措施的制定；④为数据收集和分析创建数据管理系统。

AMRSN涵盖了针对各个致病群体的6个核心节点中心（NCs），这些中心战略性地分布在4个高级别的三级医疗机构内。此外，该网络还设立了16个区域中心（RCs），这些RCs实际上是遍布全国的三级保健医院下属的区域实验室。这些区域实验室承担着向全国范围提供数据的重要任务，并且作为RCs，它们负责为每个特定的致病组提交规定数量的分离株数据。

目前该网络虽然仅涵盖人类健康方面的数据，但计划在印度全国范围内扩大规模，以纳入更多的机构和医院及抗反转录病毒药物治疗的其他方面信息，以反映“一个健康”的监测方法。

（四）区域合作的监测系统

2001年，WHO发布了《遏制细菌耐药性出现和蔓延的全球战略》，为全球范围内应对抗菌药物耐药性问题提供了行动指南。在5年后的第58届世界卫生大会上，WHO再次向全球各国政府、卫生领域专业人士、社会团体、私营医疗机构及国际组织发出呼吁，呼吁他们采取切实有效的措施，以遏制细菌耐药性的不断扩散。

2005年6月，亚洲与太平洋地区的细菌耐药性监控研讨会在菲律宾成功举办。此次会议着重强调了西太平洋和南亚各国在建立国家层面的细菌耐药性监测网络，以及加强区域间监测合作方面的重要性和紧迫性，为后续加大监测力度奠定了坚实的基础。

因此，在21世纪初至2010年期间，在国际组织的积极推动下，抗菌药物耐药性的监测工作逐渐扩展至发展中国家，标志着抗菌药物耐药性监测进入了一个全新的快速发展阶段。在这一时期，国际合作的耐药监测网络如ReLAVRA、欧洲抗菌耐药监测系统（EARSS-Net）及全球抗菌药物耐药性和使用监测系统（GLASS）等纷纷建立，共同构成了全球抗菌药物耐药性监测的重要框架。

1. 拉丁美洲抗菌药物耐药监测网络　拉丁美洲抗菌药物耐药性监测网络（ReLAVRA）是泛美卫生组织（PAHO）与WHO区域办事处和合作成员国于1996年正式建立的。该网络是世界上历史最久、最大的区域性AMR监视网络之一。它由20个国家组成，即阿根廷、伯利兹、玻利维亚、巴西、智利、哥伦比亚、哥斯达黎加、古巴、厄瓜多尔、萨尔瓦多、危地马拉、洪都拉斯、墨西哥、尼加拉瓜、巴拿马、巴拉圭、秘鲁、多米尼加共和国、乌拉圭和委内瑞拉。每个国家都有一个国家参考实验室（NRL），由每个国家当局正式指定。ReLAVRA每年收集和报告抗生素耐药性的总水平数据，包括优先病原体和药物组合的数量。

其目标是通过不断收集可靠、可比和可复制的AMR数据，为该地区的AMR防治政策和干预措施提供信息。在最初阶段，ReLAVRA专注于社区获得性病原体的耐药性监测，而自2000年以来，它已扩展到医院感染的病原体。

最初，该网络由8个成员国的8个指定国家参考实验室组成，每个NRL报告来自各自参与国哨兵实验室的抗菌药物敏感性试验信息（主要是粪便标本分离物）。随后网络规模及监视范围继续扩大。到2000年，15个成员国的15个国家研究所报告了医院感染病原体6种（大肠埃希菌、金黄色葡萄球菌、鲍曼不动杆菌、铜绿假单胞菌、肠杆菌科、肠球菌属）；社区获得性病原体5种（沙门菌、志贺菌、肺炎链球菌、脑膜炎球菌、流感嗜血杆菌）。

2. 欧洲耐药监测系统　如图1-4、图1-5所示，EARSS-Net是欧盟资助成立的欧洲最大的抗菌药物耐药监测系统，目的在于为欧洲人类抗菌药耐药性临床表现和流行病学研究提供数据，并分析欧洲抗菌药物耐药性流行趋势，旨在动态、及时、准确地监测成员国细菌耐药趋势，为政府制定决策提供及时的数据支持。其前身是成立于1998年欧洲抗菌药物耐药性监测系统（EARSS）。EARSS最初由欧盟委员会卫生和消费者事务总局及荷兰卫生、福利和体育部资助，最初在13个国家监测两种病原体。该网络稳步发展，吸纳了越来越多的欧洲国家参加。2010年1月1日，EARSS的管理和协调工作移交给欧洲疾病预防控制中心（ECDC），该网络更名为EARSS-Net。此时EARSS-Net覆盖33个国家1.1亿多人口，占欧洲总人口的20%，共监测7种病原体。

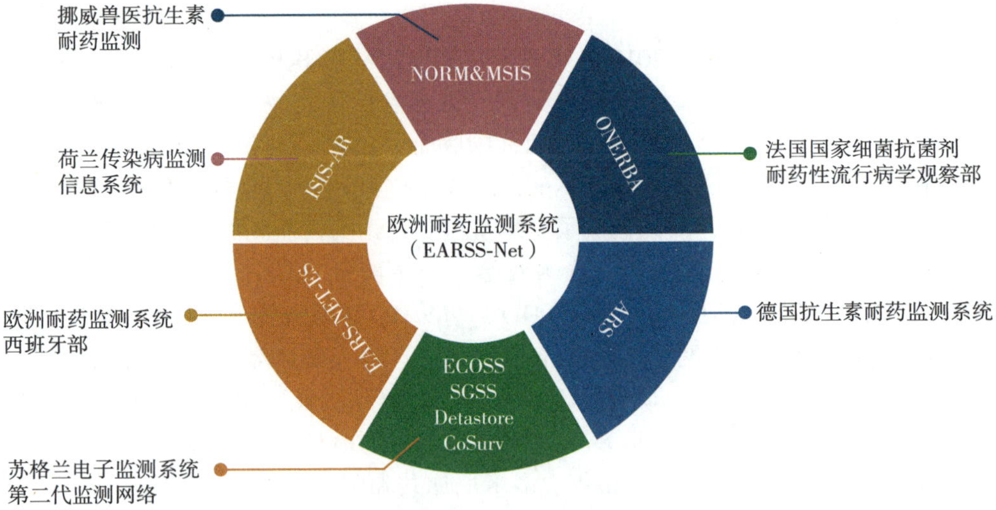

图 1-4　欧洲耐药监测系统（EARSS-Net）概况

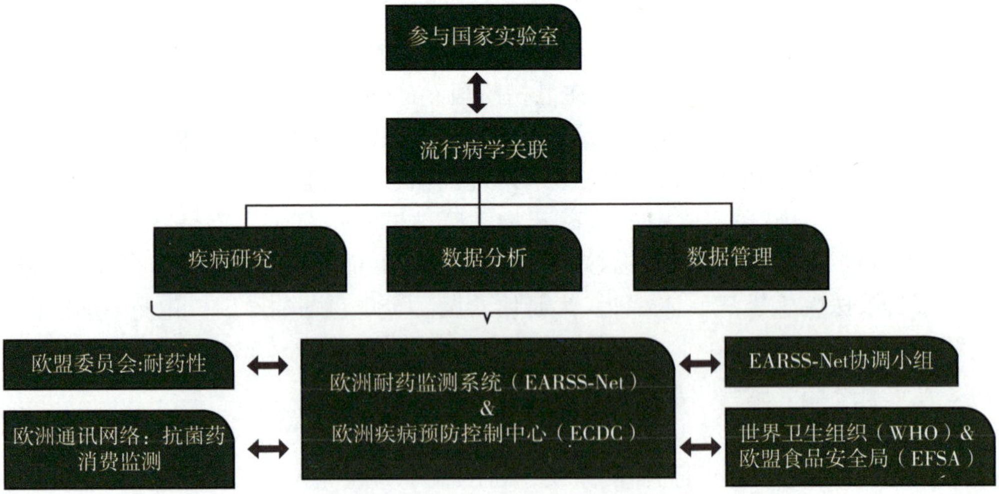

图 1-5　不同的组织共同向 EARSS-Net 和 ECDC 提供数据

EARSS-Net网络是基于实验室的哨点监测系统，连接欧洲各国的监测网络，监测血液和脑脊液人类感染的大肠埃希菌、肺炎克雷伯菌、铜绿假单胞菌、不动杆菌、肺炎链球菌、金黄色葡萄球菌与粪肠球菌7种病原体。通过EARSS-Net可以收集比较有代表性和准确性较高的细菌耐药数据，分析欧洲细菌耐药的时空变化趋势，为决策提供及时的支持，并改进国家细菌耐药的监测计划，并通过提供年度外部质量评估以提高诊断的准确性。

作为WHO抗菌药物耐药性监测策略的主要数据贡献者之一，欧洲疾控中心定期以表格、图集等形式公布监测结果，还提供关于当前和历史趋势的各种年度报告和相关出版物。EARSS-Net的数据在指导参与国家乃至全球公共卫生干预和临床治疗决策方面发挥了重要作用。

EARSS-Net是一个运转良好的国际性监测系统，能对多国网络的现有数据进行整合，在提高政治层面、公共卫生官员、科学界和公众的认识方面发挥着重要作用。其在简单性、可接受性和稳定性方面存在很多优势。如该系统为了确保尽可能多的实验室能加入这个系统，在实验室层面的操作进行了简化设计。此外，EARSS-Net的可接受性高，因为其获得的监测数据可以指导当地治疗决策，为公共卫生政策提供依据。根据EARSS-Net设定，国家层面有明确的数据所有权，因此，该监测系统是国家与国际层面之间的合作关系，这个合作关系对系统的可获得性也至关重要。

EARSS-Net在数据质量属性、敏感性和及时性方面相对具有优势，但由于基于实验室的监测系统存在一些固有问题，如由于不同成员国临床病例定义的差异、不同的抽样标准或异质性及数据完全来自血液和脑脊液的分离物等原因，会导致其监测的敏感性不够高；EARSS-Net年度报告和数据发布的及时性不高，其快速侦查到疾病暴发的可能性不大；各个报告国家的人口覆盖面各不相同；一些国家的报告来自大型国家监测的数据，覆盖率较广的系统，而一些国家则报告来自小部分当地实验室和医院的数据，对于仅报告一个特定地区的少数医院和实验室的数据的国家，样本可能不能代表整个国家。同样，国家趋势可能不能代表区域情况，因为汇总数据对一些国家而言，可能会掩盖地方层面的差异，导致EARSS-Net的代表性在地方层面难以评估，因此，其代表性不高。

3. 全球抗生素耐药性和使用监测系统　2015年5月，为了应对抗微生物药物耐药性对人类健康的威胁，第68届世界卫生大会通过了“抗微生物药物耐药性全球行动计划”。为了支持该计划，同年10月22日，WHO启动了“全球抗生素耐药性和使用监测系统（GLASS）”，这是第一个全球合作努力协调各国国家共同形成的耐药监测系统，也是首个在全球努力下的标准化抗生素监测系统。WHO成员国可以逐步加入GLASS。自推出以来，GLASS的覆盖范围不断扩大，截至2021年5月，GLASS覆盖了全球109个国家和地区的74 000个监测点。WHO在网络平台定期更新数据，每两年发布一次全球报告，截至2021年共发布4份监测报告。

GLASS主要通过常规监测、基于重点标本类型的常规临床样本的病例搜索、基于临床实验室常规送检的重点标本的病例搜索、基于病例的临床症状监测及基于实验室的监测的方法对人类免疫缺陷病毒（HIV）、疟原虫、结核分枝杆菌和淋病奈瑟球菌等特殊病原体的耐药性进行监测，从而培育和建立国家监测体系和统一的全球标准，定期分析和报告抗菌药物耐药性的全球数据，评估全球抗菌药物耐药性的程度和负担，发现和评估新的耐药及其在全球的传播状况，了解特定的预防控制方案的实施情况，评估干预措施的影响。

GLASS提供了一种收集、分析、解释和传播与抗微生物药物耐药性报告有关的数据的标准化方法。通过GLASS可收集、分析和在各国之间共享标准化、可比较、经过确认的抗菌药物耐药数据，以便指导决策制定，促进地方、国家和区域行动，为开展相关行动和宣传提供证据，并提供可靠的抗生素耐药模式的地理信息。

虽然GLASS自建立以来成功收集了大量数据，发挥了重要作用，但在对很多引起人类常见感染的其他细菌的监测方面仍然存在明显的不足。由于缺乏统一的方法学和数据共享标准，缺乏地方、国家、区域乃至全球水平的协调，阻碍了全球水平有意义数据的获取，进而影响监控和分析世界范围的细菌耐药性的发生和发展趋势。只有通过持续的数据分享，以及参与病原耐药监测实施单位的全球合作、共同努力和共同协作，作为一个全球性的系统，GLASS才能更好地服务于全球。

此外，还有一些其他全球性病原耐药监测系统。1989年WHO抗菌药物耐药监测合作中心开发了WHONET系统，至1996年包括中国在内共有31个国家的160个临床、公卫、兽医及食品实验室使用了WHONET系统对抗菌药物耐药进行了监测，部分国家发表了监测结果。该系统的使用有助于以统一的方式显示从各个地区获得的抗菌药物耐药数据，以帮助报告和跟踪各地区和全球的耐药性趋势，从而有助于制定决策并采取行动。

1997年启动了国际性抗菌药物监测项目（SENTRY），目前世界范围内共有30多个国家参加。该系统主要监测引起医院内和社区感染（如血流、下呼吸道、泌尿道、皮肤软组织感染和胃肠道感染）的致病菌和致病菌对抗菌药物的敏感性，同时探索耐药机制，同时还报告引起医院内和社区感染常见致病菌抗菌药物耐药趋势等相关研究结果。

1998年，国际医院内感染控制协会（INICC）于阿根廷成立，它是一个具有监测系统的国际多中心感染控制项目，也是第一个旨在控制和减少设备相关感染的多国研究网络，评价细菌耐药性是其诸多研究目标之一。

ECO-SENS项目自1999年启动，当时有16个欧洲国家和加拿大共252个社区护理中心加入；该系统监测引起女性导尿管相关尿路感染致病菌的药物敏感性并提供信息，监测单纯性尿路感染分离致病菌对抗菌药物的敏感性。

二、国外动物源性病原耐药监测的发展历程

在20世纪，人类医学和动物医学明确区分开。20世纪下半叶，人畜共患疾病和抗菌药物耐药性的问题日益严重。这种全球性的威胁包括共生菌和致病菌。人类和动物疾病之间的相似性，以及动物和与之接触的人类之间的相互作用，早已被认识。在同一时间跨度内人类对传染病和抗菌药物的认识有了很大的提高。在人类健康和动物医学之间建立伙伴关系十分有必要，有助于疾病的预防和控制。

动物药物滥用导致的细菌耐药性已引起了WHO、世界动物卫生组织（OIE）和联合国粮农组织（FAO）等国际组织的高度关注。欧洲食品安全局与ECDC每年从欧盟成员国（MS）和一些相关国家收集人类、食品和健康动物的AMR数据。欧洲食品安全局发表了“欧洲联盟关于人畜共患病和来自人类、动物和食物的指示菌的抗药性摘要报告”，其他各国对动物耐药也陆续开发了相应的监测系统。表1-4为各个国家主要的动物源性耐药监测系统。

表1-4　各个国家动物源性耐药监测系统

监测系统名称	国家	监测类型	开始时间
哥伦比亚抗生素耐药性综合监测计划（COIPARS）	哥伦比亚	主动	2011年
食源性疾病主动监测网络（FoodNet）	美国	主动	1996年
日本兽用抗菌药监测系统（JVARM）	日本	被动	1999年
韩国国家细菌耐药性监测系统（KON-SAR）	韩国	主动	1997年
动物细菌耐药性监测	法国	主动	1996年
西班牙兽医抗生素耐药性监测网（VAV）	西班牙	主动	1996年
瑞典兽用抗菌药耐药性监测系统（SVARM）	瑞典	主动	2000年
兽用抗菌药和食品生产领域耐药性监测系统（NORM-VET）	挪威	主动	2000年

（一）哥伦比亚抗生素耐药性综合监测计划

2007年之前，哥伦比亚没有国家级的耐药监测网，只有小规模的基于人群的耐药监测，更缺乏食用动物与动物源性食品的耐药监测。由于哥伦比亚动物性食品消费量及出口量迅速增长，因此，有必要在人力、农业和粮食部门之间进行协

作，特别是将能够提供有关抗生素生产率趋势信息的数据及抗生素的消费情况纳入监测，满足动物性食品工业的发展需求，以及公众对抗生素耐药性的关注。于是，哥伦比亚建立了抗生素耐药性综合监测计划（COIPARS），综合屠宰场和零售层面的动物生产部门的数据，以及关于人类和动物群体使用抗生素的数据，提供描述性数据和抗菌性易感性/抵抗模式的数据，以识别异常或高水平的抗菌药物人类、动物和零售肉类的数据。该系统构建了加州大学戴维斯分校、CIPARS、DANMAP及泛美卫生组织等国际咨询小组，通过咨询小组制定适合哥伦比亚情况的监测方案，采用DANMAP分别用于类似技术和组织方法学将沙门杆菌属以及弧菌属纳入监测范围。

COIPARS的参与机构包括哥伦比亚农畜研究所、国家农业研究所、食品和药物管理局、国家安全研究所、国家卫生研究所、安第斯大学、哥伦比亚国立大学、哥伦比亚最大的零售连锁Carulla Vivero S.A等。COIPARS是第一个在拉丁美洲建立的监测计划，并获得了WHO全球食源性传染病网络（GFN）与国际食物中毒监测分子分型网络的认可。

COIPARS的建立提供了创建新网络的经验和技术程序，为哥伦比亚开展抗生素耐药性风险评估研究提供了信息并可支持相关政策的制定，同时也为其他国家使用的抗生素耐药性综合监测方案方面提供了良好借鉴。

（二）食源性疾病主动监测网络

为了监测和调查美国食物中毒发生情况，美国CDC、美国FDA、美国农业部食品安全和检验局及州卫生部于1996年合作组建了美国食源性疾病主动监测网络（FoodNet），旨在通过FoodNet进行相关的流行病学研究来确定食物中毒对人类健康的影响，估计食物中毒的总体负担，探索食物中毒食品和环境原因，并解决重要的食源性疾病相关问题。

FoodNet最初开始只有加州、佐治亚州等5个州参与，后续纽约、马里兰等州陆续加入进来。截至2013年，FoodNet监测范围覆盖美国的10个州4800万人口，人口数量占到美国人口的15%。与依靠临床实验室与当地CDC报告的“被动”的监测系统不同的是，FoodNet人员主动与临床实验室联系，以确定监测范围内新发确诊病例。临床实验室是通过国家许可名单和医生调查来确定的。2006年，FoodNet与NARMS和美国FDA合作从FoodNet网站的零售店随机抽取的肉类和家禽产品中进行零售食品的耐药研究，监测弯曲杆菌和沙门菌的流行和耐药性。这项研究扩展了耐抗生素非伤寒沙门菌感染患者有更严重后果的证据。这项研究表明需要及时采取预防措施，减少患者护理环境和食用动物中不必要的抗生素使用，以帮助减少耐药性的出现和非伤寒沙门菌耐药性的感染。此外，FoodNet和

NARMS的回顾性数据也揭示了抗生素耐药性感染对人类健康的影响，该成果被用于支持美国FDA禁止在家禽生产过程中使用氟喹诺酮类药物的政策中。

（三）日本兽用抗菌药监测系统

日本于1999年创立了日本兽用抗菌药监测系统（JVARM），这是一项覆盖全国畜牧业的耐药菌监控网络。该系统由日本农林水产省牵头，通过与日本各地牲畜卫生服务中心及屠宰场的紧密合作，实现了对日本全国范围内动物领域中抗生素耐药性的全面监测。JVARM不仅提供关键的抗菌药物信息，还助力于把握耐药菌的发展趋势，并收集基础数据，以便对家畜使用抗菌物质可能给人类健康和兽医领域带来的风险进行评估与管理。

JVARM共有170个县牲畜卫生服务中心参与，监测范围广泛，包括动物和人类健康具有重要抗菌作用的活性成分及抗菌饲料添加剂。其中，主要对食品动物（牛、猪、鸡）中大肠埃希菌、沙门菌的耐药性进行监视。如图1-6所示，JVARN由3个部分组成：根据销售量监测动物抗生素的使用量，通过屠宰场等场所采集健康动物的样本中分离的样本监测人兽共患病菌和指示菌的耐药性，以及由牲畜卫生服务中心在农场收集患病动物的样本分离的致病菌耐药性监测。

JVARM为全球耐药监测提供了重要信息，并且成为WHO出版的《抗微生物药物耐药性：2014年全球监测报告》中引用为监测系统的案例之一。

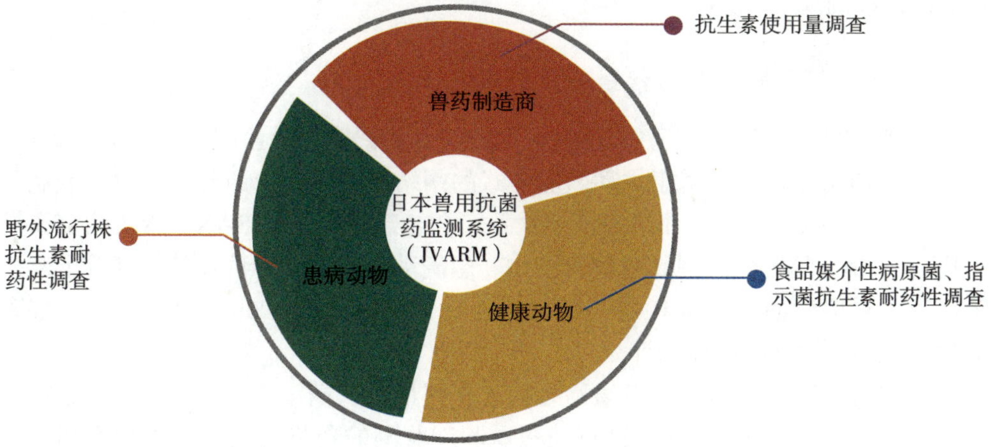

图1-6　JVARM的数据来源

（四）韩国国家细菌耐药性监测

韩国国家细菌耐药性监测（KON-SAR）是在WHO的要求下建立的，由韩国延世医学院细菌耐药性研究所负责具体实施。其主要职责是连续监测韩国抗菌药物耐药性的发展趋势，检测新的耐药性细菌，为选择最合适的抗菌药物治疗患者提供支持等。

（五）瑞典兽用抗菌药耐药性监测系统

瑞典于2000年创立了瑞典兽用抗菌药耐药性监测系统（SVARM），该系统由享有盛誉的乌普萨拉兽药研究院负责组织建立。

同年，挪威也紧跟步伐，由卫生与社会事务部牵头成立了兽用抗菌药和食品生产领域的耐药性监测系统，即NORM-VET。此后，欧洲多国纷纷效仿，意大利于2003年推出了ITAVARM系统，法国在2004年建立了FARM系统，而芬兰则建立了FiReMIKSTRA和FINRES-VET两大系统。荷兰也不甘落后，成功实施了NETHMAP和MARAN项目。

与此同时，东欧国家的AMR监测协作工作也在稳步推进中。德国作为该领域的先锋，拥有SARI、MABUSE、KISS1和GENARS等多个监测系统。保加利亚和奥地利也分别建立了BulSTAR和AURES系统，以加强本国在兽用抗菌药耐药性监测方面的能力。这些举措共同构成了欧洲乃至全球范围内对抗菌药耐药性监测的广泛网络。

（六）西班牙兽医抗生素耐药性监测网

西班牙兽医抗生素耐药性监测网（VAV）是继丹麦综合监测模式（DANMAP）之后，于1996年建立的基于主动监测模式的网络。该网络由西班牙农业、渔业与食品部（MAPA）牵头，并与西班牙食品安全与营养局（AESAN）等机构合作具体执行。VAV的监测范围涵盖健康动物、患病动物和动物源性食品。其首个监测项目（针对患病动物）于1997年启动，随后于1998年和2000年分别启动了健康动物与动物源性食品的监测计划。

这些监测项目采用微量肉汤稀释法（获得最小抑菌浓度，MIC）和琼脂扩散法（获得抑菌圈直径，DHI）进行药敏试验。监测的药物包括应用于动物和人类临床的抗菌药物。目前，该系统重点关注β-内酰胺类抗生素及其耐药性的监测。

VAV向欧洲食品安全局（EFSA）提交非临床监测数据，这些数据被纳入EFSA的年度报告，并最终整合在欧洲食品安全局（EFSA）和欧洲疾病预防与控制中心（ECDC）联合发布的关于抗生素耐药性的年度报告中。

（七）其他

除此之外，加拿大的CIPARS与美国的NARMS也包含动物源性耐药监测部分。CIPARS始建于2003年，由加拿大卫生部（HC）主导，公共卫生机构（PHAC）食源性人畜共患疾病实验室（LFZ）及食源性、水源性和动物传染病署（FWZD）与国家微生物实验室（NML）组成的国家肠道菌抗菌药耐药性监测指导委员会（NSCARE）共同制定，主要监测人类和动物抗菌药的使用和从农业食品领域分离的肠道病原体及共生体、人类分离的肠道菌耐药的趋势。

NARMS是由美国食品药品监督管理局、农业部和疾病控制中心联合成立的国家抗菌药物耐药性监测系统。NARMS主要监控人类、动物和零售肉类中肠道细菌，监测其对人类和兽医至关重要抗菌药物敏感性的变化，此外，还对动物饲料成分进行监测。

三、我国卫生健康领域病原耐药监测的三个发展阶段和目前主要的监测系统

我国在卫生健康领域的耐药监测起步较晚，但目前也已经发展了较为完整的监测体系。我国卫生健康领域方面耐药监测按照开展的规模与开展主题可分为三个阶段，分别为小范围、小规模自发监测阶段、政府积极引导阶段与政府主导阶段。

1. 第一阶段：小范围、小规模自发监测阶段　我国关于病原耐药菌监测始于1993年，由北京协和医院陈民钧教授主持，葛兰素威康公司资助在中国进行小规模的病原耐药监测。随后，1994年美国默克公司在全国资助了35家医院进行病原耐药监测，主要对我国重症监护病房中革兰阴性杆菌的耐药趋势进行监测，此项目持续至今，为耐药菌趋势研究提供了丰富而可靠的数据。此阶段监测的特点主要为小规模、自发进行并由国外项目资助，因此，该阶段为我国病原耐药监测的起步阶段。

2. 第二阶段：政府积极引导阶段　1985年中国药品生物制品检定所建立了国家抗生素细菌耐药性监测中心，起初主要在北京地区开展耐药性监测工作。1996年由当时的中国卫生部医政司参与、金少鸿教授主持，在全国范围内建立国家抗生素耐药性监测中心，累积涉及全国61家医院的病原耐药监测，是当时中国参加单位最多、覆盖面最广的耐药监测。1998年北京大学临床药理研究所在李家泰教授主持下成立了中国细菌耐药监测研究组，对当时13家医院院内感染和社区感染的致病菌进行监测，2004年受国家卫生部的委托，组建了全国细菌耐药监测

网（Mohnarin），并于2004年正式启动。该系统包括细菌耐药监测基础网（B网）与中心网（C网）这两个大型细菌耐药监测网。其中，B网主要是收集并分析各家医院提供的药敏数据；C网是对收集到的致病菌，进行统一的琼脂稀释法药物敏感性试验，并对其结果进行分析。

3. 第三阶段：政府主导阶段　2005年8月，国家卫生部、国家中医药管理局和总后卫生部联合印发《关于建立抗菌药物临床应用和细菌耐药监测网的通知》（卫办医发〔2005〕176号），建立了全国“抗菌药物临床应用监测网”和“细菌耐药监测网”，并于2012年，进一步明确了管理机制，扩大了监测范围，并正式委托国家卫生计生委合理用药专家委员会负责全国细菌耐药监测网（CARSS）的日常运行和管理。CARSS是目前唯一由政府建立，认可度最高的覆盖全国二级、三级医疗机构的大型细菌耐药监测网络。

目前国内医疗领域病原耐药监测系统已形成一定规模。依目的不同，病原耐药菌监测的分类可以多种多样。细菌耐药监测可以由政府、企业、学会及专家等发起；监测规模可以是国际、全国、全军、地区及医院等范围；监测对象可以是医疗、食品、环境、动物源等；监测内容可以是AMR趋势及其与耐药机制和抗菌药物使用关系等。本节主要针对医疗卫生领域的几个典型的监测系统进行介绍。

（一）全国细菌耐药监测网

CARSS是目前国内认可度最高的细菌耐药监测系统之一，包括CARSS与全国抗菌药物临床应用监测网（CAS）。CARSS是目前唯一由政府建立，覆盖全国二级、三级医疗机构的大型细菌耐药监测网络。截至2023年，CARSS成员单位已发展至覆盖全国31个省、自治区、直辖市的1997所医疗机构。纳入数据分析的医院共有1941所，其中二级医院565所，占29.1%，三级医院1376所，占70.9%。监测网设有南、中、北3个技术分中心和1个质量管理中心，每个省份设有省级监测中心，同时，还设有全国细菌耐药监测学术委员会。

2005年，国家卫生部、国家中医药管理局和总后卫生部联合发布《关于建立抗菌药物临床应用及细菌耐药监测网的通知》（卫办医发（2005）176号）确定了首批109所医院作为CARSS监测点，由北京大学临床药理研究所承担耐药监测网的总体规划设计和监测工作。2012年，国家卫生计生委、国家中医药管理局和总后卫生部联合印发了《关于加强抗菌药物临床应用和细菌耐药监测工作的通知》（卫办医政发〔2012〕72号），进一步明确了管理机制，扩大了监测范围，并正式委托国家卫生计生委合理用药专家委员会负责全国细菌耐药监测网的日常运行和管理。

目前，CARSS监测方式主要为被动监测，不定期开展主动监测和目标监测。收集网点医院按规范化操作、自临床标本中分离的有临床意义和公共卫生意义的普通细菌及其抗菌药物敏感性试验结果数据，按季度定期经细菌耐药监测信息系统上报至主管部门，通过计算机和人工分析处理，每年度统计出临床常见致病菌对各类抗菌药物的敏感率和耐药率，编写年度细菌耐药监测报告，并持续监测细菌耐药性变迁情况。

CARSS主要由两部分组成，数据上传客户端和Web监测系统。该系统同时具有预警预报功能，自动识别不合格的细菌耐药监测数据并自动进行替换、纠正、审核反馈功能，并设置提醒功能，确保数据上传率；系统可将数据进行高效的统计分析并自动生成细菌耐药监测报告，自动预警功能，及时向相关医院、相关技术支撑点、合理用药专家委员会发送预警报告，有利于院感管理和抗菌药物管理的调整、数据检索功能，根据级别设置相应权限，达到监控和信息共享的平衡。除此之外，针对非成员单位和个人，CARSS对外开放提供从2018年起以年度为单位的全国耐药趋势、病原分布、标本分布可视化查询。

CARSS参与成员数量多、统计方法科学，监测结果具有较强的代表性和科学性，能真实地反映我国细菌的耐药水平，科学地指导临床抗菌药物应用和评估耐药威胁程度，利于政府制定相应管理办法，利于临床制定切实可行的指南、共识，也更利于客观评价我国遏制细菌耐药行动所取得的成效。通过CARSS，可获取有科学价值的、分层的细菌耐药性及变迁信息，掌握全国细菌耐药性流行趋势及新威胁，为政府、卫生行政部门制定相关政策及评估干预措施的有效性提供科学依据。

虽然CARSS是目前国内比较好的耐药监测网，但尚存在一定局限性。如虽然CARSS制定了全面的技术方案，然而来自不同地区、不同级别医院的实验室能力差异巨大，形成的耐药率监测报告虽具有代表性但信息真实性相对较差。其次是CARSS覆盖医院比例不高，上报细菌耐药监测数据的医院总量占全国医院总数量不到10%。此外还存在实验室质量控制达不到常规要求、自动化药敏系统不能满足部分抗菌药物折点需求、药敏试验报告不规范、实验室信息系统存在各种问题、不能正确导出数据、专业人员业务水平亟需提升等问题。

（二）中国细菌耐药监测网

为了了解国内主要地区临床分离菌对常用抗菌药物的敏感性和耐药性，2004年9月，由复旦大学附属华山医院抗生素研究所联合国内已开展细菌耐药性监测工作多年的8家医院，共同组建“中国细菌耐药监测网（CHINETI）”（www.Chinets.com），并于2005年正式启动监测工作。截至2020年，CHINET成员单位覆盖全国29个省市的53所三级和二级医疗机构，年监测菌株数量达20万株。CHINET与CARSS是目前国内两大主要的细菌耐药监测系统。

CHINET监测肠杆菌、沙门菌属和志贺菌属细菌等16类抗菌药监测品种及26种建议监测细菌。各成员单位按统一的监测方案开展细菌耐药监测工作，以期获得统一、准确、代表性好的细菌耐药监测数据，指导临床合理用药，并供医疗、制药、卫生保健等部门参考。

自2005年建网以来，CHINET不仅逐步形成以提供高质量细菌耐药监测数据和药敏试验相关技术培训为主的网络体系，更开始首度尝试与互联网技术相结合，让CHINET监测正式迈入新阶段。经多年筹备，CHINET中国细菌耐药监测工作于2017年实现网络化将监测数据存储在云端，并发布了“CHINET在线”网站。通过“CHINET在线”能让耐药监测数据得到最大化的集中、分享和个性化利用。一方面，“CHINET在线”平台为CHINET监测网的成员单位提供了前所未有的便利。成员单位不仅可以通过该平台轻松上传监测数据，还能根据自身要求，即时获取定制化的数据统计和分析报告，极大地提升了工作效率与数据利用价值。另一方面，非CHINET监测网成员单位亦可通过注册获得权限的方式获取该网细菌耐药监测结果。同时，细菌耐药监测数据的发布亦不仅仅局限于论文的形式，有权限的人员均可通过对云端细菌耐药监测数据的调用。

虽然CHINET监测网纳入了近40家三级医院实验室数据，形成的报告质量较高，但是纳入的实验室较少，并不能代表广大基层地区的实际情况，因此，其代表性有待提高。

（三）全国淋病耐药监测项目

为了解决耐药对淋病治疗的影响，1987年，在国家卫生部的组织领导下，由中国医学科学院皮肤病研究所（中国CDC性病控制中心所在机构）牵头建立了全国淋球菌耐药监测项目，是全球较早建立该项目的国家之一。该项目于1992年加入WHO西太区淋球菌耐药监测计划，2007年整合到国家性病综合监测系统。中国淋球菌耐药监测通过中国疾病预防控制中心性病控制中心国家参比实验室、省级/区域中心实验室和性病门诊监测点三级系统开展工作，目前监测点已覆盖全国16个省、自治区、直辖市。每年完成1000多株淋球菌临床菌株的收集及耐药检测，为中国制定淋病防治策略及临床治疗指南提供了一定的参考依据。

（四）全国真菌病监测网

2019年5月18日，国家卫生健康委员会办公厅印发《关于建立全国真菌病监测网的通知》（国卫办医函〔2019〕481号），正式建立了全国真菌病监测网，并正式委托中国医学科学院北京协和医院为监测网国家中心，负责监测网的总体规划设计和日常运行管理工作。其共设一个国家监测中心和32个省级监测中心及717家监测单位，并开通了全国性门户网站，截至2021年9月底，入网注册医院6448所。一个覆盖全国、科学分级的真菌监测网络搭建完毕，将同时开展定期监测、主动防控、开展研究、提出建议、推进发展5项主要工作，切实提高医疗机构真菌病诊疗能力及抗真菌药物临床应用管理水平。

该项工作旨在以监测推进提高医疗机构真菌病的诊疗能力及抗真菌药物临床应用管理水平，由符合一定条件的三级医疗机构组成。监测网采用分级运行管理机制，包括国家中心、省级中心和监测单位。其中，国家中心设立监测网专家委员会，负责审议年度监测技术方案，并提供监测运行指导；省级中心由各省级卫生健康行政部门从监测单位中遴选，负责辖区内监测网的组织管理和日常工作。

全国真菌病监测网（CFDSS）将对我国真菌病的病原谱、耐药性，以及特殊、限制级抗真菌药物临床应用情况，开展定期监测。同时，针对高危病原真菌及真菌病区域性暴发，开展实时主动监测，进行预警与防控。CFDSS还将组织开展真菌致病性与致病机制、耐药性与耐药机制，传播与流行病学研究，以及我国临床真菌感染与耐药的经济负担研究，并提出遏制AMR及传播的意见建议等。

同时，各监测单位通过网络形式每季度按时上报数据到国家监测网门户网站。当监测单位在常规检验中发现可疑高危致病菌（如粗球孢子菌、组织胞浆菌等）、多重耐药或全耐药的“超级真菌”时，需将信息实时上报至国家中心，并联系确认。国家中心负责数据的分析与反馈，每年发布《全国真菌病监测报告》，提供我国真菌病病原谱、耐药性及变化趋势等数据。

（五）上海市细菌真菌耐药监测网

上海市细菌真菌耐药监测网作为我国第一个同时覆盖细菌和真菌耐药监测工作的省级监测网络。1988年，在WHO细菌耐药性监测专题组的支持下，我国卫生部组建由中国药品生物制品检定所和复旦大学附属华山医院抗生素研究所负责的北京和上海地区细菌耐药性监测网。2005年，卫生部、国家中医药管理局和总后卫生部联合建立了全国抗菌药物临床应用监测网和细菌耐药监测网。2008年，上海市正式成立“上海市细菌耐药监测网”，经上海市卫生局委托，复旦大学附属华山医院抗生素研究所具体负责“上海市细菌耐药监测网”的日常运行。2017年5月在“上海市细菌耐药监测网”现有工作基础上，增加真菌耐药监测的工作职责，更名为“上海市细菌真菌耐药监测网”，下设细菌耐药监测工作组和真菌耐药监测工作组，分别由华山医院抗生素研究所和同济大学附属东方医院具体负责监测网络的日常运行。

上海市细菌真菌耐药监测网主要采集大肠埃希菌、肺炎克雷伯菌、铜绿假单胞菌、肠球菌属，主要采集的标本来自呼吸道与尿液等。截至2021年6月，监测网成员单位共70家，覆盖上海市中心城区医院及周边地区不同规模和不同类型的医院，包括大型综合性医院（三级）和中型综合性医院（二级）及儿科专科医院，网点分布涵盖中医院。此外，监测网设专家委员会。现有监测网专家委员会成员单位14家。专家委员会主要由资深的临床微生物学专家和临床医学专家组成，负责监测网的技术指导和质量监督，具体如下：①负责组建和扩建上海市细菌真菌耐药监测网；②负责监测网工作的技术指导和质量控制；③负责监测网工作的技术培训和考核；④跟踪考察监测网新成员的常规工作；⑤对新成员的细菌耐药性监测工作及能否纳入监测网作出决定；⑥解决和答疑监测工作中出现的问题；⑦对“上海市细菌真菌耐药监测网”的工作条例提出修改意见。

上海市细菌真菌耐药监测网按照统一方案进行细菌对抗菌药物的敏感性试验，采用纸片扩散法及自动化仪器法进行。两个监测网获得的数据，会定期向成员单位反馈，为医院管理部门加强对医务人员的抗菌药物合理应用教育、培训和监督管理工作提供依据。

四、我国动物源性病原耐药监测的三个发展阶段

2006年的一项抗生素产量调研显示2005年全国生产抗生素21万吨，兽用约占1/2。

我国是畜牧业养殖大国，但与卫生健康领域相比，动物源性病原耐药监测起步更晚，且监测体系尚不完善，并且在2008年以前主要以课题的形式存在。以监测的规范程度可将我国动物源性病原耐药监测分为三个阶段：起步阶段、探索阶段和规范阶段。

（一）第一阶段：起步阶段

我国动物源细菌的耐药性研究，始于20世纪90年代。1998年中国农业大学动物医学院赵静对北京地区某规模化猪场的三个分场发生仔猪腹泻的猪群中分离出115株大肠埃希菌，并对耐药性进行监测分析，发现共有57种以上的耐药谱型，大多数为多重联合耐药，其中有1株可同时耐受15种抗菌药物，这是我国最早开始进行的动物源性病原耐药监测研究。

（二）第二阶段：探索阶段

2000年中国兽医药品监察所对我国华东地区的鸡源和猪源的大肠埃希菌和沙门菌进行了耐药性调查研究。2001年又扩大到我国华东、华南、东北等地区，对动物源大肠埃希菌、沙门菌、猪链球菌血清型及耐药性进行了调查研究。2006—2008年，中国农业大学联合中国兽医药品监察所、浙江大学等多家单位全国10余个省市有代表性的养殖场、屠宰场，分离出动物源大肠埃希菌、沙门菌、金黄色葡萄球菌、链球菌等病原菌1万余株，检测了分离菌株对20余种常用抗菌药物的敏感性，经初步建立的《动物源细菌耐药性数据库》统计分析，获得了我国重点养殖区动物源细菌耐药性（耐药率、耐药谱、多重耐药）的时间、宿主和地域分布情况。2008年，我国开始建立动物源细菌耐药性监测系统，启动了动物源细菌耐药性年度监测计划，农业部先后批准建立了中国兽医药品监察所，辽宁、上海、四川、广东省（市）兽药监察所，中国动物卫生与流行病学中心等6家国家级兽药耐药性监测实验室单位。

（三）第三阶段：规范阶段

自2008年起，农业部开始组建中国动物源细菌耐药性监测系统，陆续在家禽养殖场、生猪场、养牛场、屠宰场、孵化场等对5种主要细菌的16种药物的耐药状况进行监测，对猪肉、鸡蛋、奶制品等禽畜产品的9类55种抗菌药物残留进行监测，并启动了年度监测计划。

自此，农业部每年都下达动物源细菌耐药性监测计划。农业部兽医局负责全国动物源细菌耐药性监测工作的组织、协调、监督管理等工作，相关省、市兽医行政管理部门负责组织本辖区动物源细菌耐药性监测的组织实施工作。中国兽医药品监察所负责全国动物源细菌耐药性检测的技术指导、数据汇总分析和数据库建设与管理工作。

截至2020年，共有23个单位的耐药性监测实验室共同承担了我国动物源细菌耐药性监测任务。2011年，由中国兽医药品监察所牵头，首次在我国建立了动物源细菌耐药性监测数据库和菌种库，以及大肠埃希菌、沙门菌、猪链球菌、葡萄球菌和空肠弯曲杆菌耐药性检测技术平台。此平台可通过对监测数据的分析，预测细菌耐药性未来的发展趋势，从而对临床用药做出指示和调整，并为我国开展细菌耐药性监测提供了技术支持和物质保障。

中国动物源细菌耐药性监测系统的组建创新了抗菌药物治理制度的措施，完善了抗菌药物应用及细菌耐药性监测网络，为了解我国动物源细菌耐药现状、产生原因及耐药趋势提供了重要参考。

第三节　我国病原耐药监测的主要方法

病原耐药监测的监测方法有很多种，按照资料来源和监测对象的不同可分为以人群监测的、以实验室为基础的和以医院为基础的监测等多种类型。按照信息采集和接收的方式不同可分为主动监测与被动监测、哨点监测与耐药普汇总。同一个监测活动可以有多个类型方法，本节将从信息采集的角度对我国常见的几种病原耐药菌的监测方法进行描述。

一、主动监测

主动的、基于人群的监测是指医疗卫生人员定期收集疾病报告、进行病例搜索并督促报告质量的一种监测方式。与被动监测相比主动的、基于人群的监测所收集的数据质量高、敏感性高是监测系统中的金标准，可以计算发病率、评价整个高危人群，而且能满足特殊、专项信息收集需求。该监测方式主要是用于开展对公共卫生重要性的细菌病原体导致的疾病进行监测。

对于病原耐药菌而言，主动的、基于人群的监测是指各医疗机构发现耐药菌株后，主动探查耐药菌株的来源，进而遏制耐药菌株在院内传播的风险，同时也为科学合理使用抗菌药奠定了良好基础。发现耐药菌株后微生物室及时与临床沟通，可指导临床精准地个体化选择抗菌药。主动的基于人群的监测数据可用于研究疾病的危险因素、监测暴发和调查高危人群。流行病学数据与实验室数据相结合是非常有意义的，例如，通过主动收集医院中呼吸道感染患儿分离出的流感嗜血杆菌，确定了儿童流感嗜血杆菌的年龄分布情况、季节分布情况及药敏情况，可为临床诊治提供了参考依据。主动的耐药监测指对特殊的微生物种群进行监测，并采用统一的药敏试验和结果判读标准，连续监测耐药趋势、耐药机制、分子流行病学和临床感染特点等。

主动的基于人群的监测可获得高质量的数据，并通过收集的数据确定一个地区的AMR的发生率与长期耐药趋势。通过主动监测进一步确认已有监测数据，同时可以利用监测数据深入开展相关基础与临床研究，也能对抗感染治疗策略进行调整。浙江大学传染病诊治国家重点实验室联合国内有志于细菌耐药控制的医疗机构和微生物专家，组建了全国血流感染细菌耐药监测联盟（Blood Bacterial Resistant Investigation Collaborative System，BRICS）。该联盟成立以来采取高标准、严要求，实行统一方案和严格的质量控制标准，只对血液感染和脑脊液分离细菌进行监测，集中测定所采集细菌的药物敏感性。BRICS成立以来监测结果已经连续发布3期有价值的结果。1987年，受卫生部委托，中国医学科学院皮肤病研究所/全国性病控制中心建立了中国淋球菌耐药监测系统（China-GRSP），对全国的淋球菌耐药进行主动监测，并于1992年加入WHO淋球菌耐药监测网（GASP）。

中国国家卫生健康委员会合理用药专家委员会和全国细菌耐药监测网于2020年携手发起了中国“碳青霉烯类抗药性肠杆菌科病菌（CRE）主动监测项目”，以复旦大学附属华山医院为项目的全国中心，四川省人民医院和四川省细菌耐药监测中心，与武汉华中科技大学同济医学院附属同济医院作为两个分中心，覆盖全国31个省（市、自治区），开启了在全国137家医院收集CRE菌株主动监测数据的宏大工程。该项目设3个中心实验室，由上海市细菌耐药监测中心牵头，湖北省、四川省细菌耐药监测中心参与，2022年底前已全部完成，并出具2022年全国细菌耐药监测报告，大肠埃希菌对碳青霉烯类药物的耐药率（CREC）稳定在1.5%，显示防控措施初显成效。该项目到2023年9月，已累计分析超550万株细菌数据，建立统一的监测信息平台，支持跨区域数据整合与长期追踪。2025年启动的“感染病原菌规范化分层监测体系”进一步强化了CRE等耐药菌的监测能力，覆盖更多病原体类型和人群。

此外，国内的学者或机构利用主动的基于人群的监测开展了多项研究。如84家Mohnarin成员单位于2006年6月1日至2007年5月30日收集的临床14岁以下感染患儿病原菌，成员单位临床微生物室在研究期间将按方案规定收集并采用专业认可的细菌分离鉴定方法（如API系统、VITEK系统、Microscan系统）或手工方法进行目标细菌的鉴定，从而获得14岁以下人群细菌耐药监测。通过收集2016年1月至2017年12月中国西部地区10所医院中年龄≥65周岁的老年患者临床分离株，获得中国西部地区老年患者临床分离菌的耐药及分布特点。此外，主动监测还包括以实验室为基础的监测。以实验室为基础的监测系统，在规模适当的监测的人群中可发现罕见的抗生素敏感性和血清（如肺炎球菌血清型），有助于描述耐药趋势。如通过收集一部分儿童肺炎链球菌菌株，用膜肿胀实验检测，确定了侵袭性菌株常见血清型为1、5、7F、14和19A，非侵袭性菌株为6A、6B、19F和23F。通过收集一部分乙肝阳性患者的血清，采用DNA芯片技术检测基因分型，结果表明NA芯片检测*rt180*、*rt204*、*rt207*、*rt181*、*rt236*、*rt184*、*rt202*、*rt250*基因位点，8组基因位点均有野生型和突变型被检测出。

当前，耐药监测的趋势是对多层次信息进行综合监测，将耐药表型及基因分型的监测与临床感染类型、感染流行率、患者的抗菌药物使用情况等监测联系起来并且国家间分享数据资源，以利于全球制定公共卫生政策。因此，建立主动的耐药监测系统并顺应发展趋势，有助于控制耐药株的流行播散，对制定临床有效干预措施有积极意义。基于主动的人群的监测系统虽然在数据的准确性和敏感性等方面有诸多的优点，但也存在很多缺点，最突出的一个缺点是其是资源密集型监测系统，主要表现在资金和人力方面花费较高，需要对参与单位及人员进行培训和达到一定标准的实验室条件及物资。在财政不足的地区，如果没有额外的资金投入与专业的人员投入，很难开展监测。其次，基于人群的主动监测系统需要大量的时间启动监测，监测的数据及时性差。最后，基于人群的主动监测系统与简单的系统相比较复杂，灵活性不足，门槛较高。因此，该类型监测系统只在特定的区域和病原体的范围内开展，很难在全国大范围开展。

二、被动监测

被动监测也称强制报告，是指报告人按照要求，将发现的某种传染病病例或者符合监测指标的个案常规上报上级机构，而上级单位被动地接受的一种监测方式。被动监测是目前病原耐药监测的主要形式，定期收集监测网点医院日常微生物检测的数据，进行及时统计分析并发布。被动监测是在常规诊疗的过程中通过常规药敏试验得到药物的敏感或耐药数据，无须增加额外的工作负担，因此具有易操作和低成本的优点。

在病原耐药监测中，被动监测主要用于病原体－抗菌药物组合的耐药性监测。如万古霉素导致的金黄色葡萄球菌和耐万古霉素金黄色葡萄球菌。最典型的被动监测系统是全国细菌耐药监测网（CARSS）。由于被动监测依赖报告者的上报，主观性影响较大，故可能会出现明显的漏报，并不适用于罕见性疾病和非常严重的病原菌的监测。

第四节　病原耐药监测信息系统的作用与意义

1970年美国首次将计算机信息系统应用到病原耐药监测以来，目前全球有大大小小数百个病原耐药监测信息系统。这些信息系统是实现病原耐药监测体系的技术支撑，是连接监测各个孤立部分必不可少的纽带，现代意义的信息系统在一定程度上解决了传统监测方式存在信息传递慢、时效性差、早期病例漏诊，基层工作量巨大等问题。为遏制AMR发挥了不可替代的作用。目前病原耐药监测系统对于病原耐药监测的意义主要体现在低成本、易部署、高监测的效率；对资源进行整合和对信息进行共享及动态监测，辅助决策。

一、低成本、易部署、高监测的效率

自20世纪90年代初期起，细菌耐药性监测研究便持续进行，期间积累了丰富的第一手资料，并取得了多项重大成果。然而，由于医院感染细菌学及耐药监测的复杂性，所需统计与分析的数据量极为庞大。传统的手工处理方式不仅难以全面覆盖，而且效率低下，无法实现对监测数据的即时反馈，尤其在流行菌株分析及耐药预警的实时监测方面，人工统计与分析的效果往往不尽如人意。

幸运的是，信息技术的迅猛发展，特别是信息系统技术、计算技术和互联网的广泛应用，为监测工作提供了强有力的支持。这些技术的运用使得信息的实时采集与传输、海量数据的高效管理与分析、信息的动态展示及跨系统的数据共享成为可能。疾病监测系统在疾病监测的各个环节中发挥着举足轻重的作用，其应用范围广泛，涵盖了研究设计、个人隐私保护、统计学模型构建、暴发调查、业务规划、报表分析、抽样方法优化、监测方案制定、流行病学“三间分布”分析、信息确认与反馈、实验室信息管理、环境卫生评估及数据连接与整合等多个方面。

特别是基于自动智能的监测预警信息系统解决专职人员不足造成的监测信息分析不到位、信息回馈滞后等问题，提高医院感染管理效率和质量，全面、及时、准确地掌握医院感染菌株流行趋势和细菌耐药特点，及时、有针对性地采取对应措施，减少人力资源的浪费及数据录入、报告的失真率和繁琐度，不仅节省了大量的人力、物力，也提高了监测的效率。

二、对资源进行整合与对信息进行共享

通过病原耐药监测的信息系统可以将分散式的细菌耐药监测相关数据（包括药敏试验结果、细菌检出率与检出菌种、临床医生的处方内容、患者病情等）集中式地贮存于标准数据库，并可将上述相关数据以电子信息的方式发布到相关地方，定期将细菌耐药菌株的分布、抗菌药物耐药情况及时公布，或整合到医师处方功能模块中。在此基础上，可将全国不同等级的医院和实验室的数据以互联网形式共享信息资源，有利于对散落在各地的监测数据进行整合集成，从宏观上掌握细菌耐药和抗菌药物使用现状。

三、动态监测，辅助决策

数据的准确性与及时性是辅助决策的基础，通过处理数据产生信息，信息和经验信息都被人脑接收、吸收、理解和保存转化为知识。而决策来源于知识，数据的质量是一切决策活动的出发点和原材料，监测是数据的来源，良好而及时的监测是决策的保证，病原耐药监测的信息系统为数据的及时性与代表性插上了一对强有力的翅膀。

通过病原耐药监测信息系统了解流行耐药菌株分布情况，并采取措施是控制细菌耐药的关键环节，因此，实时监测显得尤为重要。完善的信息系统可以实时获取该数据，及时发现药敏数据中存在的问题，并快速进行数据分析与疫情通报，实现信息及时沟通并快速加以纠正，实现即时信息反馈提高监测信息流资源的可利用价值，为医院抗生素合理应用提供更切实际、更有价值的参考信息。以新疆维吾尔自治区细菌耐药监测网为例，该监测网通过建立在线数据实时抓取系统，对成员单位内的细菌耐药监测数据进行实时分析，以最大限度发现并及时纠正错误的细菌耐药监测结果。除此之外，实时的监测还可用于AMR预警，以河北省细菌耐药监测网（HEBARIN）为例，其可根据需要自动实时生产相关统计图表、在各时间段不同地区上报情况的动态柱状图，若某菌株出现频率达到某一阈值或形成一定趋势时，以及部分特殊罕见耐药谱型出现时，将会进行报警，从而实现智能化动态监测。

除此之外，利用即时获取的监测数据，病原耐药监测系统能够构建出预警模型。信息技术的核心在于，它能够将现实或物理世界的事物通过建模转化为程序代码，并在计算机中运行，以此模拟现实世界的运作。由于这一模拟过程相较于现实世界的运行更为迅速且成本更低，因此，各级机构可以利用模拟结果对现实世界进行精准的预测和及时反馈。

在这个过程中，模型扮演了“决策者”的角色。模型为决策者提供了建议性或规定性的操作指南，这些操作涵盖了应用程序的批准或拒绝，以及服务的激活或终止。在达到需要人工干预的行动点之前，所有的决策过程都是通过计算机自动化完成的，从而实现了高效的预警机制。

信息技术在规划和监测系统设计、数据采集、数据管理、数据分析、数据传播等疾病监测流程发挥着不可替代的作用。通过疾病监测的信息系统，对耐药监测业务过程进行数字化管理为疾病的控制赢得时机，是疾病监测进入成熟阶段的重要标志，是解决公共卫生组织机构内不同信息需求而导致的各种问题的根本途径，是智慧公共卫生发展的关键。

第五节　我国病原耐药监测信息系统问题与不足

本书所论述的病原耐药监测范围更为广泛，涵盖了所有能够引起传染病的微生物，包括细菌、病毒、真菌、寄生虫等。这种监测通常用于公共卫生领域，可帮助了解传染病的整体耐药情况，并制定针对特定病原体的治疗策略和防控措施。

而我们通常说的细菌耐药监测，则专门关注细菌对抗生素的耐药性。细菌是引起感染最常见的病原体，因此，细菌耐药监测是病原耐药监测中的一个重要组成部分，可了解细菌对抗生素的敏感性变化，监测抗生素耐药菌的流行和传播情况。这种监测对于临床治疗极为重要，因为抗生素是治疗细菌感染的主要手段。通过细菌耐药监测，可以指导临床医师选择最有效的抗生素治疗方案，减少抗生滥用和耐药菌的产生。二者的主要区别：一是范围不同，病原耐药监测包括所有病原体，而细菌耐药监测只关注细菌；二是药物类型不同，病原耐药监测包括所有针对病原体的治疗药物，而细菌耐药监测主要针对抗生素。

病原耐药监测是一项系统工程，需要临床、微生物、信息学和管理等多部门、多学科协作。要发挥耐药控制作用，必须有高质量的监测数据，高质量数据的获取又必须依靠高质量的监测体系建设与运行管理。准确的监测结果可以指导临床用药，而不准确甚至错误的监测结果对临床与耐药控制起到错误引导。虽然随着信息化技术的发展，耐药监测已经取得了飞速的发展，但还存在诸多不足，主要表现在以下几个方面：监测渠道过于分散、监测系统不够完善，监测覆盖面狭窄，数据单薄，时效性差、融合与共享不足等，本节将分别对其进行详细介绍。

一、现有的病原耐药监测信息系统覆盖率低、监测渠道过于分散

我国在细菌耐药监测方面面临着监测范围不够广泛、监测水平不均衡的问题。特别是在医疗领域的基层和社区层面，对于分离细菌的耐药性监测尚存在显著不足。众多中小型医院尚未建立起信息化的监控系统，这导致了监测数据的缺失和不完整。以全国细菌耐药监测网（CRASS）这一备受认可的系统为例，其在2024年底发布的2023年全国监测报告中披露上报数据的医院已经达到1997所，其中二级医院581所、三级医院1416所，对比2021年数据，CRASS覆盖医院数量从1429所增长至1997所，虽然增长迅速，但这些成员单位的数量还不足全国医院总数的10%（全国医院总数超过三万所），且监测重点偏向高等级医疗机构。

考虑到我国二级医院数量众多，服务的患者群体广泛，且细菌分布的种类和状态更为复杂，因此，建立一个全面的细菌耐药监测系统对于我国而言显得尤为迫切。为此，全国细菌耐药监测网络亟需得到进一步的完善和加强。

此外，根据2022年全球抗生素耐药性和使用监测系统（GLASS）的报告，我国尚未建立起完善的国家级抗微生物药物耐药性监测系统。尽管GLASS已经覆盖了全球127个国家、超过64 000个监测点的抗微生物药物耐药性监测数据，但我国却尚未加入这一体系，也未能与国际组织建立起长期有效的监测数据共享机制。

另外，我国在儿童抗菌药物临床应用监测方面也存在不足。当前缺乏更为全面的监测数据，且现有的评价指标并不完全适用于儿童群体。同时，儿童感染性疾病科的发展也相对滞后，合理用药水平有待进一步提升。因此，我们需要研究并建立针对儿童的监测体系，增加纳入监测范围的儿童专科医院或综合医院儿科病区的数量，以全面掌握儿童抗菌药物的临床应用和耐药性的各项指标数据。并在此基础上，建立健全适合我国国情的儿童抗菌药物评价体系。

兽用抗菌药物应用监测和动物源细菌耐药性监测工作尚处于起步阶段，我国动物源细菌耐药性监测网络组建于2008年，由6个国家兽药安全评价（耐药性监测）实验室组成，分别是中国兽医药品监察所、中国动物卫生与流行病学中心、辽宁省兽药饲料畜产品质量安全检测中心、上海市兽药饲料检测所、广东省兽药饲料质量检验所和四川省兽药监察所。目前动物源细菌耐药性监测网络和监测体系不健全，未形成覆盖全国重点养殖地区的监测网络而且未形成覆盖不同领域、不同养殖方式、不同品种的养殖场（户）和有代表性的监测方式。除此之外，动物源耐药性研究和监测计划均未涉及水产动物致病菌。总而言之，动物源细菌耐药监测尚处于起步阶段、覆盖面窄、数据代表性较差、检测能力严重不足及检测标准空白，样品采集缺乏法律依据等一系列问题，并且与发达国家相比仍有较大的差距。就动物源性监测而言，必须加强系统建设、人员队伍配置和经费投入。

其次，目前我国尚未把抗菌药作为一种污染物纳入环境监测范围。最近的一份研究显示，在中国地表水环境中迄今已有约68种抗生素被检出。其中珠江、黄浦江磺胺甲噁唑在枯水期的检出率高达100%。尚无专门针对环境中细菌耐药性的监管机构，特别是针对污水处理厂的耐药菌监测。

我国目前针对AMR的监测，无论从健康卫生领域、动物源性及环境监测方面的监测覆盖率和监测渠道均有待提高。

二、现有的病原耐药监测信息系统准确性有待提高

虽然我国在近30年建立了大大小小若干个病原耐药监测信息系统，但由于监

测方法或监测模式等各种原因，数据准确性方面有待提高。

目前国内许多中小型医院及社区和基层医疗机构尚未建立信息化监测系统，致使监测的数据主要来自各地三级医院，几乎没有来自社区医院、县级医疗机构、卫生站等低等级医疗机构的细菌耐药监测结果，目前发布的细菌耐药监测结果多是三级医院存在的情况，致使目前国内所有的监测结果几乎完全偏向三级医院，而几乎没有针对低等级医疗机构的细菌耐药监测结果，导致监测数据代表性有限、可靠性不高。此外，虽然部分大中型医院感染信息化监控，但仍有许多中小型医院未建立信息化监控系统，这无疑会影响监测的准确性。

在数据监督审核层面，部分监测项目只进行了数据收集和统计，缺少技术复核和监督，导致数据的可靠性有待商榷。在监督复核的过程中，耐药监测数据中存在的问题依靠人工审核，因此，容易“漏过”可能错误的药敏试验结果。此外，不被主流细菌耐药监测软件兼容的数据文件需要手工转换，而数据格式转换过程中可能会出现数据丢失、错位等常见问题，且数据格式要求相对单一。细菌耐药监测结果发布严重滞后，通常上一年度的数据至少延迟6个月后才能正式发表，导致细菌耐药监测数据无法及时被采用。

在耐药监测的技术层面，细菌耐药性的传播与分布是复杂的，受多种因素的影响和制约，如生物、物理和社会经济等因素，特殊耐药形式的进展是不可预知的。由于耐药性发展的多因素性，耐药的基因和耐药表型会随国家、地区、城市和社区的不同而不同。病原菌的分离鉴定和耐药谱型的确定需要时间。况且，有时病原菌的分离、鉴定和耐药谱型的确定也很难保证成功，这将直接影响数据上报的准确性；同一种抗生素在不同动物中的给药剂量往往是不同的，导致不同群体用药量与耐药性之间关系难以更精确的确定；人医分离菌通常来源住院的重病患者，可能导致实际的耐药率偏高，而对于肺炎链球菌和MRSA的研究多来自于健康个体携带者，兽医分离菌通常来自于健康动物，与实际用药情况存在很大差别；比较人和食品动物抗生素使用量时，单位不同，造成分析困难；各地区的AST方法及其质量控制不同，造成数据兼容性差；多种食源性致病菌的不同传播途径对人类疾病的准确作用还不清楚，同样不同传播途径的致病菌对动物细菌耐药性的影响也不清楚；当探究抗生素的使用与耐药性之间的关系时，细菌的共同耐药和交叉耐药现象可能成为影响观察的额外因素；由于抗生素的使用量及其耐药数据往往是在国家水平上一段时间同时获得的，使用量来自于人和动物群体总体，而耐药性数据则来自不同群体分离的细菌，这会造成回顾性、国家属性和混合因素等信息的偏离；贸易和社会因素如国家间人和动物的迁移及来自于非上报国家的污染食品的进口并未考虑在内。

此外，关于细菌耐药性监测及其风险评估还存在诸多问题，同样是导致数据代表性不高的原因之一。

三、各个监测机构之间缺少信息共享机制

当前我国细菌耐药监测工作由多部门、多组织协同推进。省级层面包括国家卫生健康委员会医政司、国家食品药品监督管理局药品安全评价部门、中国疾病预防控制中心、一些大型医院的感染控制部门及研究所等；动物源方面有动物防疫所、兽药监察所和一些高等院校及研究院等。但这些系统通常处于由上到下垂直结构的“独立王国”，不同机构每次存在新的需求，就建立一个新的系统，甚至同一单位的不同部门为了拥有一个自己使用、自己能控制的系统，就一定要专门为自己部门建立一套系统，各种系统乱搭乱建，相应的系统间集成、后续运行维护也非常复杂。这些机构的系统各自有各自的信息收集及信息发布网络，互相基本没有信息共享的渠道，甚至同一机构的不同人员对信息技术的掌握和利用程度存在很大差异，呈现出封闭和自成一体的状态。其次，各个机构、各个系统之间工作范围重叠，收集到的信息质量碎片化严重，资源浪费惊人，对于如何监管和控制却没有形成统一的意见和行动。

目前国家尚无任何机构对国内分散进行的细菌耐药监测工作进行统筹，也并未建立起覆盖各级医疗及研究机构，更不存在统筹动物源性与环境的细菌耐药监测网络体系。国家卫生健康委员会建立的细菌耐药监测网（CRASS）目前仅仅是众多分散的耐药监测系统中较大的一个系统而已。各个监测系统所采用的方法和评价依据各不相同（如一些采用纸片法，一些采用稀释法），使它们之间难以实现数据对接，非但无法实现信息共享，各自结果之间还会存在较大差异进而可能对临床治疗产生误导。

医疗健康与动物源方面，由于缺乏建立科学、合理的评价指标体系，跨域的监测网络未实现联通机制，两个领域的监测结果不能相互借鉴参考。尽管农业部每年都下达动物源耐药监测任务，但每年所收集上来的数据都被束之高阁，公众也并未看到相关数据的发布，这些数据未被充分的分析、利用和共享。因此，各个监测网之间存在“信息孤岛”现象，缺少数据的交流共享，未能形成临床、动物、食品、环境的耐药“大数据”，更无法挖掘数据背后深层次的内在联系，这对病原耐药监测能力的提高是极其不利的。

四、其他问题与不足

尽管我国在医药、食品等领域进行不同类型、不同规模的监测，但各个监测

网之间缺乏耐药监测标准体系。主要表现在：①指标口径不统一等问题。在日常的监测活动中经常存在指标数据的名称相同，但统计口径、计算方法却有较大差异的情形；或者相反，指标数据的计算方式相同，但名称却各异，产生了极大的沟通障碍，让沟通效率降低。②指标体系不完整。各个监测网在具体的监测活动中往往根据自身业务特点或监测所覆盖地区的特点，设计一些符合自身的监测指标，但这些指标往往不够全面，且无方法论的指导。或者在数据的使用过程中过度、孤立地强调某些指标的重要性，而忽略了综合分析、长期跟踪与定期比对指标的重要性。缺乏整体考虑而设置的指标体系，以及错误的指标分析方法，会产生错误的分析结果，进而影响监测的全面性及预警的准确性。③指标问题追溯难也是一个重要的问题，指标数据大多是经过多次计算得出的，需要很长的加工过程才能得出，如果无法追溯指标的加工过程，就无法知道指标所用的数据来源，无法快速找出指标出错的原因和对应的责任部门。以我国病原耐药监测为例，我国检测细菌耐药性原则上采用美国临床实验室标准化研究所（CLSI）推荐的方法和判断标准，但有些耐药性分析报告中，不管CLSI有无该菌的判断标准，仍冠以按照CLSI标准操作和判断结果。有时，有些过时的CLSI标准仍在被引用，例如，Mohnarin 2011年度监测报告所使用的试验方法与判定标准仍按CLSI 2010年版的规定。其次，Mohnarin监测网接受纸片法、MIC法或E-test法、自动化或半自动化药敏测定结果，各医院测定标准不统一，数据无法对接、汇总、共享，结果有失偏颇。此外，由于监测网络侧重点不同，所用评价方法不同，缺乏统一的国家病原耐药监测评价体系，因此，有时难于横向比较。

当前，国内主流的耐药监测系统，如CARSS与CHINET，其监测范围仅限于细菌的表型耐药，尚未深入探究细菌耐药的分子机制及传播模式。然而，构建一个系统的耐药菌分子分型实验室监测网络，对于全面获取耐药菌的分子特性和传播规律数据，制定精准的防控策略，以及指导临床合理用药，都具有至关重要的意义。

现阶段的病原耐药监测主要依赖于被动监测模式，这种模式能够揭示已有的耐药趋势，但对于新发耐药及低耐药率情况却难以有效捕捉。此外，被动监测还存在一个显著的缺陷，即时效性不足。目前，监测网每年公布的数据都是基于前一年的AMR情况，数据更新滞后，这对于应对新发耐药问题极为不利。

在儿童监测体系方面，目前尚缺乏完善的儿童抗菌药物评价体系。具体表现为，没有明确规定样品数量以达到合理且准确的耐药率评估，同时，多数监测网仅关注细菌耐药性监测，而忽视了抗菌药物的使用情况，更未进行抗菌药物使用量与细菌耐药性变化之间的量化分析。

信息化技术和信息收集手段的落后也是当前面临的问题之一。由于信息化手段的局限，数据收集主要依赖于医疗机构的主动填报。在自上而下的管理体系下，当抗菌药物评价指标倾向于负面评价时，主动填报单位可能出于同行竞争和自身利益的考虑，提供的数据存在较大水分。在现有落后的信息手段下，如何核查和确保数据质量完全取决于各个信息提供单元的主观决策，导致信息质量堪忧，进而使得提取到的政策信息碎片化严重，甚至难以逆转。

为了更有效地应对细菌耐药性问题，未来我们必须持续优化和完善细菌耐药性监测工作。这是因为，只有获取高质量、综合性、连续性和实时性的监测数据，才能为耐药菌防控政策的制定提供坚实的理论基础，从而有效遏制耐药菌的传播，防止其暴发流行。

基于“十三五”国家科技重大专项《病原菌耐药性检测、监测关键技术及传播规律研究》的任务要求，中国疾病预防控制中心携手中国人民解放军疾病预防控制所、中国人民解放军总医院、山东省农业科学院畜牧兽医研究所、山东省疾病预防控制中心、浙江大学等数十家权威机构，共同打造了“病原耐药监测支撑平台”。这一平台在国内乃至国际上都处于领先地位，并于2021年正式投入使用。

针对当前医疗、食品、畜牧、环境等领域在耐药监测方法上的不统一及数据碎片化问题，该平台通过部署数十台虚拟机和大量其他资源，运用智能化技术整合了医疗卫生、社区人群、食品流通、畜牧养殖、环境等多领域的现有监测数据。在此基础上，构建了一个多源、多维、异构的动态可视化病原耐药监测共享云平台。从云平台内规划、安全部署到资源发放、漏洞扫描到VPN开通，该平台全面满足了病原耐药监测的各项需求。

最终，该平台实现了病原菌耐药整体发生、发展态势的实时显示，揭示了其传播规律，为政府制定遏制细菌耐药传播的策略和工作计划提供了有力的技术支撑和决策依据。

第二章

病原耐药监测业务需求

20世纪90年代中期，欧美地区的发达国家意识到细菌耐药性的潜在危害，先后成立了国家病原耐药性监测系统，如丹麦的DANMAP、美国的NARMS、加拿大的CIPARS等分别监测动物、食品和人体内分离的食源性病原菌耐药性，并定期发布耐药性监测年度报告。

我国也是抗菌药物滥用十分严重的国家之一，有数据统计，在医院感染的标本中，由耐药菌引起的约占30%，有学者预言，我国很可能较早进入到“后抗生素的时代”。所谓“后抗生素的时代”，是指目前对抗菌药物耐药的细菌逐渐增多，对人们的生命和健康造成了较大的威胁，医师面对感染没有应对方案，似乎和没有抗菌药物的时期一样。

病原菌耐药已成为全球共同面对的重大公共卫生问题，我国形势尤为严峻。虽然目前已经建立了全国细菌耐药监测网、食源性疾病分子溯源网、全军耐药监测网、山东省动物源病原菌抗药性监测网等多个网络，分别从医院、食品、军队、畜牧养殖等不同链条分析超耐药菌的流行状况，以明晰链条中超耐药菌产生、传播特点，用于探索多种阻断超耐药菌传播的技术方法。然而，存在着各领域耐药监测方法不统一，非标准化、低通量的耐药性监测方法难以满足大样本检测、监测需求，监测数据代表性有限、可靠性不高，耐药监测数据跨行业、跨地区的整合、分析和利用度不够等问题。目前亟需攻克耐药监测多源信息融合和应用关键技术，以整合不同领域的耐药监测数据，统一采样方案、方法和判定标准，建立多部门数据共享监测机制，为制订切实有效的防控措施提供数据支撑。

通过研究病原耐药监测的新型技术能力，融合我国多领域病原耐药监测网络数据，构建多领域耐药监测信息动态可视化病原耐药监测开放协同共享平台，形成多领域耐药检测、监测标准化关键技术体系，为掌握我国病原菌耐药传播规律，制订有效防控措施提供依据。建立基于云计算的病原耐药监测开放协同共享平台，将承载多类传染病相关的多源大数据的融合汇聚，全面支持各类用户对大数据进行分析利用，同时也肩负着各类传染病病原耐药监测信息的传输流转，是核心研发内容，也是我国耐药监测顺利推进与实施的重要基础。

第一节 监测机构用户分析

目前国内耐药监测系统已形成一定规模。依目的不同，监测机构和用户可以多种多样，发起者可以是政府、企业、学会及专家等；监测规模可以是全国、全军、地区及医院等范围；监测对象可以是医疗、食品、环境、动物源等。

这些系统有的是从微观的角度、从病原菌耐药性本身开展研究，有的是从宏观角度研究，用流行病学的思路和方法，研究我国病原菌耐药性在时间、空间、抗菌药间的“三间分布”情况，并预测病原菌耐药性的发展趋势，探索潜在的用药风险等。

一、用户构成分析

根据现行我国病原菌耐药业务情况，按照用户社会角色，用户构成可以分为政府、卫生行政部门、药品监管部门、农业部门、细菌耐药监测检测机构、医疗机构、疾控机构、专业学会、患者和有关企业等。

（一）政府

政府是宏观政策的制定者和调控者，在涉及多部门协作处理的公共事务中起着主导和综合协调的作用。控制病原菌耐药事关广大人民群众的身心健康和国家的医药发展事业，政府负责组织协调多部门制定、调整病原菌耐药工作相关卫生和配套政策等。

（二）卫生行政部门

卫生行政部门作为卫生事业的统筹者和决策者，其重要职责是在政府的领导下，建立适应新形势要求的卫生服务体系和医疗保健体系，改善国家医疗卫生状况，提高广大人民群众的健康水平，降低感染性疾病风险，并对医疗机构的医疗服务质量、合理用药、收费标准等实施有效监管。

国家卫生行政部门在提高抗菌药使用水平和控制病原菌耐药上的具体职责包括：制定政策、技术方案等并组织实施；指定机构具体负责监测系统的日常运行与维护；确定监测内容和数据、信息上报规范；决定数据使用和信息发布等。

地方卫生行政部门落实指导监督责任，规范感染性疾病的临床诊疗工作，扩大监测范围，开展有针对性的理论和实践培训。将抗微生物药物合理使用情况纳入医院评审、公立医院绩效考核、合理用药考核等日常工作。

（三）药品监管部门

实施病原菌耐药控制政策，提高整个国家和社会的抗菌药使用水平是药品监管部门的根本出发点之一。药品监管部门通过实施药品分类管理、严格药品生产企业和经营企业的准入、规范药品流通渠道、新型抗菌药快速审批等方式以保证抗菌药质量和安全，减少耐药性，在一定程度上能保证细菌耐药控制策略的落实。

（四）农业部门

除了医疗上使用抗菌药导致细菌耐药外，非医疗的农、牧、副、渔及饲料等行业使用抗菌药也是导致细菌耐药的重要原因。

农业部门作为农、牧、副、渔及饲料等行业的主管行政部门，一直在采取措施控制抗菌药在这些行业中的使用。目前非医疗使用抗菌药导致细菌耐药并未引起社会的普遍关注，农业部门还需加强重视，且各行政部门之间可能缺乏沟通和协作，因此，农业部门尽管有实施控制抗菌药在非医疗中使用措施的能力，但是缺乏有效手段，一个跨行政部门的监测系统可提供很好的帮助。

各级各类农业畜牧兽医相关部门职能详见本章监测业务流程分析中相关内容。

（五）细菌耐药监测检测机构

国内细菌耐药性监测机构一般设在行政部门辖下的事业单位、科研单位、高等院校等，具体承担指定区域和样本的抗菌药物敏感性试验、目标细菌鉴定、药物残留检测等工作；协助开展有关抽样活动，并及时报送检测结果。

监测检测机构在细菌耐药性监测方面做了大量工作，但是，不同监测网之间尚缺乏足够的交流与协作，与指导临床用药方面还存在脱节现象，需要加强各监测网间的相互协作和与医院临床的沟通。

（六）医疗机构

由于抗菌药物在医院的使用率最高，遏制细菌耐药在医疗机构这一环节就显得格外重要。一方面，医疗机构希望控制细菌耐药，采取综合措施来改善抗菌药物在医院中的应用，以提高医院的医疗服务质量，降低医院感染率，减少医院感染的发生及其播散，吸引更多的患者就医，提高业务收入；另一方面，由于抗菌药是医院最为常用的药品，控制耐药需要控制抗菌药的用量（甚至是少用或限用抗菌药）、合理用药、促进最经济的基本药物的使用。

医务人员是耐药控制策略的最终落实者。在诊疗活动中，医师一方面通过提供医疗服务获取报酬，另一方面也承担着医疗行为可能产生的风险，医务人员对于控制病原菌耐药策略中提高诊疗水平、降低诊疗风险的措施有内在的实施动力。

医疗机构要加强感染性疾病科建设，并做好感染防控、检验、药学、护理等学科协作，共同制订并实施感染性疾病诊疗规范和临床路径。根据本机构耐药微生物流行病学特征，实施临床重要耐药微生物感染的个性化循证防控措施。医疗机构应对各临床科室医师及临床药师、微生物检验人员开展有针对性的理论和实践培训，强化抗微生物药物临床合理应用，规范经验性用药，减少无指征使用抗微生物药物，进一步提升感染性疾病规范化诊疗水平，延缓病原菌耐药性产生。医疗机构要按照规定，科学调整、优化本机构的抗微生物药物供应目录，从采购源头做好合理使用抗微生物药物管理工作。

（七）疾控机构

病原菌耐药性在时间、空间、抗菌药间的分布是复杂的，受多种因素的影响和制约。疾控机构主要从流行病学的视角观察，描述分析病原菌耐药性在时间、空间、抗菌药间的“三间分布”情况等。并结合结核病、艾滋病等重大传染病防控，组织开展全国性结核病、HIV耐药监测和检测等工作。

2017年国家启动致病菌识别网，由中国疾控中心传染病预防控制所负责具体管理和组织实施，包括编制国家致病菌识别网监测技术方案和标准，建立质量管理和工作考核体系，运行和维护信息系统，加强信息安全。组织开展培训指导和督导检查，定期分析和发布全国网络监测数据。各级疾控机构职能详见本章监测业务流程分析中相关内容。

基于“十三五”国家科技重大专项《病原菌耐药性检测、监测关键技术及传播规律研究》任务要求，中国疾病预防控制中心（中国疾控中心）实施了“病原耐药监测支撑平台”课题并进行平台部署。基于云计算与大数据技术，研制标准化、通用化、网络化、可视化的病原菌耐药性检测、监测技术和产品。

（八）专业学会

专业学会是由研究某一学科或某个学术领域的学者组成的群众性学术团体，属于社会团体，拥有大量学术骨干。一个国家层面或者地方层面的专业学会，其组成成员往往是该层面最具专业优势的专业人员，也是组织协调应急资源的重要力量。

如国家卫生健康委员会医院管理研究所和合理用药专家委员会分别负责全国抗菌药物临床应用监测网和全国细菌耐药监测网的日常运行，主要职责是收集、整理、汇总、统计、分析各监测单位上报的信息；对数据库及网络系统进行维护；提出对抗菌药物临床不合理应用和细菌耐药问题的干预措施和政策建议，经国家卫生健康委员会授权，定期向监测单位反馈、发布相关信息。

（九）患者

患者是医疗卫生服务的购买者和使用者，也是病原菌耐药控制政策的最终受益者和积极拥护者。但随着人民生活水平的提高和对生命健康状况的重视程度日益提高，以及医疗信息的不对称性和医患关系的不和谐，患者对于医疗卫生服务的盲目要求和对医师的不信任也是导致病原菌耐药的一个重要原因。患者的人数众多，同时普遍缺乏专业知识，亟需纠正患者不规范的自我治疗行为，引导其在医师、药师指导下合理使用抗微生物药物，切实提升公众对合理使用抗微生物药物的认知水平。

（十）有关企业

与病原菌耐药控制有关的企业包括药品生产、经营企业，农、牧、副、渔及饲料等非医疗但使用抗菌药的企业等。对于药品企业来说，实施病原菌耐药控制策略减少了一些不必要的抗菌药消耗（包括数量上和费用上），在一定程度上减少了药品生产、经营企业的利益。另外，也给一些大型的管理规范的药品生产、经营企业带来了机遇，如为安全、有效的抗感染新药市场准入建立快速通道，研究机构和制药企业提供激励机制，开发新的药物与疫苗，并给予应有的保护等。对于非医疗企业，由于目前抗菌药作为牲畜和家禽的助长剂或预防用药而常规使用，也一样导致了耐药菌的出现，采取措施控制抗菌药在这些企业的使用，在一定程度上会使其产量或者质量受损，因此，这些企业也是平台的使用者。

二、用户角色分析

按照国内现行耐药监测系统，用户角色可以分为采样用户、实验室检验用户、数据分析用户、反馈及质控用户和管理用户。

病原耐药监测的用户包括项目承担参与单位、检测实验室、各级疾病预防控制机构及医疗卫生机构。各部门、机构的职责分别为：①项目承担参与单位，负责调查数据的组织与管理；②检测实验室，负责数据的采集与上报；③各级疾病预防控制机构，参与数据交换、信息反馈等工作；④医疗卫生机构，参与数据交换、信息反馈等工作。

病原耐药监测平台按照用户统一管理的原则，用户类型分为系统管理员、业务管理员和业务用户，根据使用用户的实际业务组织机构和实际管理活动与业务活动的需要，用户的层次结构如图2-1所示。

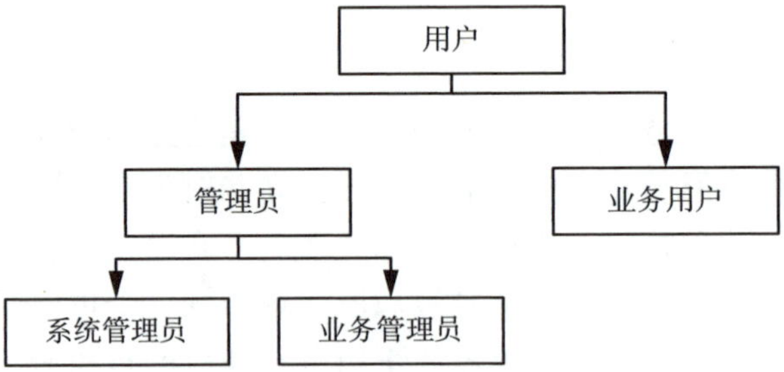

图2-1　病原耐药监测系统用户结构图

其中，系统管理员负责平台用户管理和权限分配、基础数据的维护；业务管理员负责权限分配审批和数据申请审批；业务用户负责管理与本机构相关的数据，访问平台公布的数据资源，使用部分数据分析工具和申请数据资源（表2-1）。

表2-1　病原耐药监测系统角色用户说明

用户角色	角色说明
系统管理员	负责平台用户管理和权限分配、基础数据的维护
业务管理员	负责权限分配审批和数据申请审批
业务用户	管理与本机构相关的数据，访问平台公布的数据资源，使用部分数据分析工具和申请数据资源

系统用户主要为管理人员、数据系统用户、项目人员共三类人员。具体角色用户分析见表2-2。

表2-2　病原耐药监测系统角色用户分析

系统名称	使用用户	用户角色
病原耐药监测信息系统	数据系统用户、项目人员	业务用户
耐药菌监测区块链可信数据交换网络平台	数据系统用户、项目人员	业务用户
用户认证与权限系统	管理人员	系统管理员 业务管理员
病原耐药监测支撑平台	管理人员	系统管理员 业务管理员

三、组织结构分析

耐药监测涉及的机构主要包括中国疾病预防控制中心、中国疾病预防控制中心传染病预防控制所、国家食品安全风险评估中心、中国人民解放军总医院、山东省农业科学院、项目承担参与单位与多个检测实验室和参与数据共享的疾控机构、医疗机构和其他相关部门。

全国耐药监测系统复杂，按照组织机构的大小及他们所关心的区域，大体上分为三类：监测点用户、区域或地方管理用户和全国用户。

耐药监测涉及的组织机构广泛，涵盖了从国家级到地方级的多个部门，形成了一个复杂而庞大的监测网络。为了更好地理解和分析这一组织结构，我们可以将其分为以下三个主要层次。

（一）监测点用户

这一层次主要包括各级医院、养殖场、屠宰场、农业农村委执法队、兽医饲料检测所、地方疾控中心等基层单位。这些机构具体关注采样点的规范性、采样过程的合规性，以及问题报告和反馈处理。它们是耐药监测工作的前沿阵地，负责收集和上报最基础的数据。

（二）区域或地方管理用户

这一层次包括各省（市）的卫生健康委员会、农业管理局、省级畜牧兽医主管部门等地方管理机构。它们主要关注本地区的细菌耐药的起源、变化及时空分布等。通过对基层上报的数据进行汇总和分析，这些机构能够更全面地了解本地区耐药性的整体情况，为制定针对性的防控策略提供依据。

（三）全国用户

这一层次包括农业农村部、国家卫生健康委员会、中国疾控中心等国家级机构。它们关注全国总体情况，特别是细菌耐药性在时间、空间、抗菌药间的“三间分布”情况。这些机构负责汇总和分析全国范围内的耐药性数据，研究控制细菌耐药性策略的可行性，并最终提出优先控制策略，以达到提高我国控制细菌耐药性、提高抗菌药的效果、节约有限卫生资源的目的。

综上所述，耐药监测涉及的组织结构层次分明，各级机构各司其职，共同构成了全国耐药监测系统的庞大网络。

四、用户认证分析

项目用户需要实现电子认证，用户认证主要是通过用户认证与授权管理系统进行用户认证，实现用户身份认证，以及数据安全加密服务，实现个人隐私信息和敏感信息的加密传输与存贮。

第二节　监测业务流程分析

一、医院体系监测业务流程

医院体系是细菌耐药检测、监测的核心。2005年8月，卫生部、国家中医药管理局和总后卫生部联合印发《关于建立抗菌药物临床应用和细菌耐药监测网的通知》（卫办医发〔2005〕176号），建立了全国“抗菌药物临床应用监测网”和“细菌耐药监测网”（以下简称“两网”）。

“两网”由中华医院管理学会药事管理专业委员会和北京大学临床药理研究所分别负责总体规划设计、运行工作及第一批109所医院的抗菌药物临床应用监测和细菌耐药监测工作。“两网”建立以来，为政府及时掌握全国抗菌药物临床应用和细菌耐药形势，研究制定相关抗菌药物临床应用管理政策提供了科学依据。

2012年，国家卫生计生委、国家中医药管理局和总后卫生部联合印发了《关于加强抗菌药物临床应用和细菌耐药监测工作的通知》（卫办医政发〔2012〕

72号），进一步明确了管理机制，扩大了监测范围，并正式委托国家卫生计生委合理用药专家委员会负责全国细菌耐药监测网的日常运行和管理，委托国家卫生计生委医院管理研究所药事管理研究部管理全国抗菌药物临床应用监测网。

“两网“由国家卫生计生委医政司负责组建与管理，主要职责是确定组建方案并组织实施；指定机构具体负责“两网”日常运行与维护；确定监测内容和数据、信息上报规范；决定数据使用和信息发布等。总后勤部卫生部药品器材局和国家中医药管理局医政司分别在各自职责范围内与卫生行政部门共同做好相关工作。卫生部医院管理研究所和卫生部合理用药专家委员会分别负责全国抗菌药物临床应用监测网和全国细菌耐药监测网的日常运行，主要职责包括：收集、整理、汇总、统计、分析各监测单位上报的信息；对数据库及网络系统进行维护；提出对抗菌药物临床不合理应用和细菌耐药问题的干预措施和政策建议，经医药主管部门授权，定期向监测单位反馈、发布相关信息。各省级卫生行政部门负责省级“两网”的组建与管理工作，省级“两网”可以在国家级“两网”监测单位的基础上扩大监测单位范围，省级“两网”使用国家级“两网”提供的公共网络信息平台及数据上报软件，实现与国家级“两网”信息的互联互通、资源共享。

各省级“两网”普遍在2012年正式运行。目前，全国细菌耐药监测网成员单位已发展至覆盖全国31个省、自治区、直辖市的1997所医疗机构。监测网设有南、中、北三个技术分中心和一个质量管理中心，每个省份设有省级监测中心，同时，还设有全国细菌耐药监测学术委员会。

CARSS监测方式主要为被动监测，不定期开展主动监测和目标监测。CARSS规定了耐药监测药物、检测的菌群及具体的检测标准和方法。各个监测医院有专人上报，采用WHONET软件录入质控数据、向临床报告的药敏试验结果及其他监测数据。质控数据及监测数据上报周期为每季度1次。每季度第1个月15日前，通过系统（www.carss.cn）完成上一季度监测数据传送，并及时确认反馈信息。所有上报数据将通过系统自动进行汇总、审核、反馈。管理部门遵循《抗菌药物临床应用管理办法》来进行具体的业务指导，并对内及全国抗菌药物临床应用监测网（http：//www.chinadtc.org.cn），采取回顾性随机抽样调查方式对监测数据进行统计分析。

上报数据主要分为月报数据、季报数据和年报数据三部分。月报数据包括住院病例和门诊处方；住院患者非手术组抗菌药物使用情况；住院患者手术组抗菌药物使用情况；门诊患者处方抗菌药物使用情况。每月监测数据资料在其后的第二个月的月底前完成上报工作。季报数据主要包括住院患者抗菌药物使用消耗情况。年报数据包括医院抗菌药物使用管理情况；医院及其抗菌药物使用管理的基本情况；医院医疗及药品收入、抗菌药物使用经费情况。每年度统计出临床常见致病菌对各类抗菌药物的敏感率和耐药率，编写年度细菌耐药监测报告，并持续监测细菌耐药性变迁情况。

系统监测业务流程如图2-2所示。

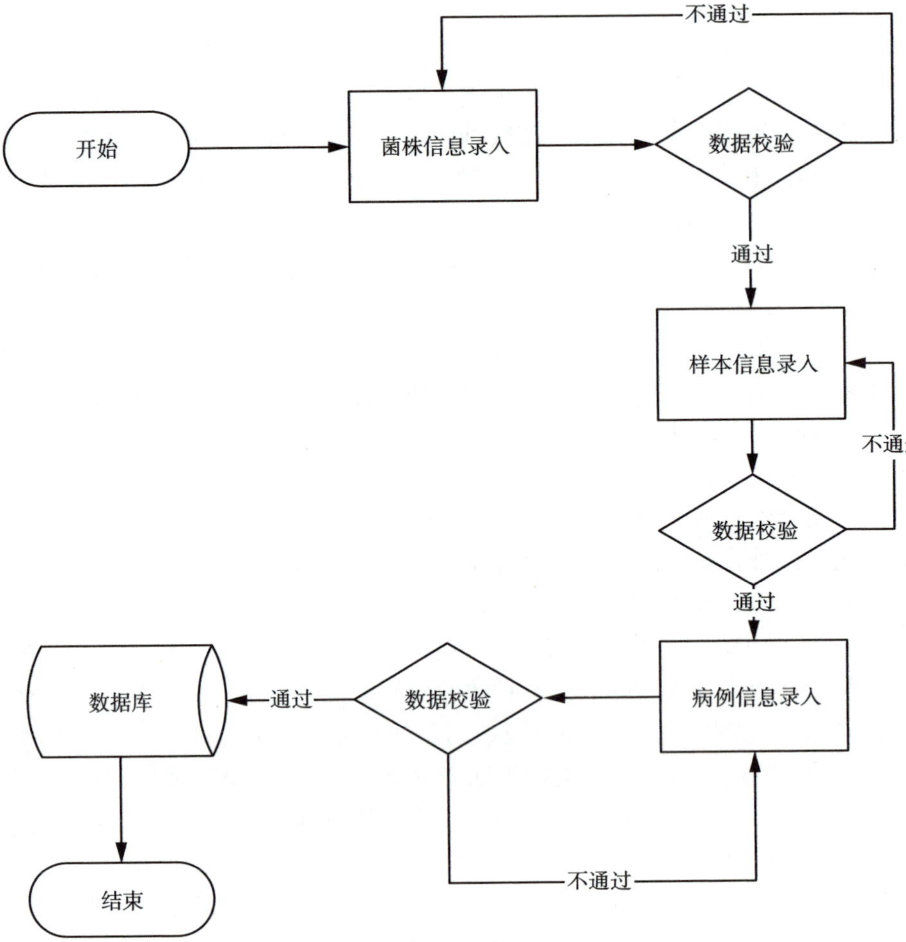

图2-2　系统监测业务流程图

二、疾控体系监测业务流程

传染病监测是疾控体系的重要工作，也是健康中国的使命。从细菌性传染病监测与防控角度看，涉及细菌监测的网络很多，如国家食源性疾病监测、国家食品安全风险监测、国家食源性致病菌监测网和国家致病菌识别网等。本文重点介绍中国疾病预防控制中心传染病预防控制所负责管理的国家致病菌识别网（Chinese Pathogen Identification Net）。

为不断完善适合我国国情的细菌性传染病监测模式，推进细菌性传染病监测预警新技术和策略应用，2017年2月国家卫生计生委下发了《关于开展国家致病菌识别网有关工作的通知》（国卫办疾控函〔2017〕149号），组织制定了《国家致病菌识别网工作实施方案》，要求：①国家致病菌识别网是以网络化信息平台为依托，采用病原识别、分子分型、基因组溯源等新型调查分析技术，开展细菌性传染病监测与防控的实验室网络；②各地疾控机构要及时开展细菌性传染病相关信息收集、数据上报、实验室检测、技术指导和质控；③医疗机构要做好细菌性传染病相关病例发现、报告及标本的采集等相关工作，加强实验室生物安全监管，确保工作有序开展；④中国疾控中心组织编制相关配套技术文件，对国家致病菌识别网实验室技术骨干进行培训，及时收集、整理和分析第一批国家致病菌识别网监测数据，对网络运行状况进行评估，指导各地开展国家致病菌识别网建设。

国家致病菌识别网的核心目的是应对新发突发传染病、保障国家生物安全；推广应用病原细菌感染检测、耐药分析、分子分型、基因组流行病学等监测技术，实现细菌性传染病疫情监测技术升级换代，提高细菌性传染病检测、监测和疫情溯源能力；运行实验室监测网络信息系统，开展实验室分析大数据采集和系统分析，实现监测分析信息共享，加强信息整合，实行实时分析，提高疫情监测与分析的精准性；推进传染病流行病学调查分析与实验室监测的深入整合，形成更为灵敏准确的传染病监测新模式，提高暴发疫情发现和来源识别能力；促进疾控机构与医疗机构进一步协同配合，完善病原菌菌株的收集、管理及深度分析的工作机制，提高细菌性传染病监测和疫情处置综合能力。

国家致病菌识别网具体的组织机构见图2-3。

国家卫生健康委员会负责国家致病菌识别网的建设，组织编制实施方案和质量管理方案，定期组织督导考核，通报国家致病菌识别网建设进展和工作情况。省级、地市级卫生健康行政部门负责辖区网络监测工作的管理和协调，为其提供必要的政策和经费支持；组织编制辖区致病菌识别网工作方案和计划，定期开展督导检查，加强辖区致病菌识别网工作；在确保完成既定监测任务的基础上，可结合辖区实际扩大监测规模。中国疾控中心负责国家致病菌识别网的组织实施，编制国家致病菌识别网监测技术方案和标准，建立质量管理和工作考核体系，运行和维护信息系统，加强信息安全；组织开展培训指导和督导检查，定期分析和发布全国网络监测数据。省级疾控中心负责本省份网络监测的组织实施和协调，开展重要病原细菌的分子分型、基因组和耐药实验分析，开展辖区网络内

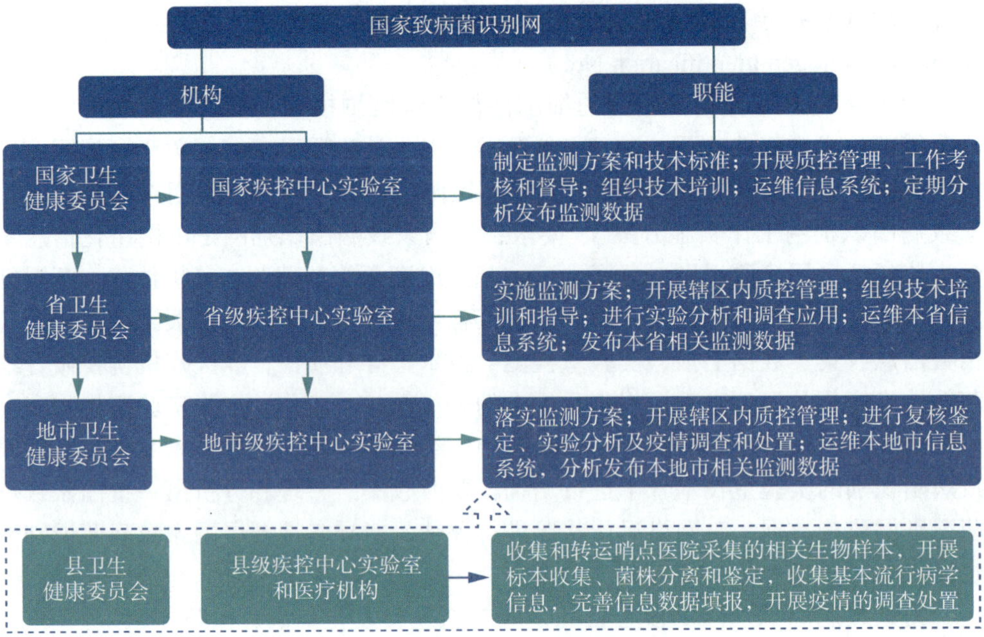

图2-3　国家致病菌识别网组织机构

各级实验室的技术培训、技术指导和工作质量管理，维护本省份实验室监测网络信息系统，及时发布相关监测数据。地市级疾控中心负责组织辖区网络监测的组织实施和协调，开展标本检测和菌株分离，鉴定复核辖区报送的菌株，对菌株进行分子分型实验和菌株耐药检测，并定期报送省级疾控中心实验室；对辖区监测数据审核、分析和利用，开展技术培训、质量管理、疫情调查与处置。县级疾控中心负责收集和转运哨点医院采集的相关生物样本，开展标本收集、菌株分离和鉴定，收集基本流行病学信息，完成信息数据填报，开展辖区疫情的调查处置。哨点医疗机构指定专门科室和人员负责致病菌识别网监测工作，按照监测方案要求，开展相关病例信息登记、生物样本采集与保存、实验室检测；发现可疑疫情及时上报，并协助开展流行病学调查；接受辖区疾控中心的技术指导和培训。

国家致病菌识别网是一个实验室检测分析网络，首先，县区级疾控中心实验室负责自哨点医院和其他临床医院收集感染病例菌株及收集自疫情调查和传播因素监测等分离的菌株，进行鉴定和网络要求信息的填报，然后将菌株及信息递送至地市级疾控中心实验室；地市级疾控中心实验室开展菌株鉴定和其他实验室分析，并进行本区域分析信息的网络信息系统填报和汇总分析，递交至省级疾控中心实验室，省级疾控中心实验室负责深入的菌株分析和本省区信息汇总，递送至国家疾控中心的国家级中心实验室，进行全国范围的信息汇总分析和全国网络范围的发布。网络内各级实验室要及时将相关分析信息报送同级卫生健康委员会。各级卫生健康委员会要将分析信息报送上一级卫生健康委员会，同时通报辖区下一级卫生健康委员会。

三、畜牧业监测业务流程

我国在动物源细菌耐药性方面的研究相对较晚，对于动物源细菌的耐药性缺少全面了解。为更好地服务于我国养殖业，保障动物产品安全，2008年农业部成立了国家兽药安全评价（耐药性监测）实验室，并发布耐药性监测计划，开始开展对动物源细菌的耐药性监测工作，迄今已经连续监测了14年。

为应对动物源细菌耐药挑战，提高兽用抗菌药物科学管理水平，保障养殖业生产安全、食品安全、公共卫生安全和生态安全，维护人民群众身体健康，促进经济社会持续健康发展，2017年农业部制定了《全国遏制动物源细菌耐药行动计划（2017—2020年）》。

2020年9月，《国务院办公厅关于促进畜牧业高质量发展的意见》（国办发〔2020〕31号）第十九条明确要求加强动物源细菌耐药性监测。最近，每年初农业农村部会下发畜禽及畜禽产品兽药残留监控计划和动物源细菌耐药性监测计划的通知，2022年1月19日发布了《关于印发2022年畜禽及畜禽产品兽药残留监控计划和动物源细菌耐药性监测计划的通知》（农办牧〔2022〕2号）。为切实做好畜禽及畜禽产品兽药残留监控和动物源细菌耐药性监测工作，维护养殖业生产安全、动物产品质量安全和公共卫生安全，农业农村部制定了具体的工作分工和任务流程。

农业农村部畜牧兽医局负责组织制定实施畜禽及畜禽产品兽药残留监控、动物源细菌耐药性监测计划。国家层面具体由中国兽医药品监察所负责组织确定畜禽及畜禽产品兽药残留检测项目，对各地监控工作给予技术指导，汇总分析检测结果；负责动物源细菌耐药性监测的技术指导、数据库建设与维护、药敏试验板的设计与质量控制，以及监测结果的汇总分析。省级畜牧兽医主管部门负责组织制定实施本辖区兽药残留监控计划，及时报送计划实施情况；有条件的省份应组织制定实施本辖区动物源细菌耐药性监测计划，加强对畜禽养殖环节合理用药的指导和监督，协助监测单位和相关科研教学单位做好抽样监测有关工作（图2-4）。

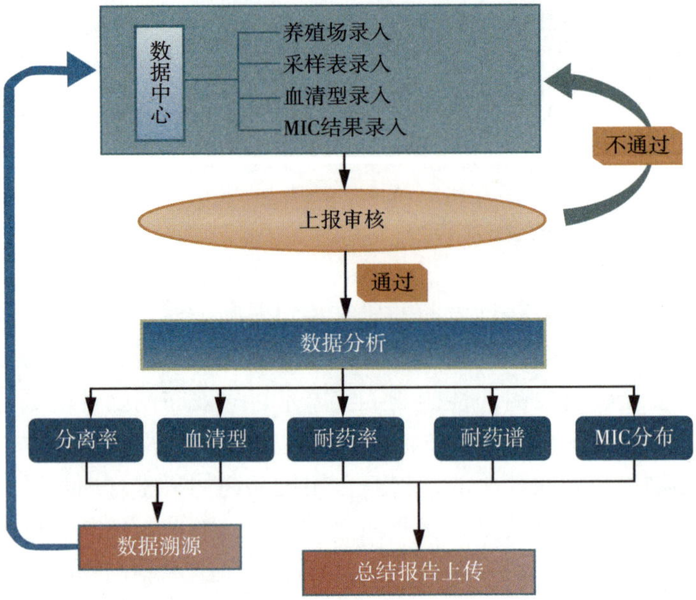

图 2-4　畜牧业监测业务流程图

全国共28家（2018年数据）有资质的具体的检验检测单位，负责指定区域畜禽及畜禽产品兽药残留检测、动物源细菌耐药性监测工作，协助开展有关抽样活动，及时报送检测结果。具体实施操作层面各地略有不同，一般全年四个季度都有抽样，由所在地区的农业农村委执法队抽取样品，畜禽产品样品从动物养殖和屠宰环节抽取，牛奶样品从奶牛养殖场、生鲜乳收购站抽取。抽样报送所在地区的兽药饲料检测所，具体实验室检测标准遵循《畜禽养殖过程细菌耐药性监测技术规范》（DB31/T 1160—2019）的要求和中检所发布的《动物源细菌耐药性监测采样和检测技术要点》。2022年起，检测结果实行电子版和纸质材料并行上报，电子版通过中国兽药信息网（www.ivdc.org.cn）上传。

四、林业和草原监测业务流程

根据第三次全国林业有害生物普查（2014—2017年）共记载螨76种、植物线虫6种、细菌21种、植原体11种、植物病毒18种。细菌类有害生物是传统植物病理学中第二大类群。

细菌可以侵染木本植物的根、茎、叶、果实等部位，引起多种类型的植物病害。目前，植物病原细菌已有近40个属，种及亚种、致病变种合计可达350个以上，且分类变化很快。第三次全国林业有害生物普查发现，细菌类有害生物发生面积为14.53万公顷，占全国林业有害生物发生总面积的0.77%。目前我国还没有针对林业、草原的细菌耐药监测。

第三节　数据流程分析

针对我国目前各领域耐药监测方法不统一、数据碎片化的现状，按照“云、网、端”的整体思路，本着“看得见、摸得着、起作用”的目标原则，综合应用现代网络、培养组学、基因组学、现场流行病学、地理信息学等技术方法，融合多领域耐药监测信息，研制构建多源多维异构动态可视化病原耐药监测共享云平台。

病原耐药监测云平台采用智能化技术融合医疗卫生、社区人群、食品流通、畜殖、环境等多领域已有监测数据和已发表有关细菌耐药的信息数据，实时显示我国病原菌耐药整体发生、发展态势，揭示其传播规律，为政府制定遏制细菌耐药传播策略和工作计划，提供技术支撑和决策依据。

一、数据共享及服务管理系统业务流程

数据共享及服务管理系统业务流程分析如图2-5所示。

信息维护人员新增数据资源；信息维护人员根据数据来源、用途、说明等对数据资源进行定义与维护；信息维护人员判断数据资源是否存在，若不存在则对数据资源的数据元进行定义维护，若存在则重新新增数据资源；管理人员对数据资源进行审核，审核通过即可发布，审核不通过则需重新修改数据资源；管理人员发布该数据资源。

二、统一数据交换开放系统业务流程

统一数据交换开放系统业务流程分析如图2-6所示。

在系统中，管理员负责注册服务接口；维护接口服务信息；选择接口相关服务类型；关联接口和数据资源目录；配置接口相关信息，包括共享服务条件等；配置接口使用权限；发布接口服务信息。业务用户则调用接口。

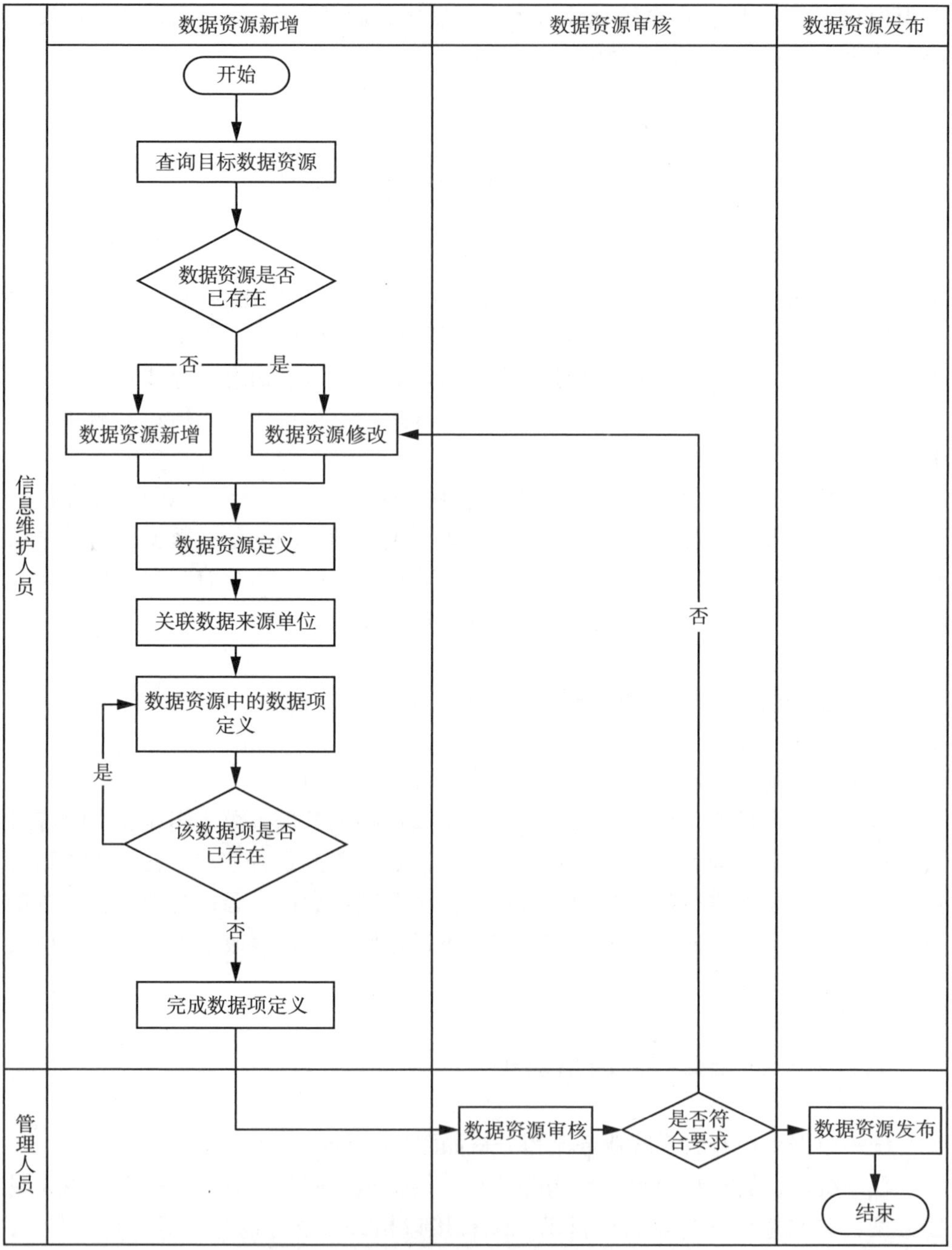

图2-5　数据共享及服务管理系统业务流程图

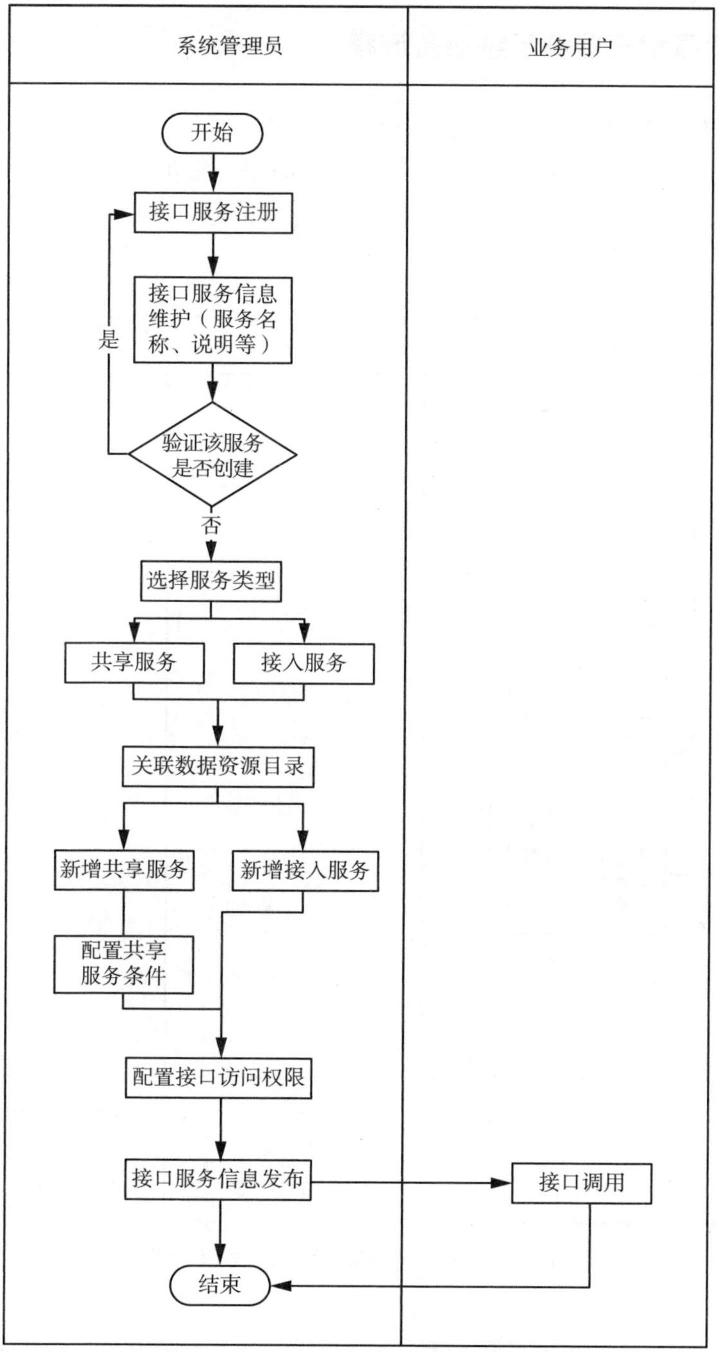

图2-6　统一数据交换开放系统业务流程图

三、病原耐药监测系统业务流程

病原耐药监测系统业务流程分析如图2-7所示。

在系统中由各病原耐药监测网定期上报和交换数据，中国疾控中心对上报的信息进行统一管理，并对收集到的信息进行数据分析，使用系统的统计分析结果，反馈给相关主管部门。

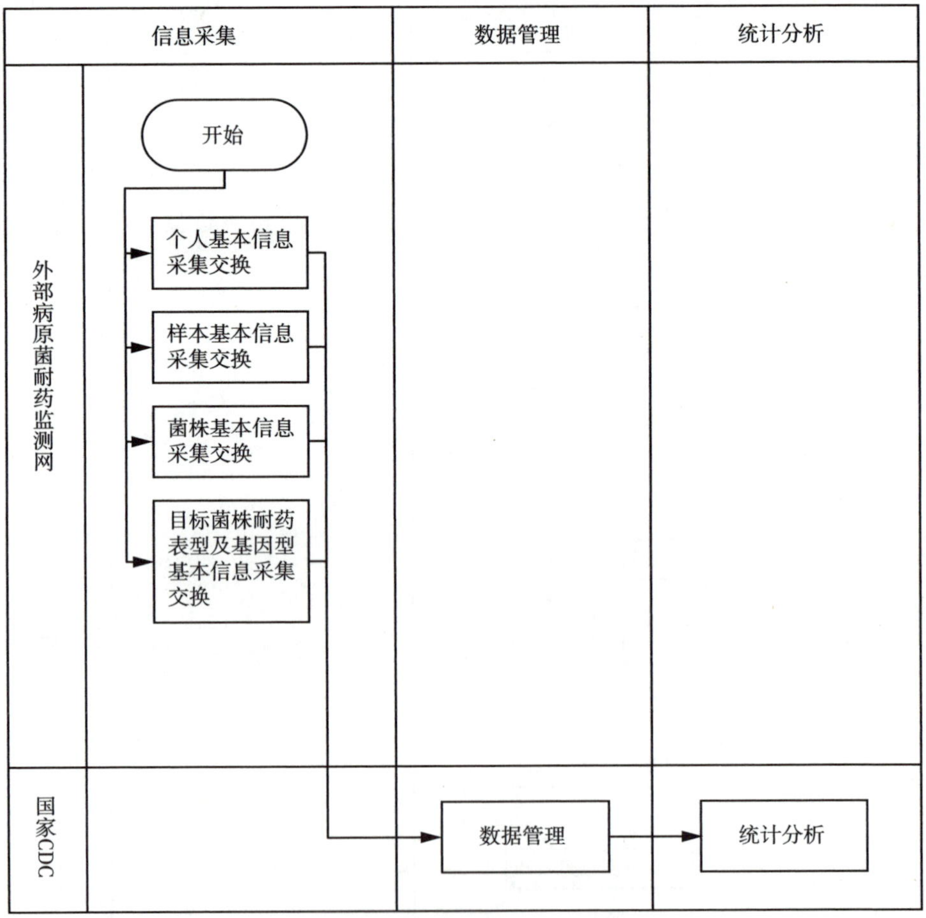

图2-7　病原耐药监测系统业务流程图

第四节　业务指标体系构建

一、已有耐药监测网络业务指标体系局限性分析

通过对我国目前5个较大规模的耐药监测网络进行专家调研和分析（表2-3），发现存在标本来源信息缺乏、关注抗菌药物和细菌不全面、无法进行耐药严重水平监测等局限性，其各自局限性见表2-4。

表2-3　已有耐药监测网络数据采集情况表

监测系统名称	采集内容	数据情况
全国细菌耐药监测网	来源、病例号、出生日期、姓名、性别、年龄、科室、科室类别、医院、专业类别、标本编号、标本种类、标本日期、原因、细菌、β-内酰胺酶、超广谱β-内酰胺酶、抗生素组合、纸片法、MIC、Etest	每年数据量超过百万，累计千万条数据
全军细菌耐药监测网	医院感染监测信息、菌株信息、检测信息	平均一年感染人数1万左右，耐药菌数据2万左右
山东省动物源耐药监测网	菌株信息、检测信息	12个采样点，2019年一共采集1200份样品，菌株2200份
全国医院感染监测网		
国家食品微生物风险监测网		

表2-4　已有耐药监测网络监测分析指标体系局限性分析

监测系统名称	监测对象	收集数据单位	局限性分析
全国细菌耐药监测网	人	医疗机构	药敏结果种类少，未规定统一的药敏试验方案
全军耐药监测网	人	军队医疗机构	部分数据未能呈电子化标准上报，标本来源信息缺乏

续 表

监测系统名称	监测对象	收集数据单位	局限性分析
山东省动物源病原菌抗药性监测网	动物	山东省内养殖场、屠宰场、肉类食品加工企业	标本来源信息缺乏，关注抗菌药物和细菌不全面
全国医院感染监测网	人	医疗机构	药敏结果无指示性数值，无法进行耐药严重水平监测
国家食品微生物风险监测网	食品及相关	食品加工企业、疾控机构、医疗机构	标本来源信息缺乏，关注的抗菌药物和细菌不全面

二、病原耐药监测分析指标体系构建原则

构建全国多领域融合的病原耐药监测网络云平台，需具有全面的病原耐药监测分析指标数据集，且与已有的细菌耐药监测网络的分析指标和数据信息能有效包容和匹配，并符合以下构建原则。

（一）全面性和有效性

从指标体系来说应对监测对象的所有与耐药性相关的信息进行广泛收集，避免重要信息的遗漏或由于信息采集问题造成数据偏倚。同时要注意，指标不能过于细节化，对于全面的病原耐药监测来说，过于细节化的指标容易导致在实际数据采集和分析过程中掩盖重要的分析指标，影响耐药性监测数据分析评估的系统性。

（二）特异性和独立性

耐药监测分析指标应明确反映监测对象的耐药性特点，各指标又应保持相对独立，确保耐药性监测指标间的内涵不具有明显的相关性，信息上应相互匹配但不过分重叠。

（三）兼容性

由于全国病原耐药监测体系要融合多领域、多地域的耐药监测网数据及后续耐药监测数据，故在指标选择上应符合并部分涵盖现有各领域耐药监测网的需求和实际应用，所拓展的新的耐药指标也应满足新的耐药监测体系，同时使原有耐药监测网易于加入和使用。

（四）可操作性

除样本的客观描述信息外，指标涉及多类实验室结果描述，故在指标设置中需注意实验室人员信息采集的便利程度和精确程度，使得设立的指标能准确评价耐药情况。

（五）指标量化

不同于评价类项目的指标，由于病原耐药监测的数据常为数值型数据或计算分析型数据，故设立的指标应以量化型指标为主。量化型指标主要考虑纳入量化的数据群体、量化指标计算时运用的各种数据和量化指标计算公式。

三、新构建的病原耐药监测网络监测对象和主要监测药物种类

根据已有耐药监测网络调研及抗菌药物使用分析，新构建的病原耐药监测系统应以人群（社区健康人群、临床救治人员、军队关注人群）、动物（养殖动物、野生动物、伴侣动物）、环境、食品为病原耐药监测对象，以人和动物常见的抗菌药物为耐药性监测种类，共20类56种，见表2-5。

表2-5　主要的监测药物种类

序号	药物分类	药物名称	序号	药物分类	药物名称
1	青霉素类	青霉素	9	氨基糖苷类	庆大霉素
		阿莫西林			阿米卡星
		氨苄西林			妥布霉素
		哌拉西林			新霉素
		甲氧西林			链霉素
		苯唑西林	10	喹诺酮类	萘啶酸
2	β-内酰胺/β-内酰胺酶抑制剂复合物	阿莫西林/克拉维酸			环丙沙星
		氨苄西林/舒巴坦			左氧氟沙星
		哌拉西林/他唑巴坦			恩诺沙星

续 表

序号	药物分类	药物名称	序号	药物分类	药物名称
3	头孢菌素类	头孢唑啉	11	叶酸途径抑制剂类	甲氧苄啶
		头孢噻吩			甲氧苄啶/磺胺甲噁唑
		头孢呋辛	12	糖肽类	万古霉素
		头孢噻呋			替考拉宁
		头孢噻肟	13	林可胺类	克林霉素
		头孢他啶	14	脂肽类	达托霉素
		头孢曲松			多黏菌素B
		头孢吡肟			多黏菌素E
		头孢西丁	15	大环内酯类	红霉素
		拉氧头孢			阿奇霉素
4	单环内酰胺类	氨曲南			替米考星
5	碳青霉烯类	美罗培南	16	呋喃类	呋喃妥因
		厄他培南	17	硝基咪唑类	甲硝唑
		亚胺培南	18	酰氨醇类	氯霉素
		法罗培南			氟苯尼考
6	氨基环醇类	壮观霉素	19	链阳菌素类	奎奴普丁/达福普汀
7	安沙霉素类	利福平			维吉尼亚霉素
8	磷霉素类	磷霉素	20	四环素类	多西环素

四、病原耐药监测分析指标体系的初步构建

根据已有文献的检索和分析，结合病原耐药监测网络云平台搭建的目的、涵盖内容和分析指标体系的构建原则，初步确定监测对象包括人群、动物、环境、食品等，采集已有的监测网络数据和今后需要监测的耐药性相关数据，耐药监测分析指标如下。

（一）耐药监测分析指标的种类和内容

新构建的指标评价体系中有15个相互独立的耐药监测分析指标，包括5个结

构性指标，6个结果性指标，4个过程性指标，每种耐药监测分析指标包含定义、适用性、计算公式、数据元素等内容。另外，病原菌检验标本、所属行业领域、所属区域、采集日期时间、检测结果、检测结果报告日期为所有指标均需的基础数据元素。对于结构性和结果性指标来说，分子和分母中检出病原菌的归属时点以检出病原菌的“病原菌检验标本采集日期”为准，纳入群体为所有在区域内检验机构接收的检验标本，并排除污染的病原，见表2-6。

表2-6　病原耐药监测分析指标框架

指标类型	指标名称	特别数据元素
结构性	检出病原菌标本构成比	—
	病原菌构成比	—
	多重耐药菌构成比	—
	革兰阳性细菌构成比	—
	革兰阴性细菌构成比	—
结果性	多重耐药菌检出率	多重耐药菌
	病原菌对抗菌药物的耐药率	最小抑菌浓度（MIC）试验中抗菌药物名称、药敏试验结果
	多重耐药菌对抗菌药物的耐药率	多重耐药菌、MIC试验中抗菌药物名称、药敏试验结果
	病原菌总体耐药率	MIC试验中抗菌药物名称、药敏试验结果
	病原菌MIC值分布	MIC试验中抗菌药物名称、药敏试验结果
	病原菌含耐药基因百分比	耐药基因名称、耐药基因测试结果
过程性	病原菌MIC值百分比	MIC试验中抗菌药物名称、药敏试验结果
	病原菌MIC50	MIC试验中抗菌药物名称、药敏试验结果
	病原菌MIC90	MIC试验中抗菌药物名称、药敏试验结果
	病原菌耐药性指数	MIC试验中抗菌药物名称、药敏试验结果

（二）耐药监测分析指标的具体描述

1. 检出病原菌标本构成比　指确定时间段内，特定病原菌在各个不同标本中的检出情况，适用于病原菌来源的客观描述。公式：

$$检出病原菌标本构成比=\frac{\begin{matrix}确定时间段内检出的一种病原菌\\在特定的标本中检出的例次数\end{matrix}}{同期内所有病原菌检出的例次数}\times 100\%$$

2. **病原菌构成比** 指特定病原菌数量占总病菌的比例，反映病原菌的分布情况，适用于多类病原菌占比的客观描述。公式：

$$检出病原菌构成比=\frac{检出的特定病原菌的例次数}{同期检出病原菌的总例次数}\times 100\%$$

3. **多重耐药菌构成比** 指特定多重耐药菌数量占所有多重耐药菌总数量的比例，反映区域内多重耐药菌的分布情况，适用于产超广谱β-内酰胺酶（extended spectrum β-lactamases，ESBLs）、耐碳青霉烯大肠埃希菌（Carbapenem-resistant Escherichia coli，CREC）、耐碳青霉烯肺炎克雷伯菌（Carbapenem-resistant Klebsiella pneumoniae，CRKP）、碳青霉烯耐药鲍曼不动杆菌（Carbapenem-resistant Acinetobacter baumannii，CRAB）、万古霉素耐药金黄色葡萄球菌（Vancomycin-resistant staphylococcus aureus，VRSA）、万古霉素耐药肠球菌（Vancomycin-resistant enterococcus spp.，VRE）、耐甲氧西林金黄色葡萄球菌（Methicillin-resistant staphylococcus aureus，MRSA）、多重（泛）耐药铜绿假单胞菌（Multidrug/Pan-drug resistant Pseudomonas aeruginosa，MDR/PDR-PA）、携带多黏菌素E耐药相关蛋白（plasmid-mediated colistin resistance protein，MCR）等病原菌的客观描述。公式：

$$多重耐药菌构成比=\frac{检出的特定病原菌的多重耐药菌的检出例次数}{同期检出该病原菌的总例次数}\times 100\%$$

4. **革兰阳性细菌构成比** 指特定革兰阳性细菌数量占总革兰阳性病原菌数量的比例，反映革兰阳性细菌的分布情况，适用于病原菌基础分类的客观描述。公式：

$$革兰阳性细菌构成比=\frac{特定革兰阳性细菌检出的例次数}{同期所有细菌检出的例次数}\times 100\%$$

5. **革兰阴性细菌构成比** 指特定革兰阴性细菌数量占总革兰阴性病原菌数量的比例，反映革兰阴性细菌的分布情况，适用于病原菌基础分类的客观描述。公式：

$$革兰阴性细菌构成比=\frac{特定革兰阴性细菌检出的例次数}{同期所有细菌检出的例次数}\times 100\%$$

6. *多重耐药菌检出率*　指多重耐药菌检出菌株数与同期该病原菌检出菌株数总数的比例，每种多重耐药菌分别计算，反映多重耐药菌的检出情况和多重耐药程度，适用于产ESBLs、CREC、CRKP、CRAB、VRSA、VRE、MRSA、MDR/PDR-PA、MCR携带菌等的客观描述。公式：

$$多重耐药菌检出率=\frac{确定时间段内检出特定多重耐药菌的例次数}{同期检出特定细菌的总例次数}\times 100\%$$

7. *病原菌对抗菌药物的耐药率*　指特定细菌的抗菌药物敏感试验结果为“耐药”的检测所占的比例，反映病原菌的耐药情况，适用于病原菌耐药程度的客观描述。公式：

$$病原菌对抗菌药物的耐药率=\frac{特定细菌\mathrm{MIC}试验结果为耐药的例次数}{同期特定细菌\mathrm{MIC}试验的例次数}\times 100\%$$

8. *多重耐药菌对抗菌药物的耐药率*　指多重耐药菌所占的比例，反映多重耐药菌的耐药情况，适用于产ESBLs、CREC、CRKP、CRAB、VRSA、MRSA、VRE、MDR/PDR-PA、MCR携带菌等流行程度的客观描述。公式：

$$多重耐药菌对抗菌药物的耐药率=\frac{多重耐药菌对\mathrm{MIC}试验结果为耐药的例次数}{同期多重耐药菌对\mathrm{MIC}试验的例次数}\times 100\%$$

9. *病原菌总体耐药率*　指特定病原菌MIC试验结果为“耐药”的检测所占的比例，每种病原菌需分别计算，适用于区域内特定病原菌的整体耐药情况的客观反映。公式：

$$病原菌总体耐药率=\frac{特定病原菌\mathrm{MIC}试验结果为耐药的例次数}{同期特定病原菌对\mathrm{MIC}试验的例次数}\times 100\%$$

10. *病原菌MIC值分布*　指特定病原菌对特定抗菌药物的MIC试验方法的不同药敏试验结果值的分布，适用于特定病原菌对特定抗菌药物的耐药严重程度的客观反映。

病原菌MIC值分布统计特定病原菌对MIC试验方法的结果值的次数，如大肠埃希菌对替加环素的MIC试验方法结果值<2则计数为1。特定抗菌药物是指对病原菌做MIC试验方法的抗菌药物，如大肠埃希菌的替加环素药敏试验。

11. 病原菌含耐药基因百分比　指携带某特定耐药基因的病原菌占该特定病原菌数量的比例，每种病原菌对每种耐药基因的携带情况分别计算，适用于对病原菌的可获得性耐药情况进行客观反映。公式：

$$病原菌含耐药基因百分比=\frac{携带某特定耐药基因的病原菌检出例次数}{同期检出特定病原菌的总例次数}\times 100\%$$

12. 病原菌MIC值百分比　指特定病原菌对特定抗菌药物MIC试验的不同药敏试验结果值占药敏试验总数的百分比，每种病原菌对每种抗菌药物的MIC试验结果分别计算，适用于特定病原菌对某种抗菌药物的耐药严重程度的客观反映。公式：

$$病原菌MIC值百分比=\frac{MIC试验的同一结果值的次数}{同期特定病原菌对特定抗菌药物MIC试验方法的次数}\times 100\%$$

13. 病原菌MIC50　指特定病原菌对特定抗菌药物MIC试验结果的第50分位数，反映出某种抗菌药物抑制50%病原菌所需要的MIC，该分析指标为特定病原菌对特定抗菌药物MIC试验的第50分位数的MIC值，适用于对尚无耐药结果判定标准的病原菌耐药程度的客观反映。

14. 病原菌MIC90　指特定病原菌对特定抗菌药物MIC试验结果的第90分位数，每种病原菌对每种抗菌药物应分别计算，反映出某种抗菌药物抑制90%病原菌所需要的MIC，该分析指标为特定病原菌对特定抗菌药物MIC试验的第90分位数的MIC值，适用于对尚无耐药结果判定标准的病原菌耐药程度的客观反映。

15. 病原菌耐药性指数　指治疗特定病原菌使用的抗菌药物占比对病原菌抗菌药物的耐药性的影响变化情况，衡量抗菌药物使用占比变化（下降或升高）对病原菌耐药性的有效性，反映用于治疗某种细菌感染的一批抗菌药物的平均有效性的综合指标。公式：

病原菌耐药性指数＝特定病原菌对抗菌药物的耐药性比例＋
抗菌药物使用量占比的乘积

特定病原菌对抗菌药物的耐药性比例是确定时段内同期检出的特定病原菌对某种抗菌药物MIC试验结果为非敏感的次数占该病原菌对该种抗菌药物MIC试验

总次数的比值；抗菌药物使用量占比是确定时段内该抗菌药物使用量占治疗本病原菌全部抗菌药物使用量（累计实际使用量）的比例，可以是固定的常数；治疗病原菌的全部抗菌药物是指所有用于治疗本病原菌的抗菌药物种类；其排除群体除已有规定外还包含局部和外用的抗菌药物的情况。

第五节　监测业务功能需求

我国基于网络的传染病疫情报告系统建设起步于1987年。随着我国1989年引入互联网，互联网技术的应用也推动着公共卫生事业的发展。2001年，国家利用卫生信息网建设项目通过互联网的电子邮件帮助全国所有县级以上疾病预防控制机构传输疫情数据。2003年，严重急性呼吸综合征（severe acute respiratory syndromes，SARS）的暴发给中国公共卫生信息工作带来了巨大冲击，对中国疾病信息的报告及时性、准确性、完整性提出了挑战。随后，传染病疫情报告系统的发展呈现迅猛态势。2004年1月，全国范围内开展了37种传染病和突发公共卫生事件网络直报（即中国疾病预防控制信息系统）试运行并于同年4月份正式启用，中央、省、地（市）、县（市或区）、乡5级卫生部门及相关组织机构实现了疾病预防监测信息双向传输和实时报告与管理。目前，中国疾控中心现建设和管理包括传染病报告、健康危害因素、结核病管理、艾滋病等多个专病系统或业务应用，建有覆盖全国各级各类医疗卫生机构的虚拟VPN网络。中国疾病预防控制信息系统及其平台下运行的多个系统以信息量大、覆盖面广、数据上报及时等特点已成为中国政府开展疾病防控工作不可分割的一部分。

构建全国多领域融合的病原耐药监测网络云平台，致力于解决以下问题：各领域耐药监测方法不统一，数据指标口径不一致、标准化程度低；数据资源和采集渠道分散，缺乏联机操作的网络化运行环境，不能满足信息共享要求；缺乏针对性强、科学实用的决策模型和系统完整的模型库、方法库，导致支持分析、决策的效率特别是应急服务能力低。病原耐药监测网络云平台通过整合不同领域的耐药监测数据，统一采样方案、方法和判定标准，建立多部门数据共享监测机制，为制订切实有效的防控措施提供数据支撑。

一、总体需求

对病原菌耐药性传播规律大数据监测支撑的最终目标、需求进行充分的调研与分析，基于云计算与大数据技术，对平台进行总体的规划，形成完整的架构设计和功能设计。开展病原菌耐药检测、监测标准化研究，研发基于表型、基因型和质谱的检测技术和多源异构数据采集、融合、分析、展现关键技术；构建基于云计算大数据的病原耐药监测共享平台；建立标准的平台功能规范与数据共享技术规范；分别对业务数据生产平台、综合分析平台、数据共享平台及专项课题成果展示门户进行功能实现与数据清洗转化，在数据层面支持形成我国病原菌耐药传播规律报告。

（1）建立病原耐药监测支撑平台，统一数据传输接口，搭建病原耐药监测信息系统和耐药监测区块链可信数据交换网络平台，制作融合数据可视化展示大屏，实现数据互联互通，实现信息共享和可视化，见图2-8。

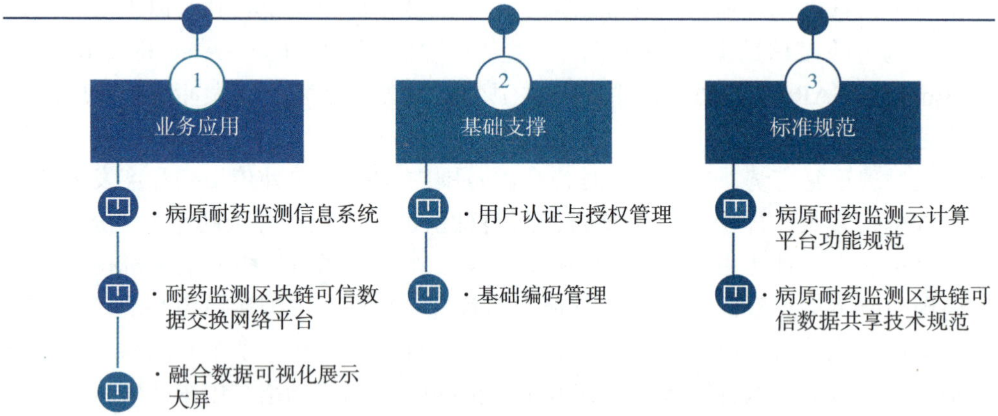

图2-8　病原耐药监测网络基础需求图

（2）结合相应的系统功能、接口功能和数据标准，充分利用现有标准，编写病原耐药监测云计算平台功能规范和病原耐药监测区块链可信数据共享技术规范。

（3）建立平台的管控系统，通过基础编码管理和用户认证与授权管理，实现平台的用户、数据、服务、展现及其他子系统间的数据和服务管理。

（4）部署于运行环境安全的云平台中进行推广使用。

二、业务需求

整个平台架构遵循“统一数据采集、业务应用共享”的思路。在项目架构底层设计上，整体依托云计算技术平台，建设集数据汇集、数据融合、统计分析、趋势变化、风险预警等功能为一体的病原耐药监测信息系统。横向实现传染病疫情监测网、国家细菌耐药监测网、食源性疾病分子溯源网、全军细菌耐药监测网、山东省动物源耐药监测网等病原耐药监测数据的归集，根据相关业务规则，以及大数据平台的计算特性，对数据进行验证、清洗、转换、集成、聚集、装载和调度处理，形成大数据平台特有的数据资源库，通过数据共享及服务管控系统对第三方平台进行数据共享。纵向通过数据共享及服务管控系统，与监测医疗卫生机构和其他部门监测机构的相关业务系统进行数据共享，为其业务提供数据支撑，同时收集监测机构对数据应用的结果反馈。依托平台，通过门户、大屏、移动APP等方式进行综合展示和应用，支撑病原耐药监测的业务应用。其业务架构如图2-9所示。

（一）数据采集、共享和安全性需求

1. *数据采集方式* 遵循“统一数据采集、业务应用共享”的思路，病原耐药监测信息系统建设必须坚持一数一源，统一入口，通过统一的数据采集入口收集数据并入库。根据待归集各监测系统实际情况，最终数据采集模式将支持数据交换和数据导入2种方式。

2. *数据共享需求* 平台建设涉及的数据共享需求包括：与监测医疗卫生机构的数据共享；与其他部门监测机构的数据共享；与第三方平台的数据共享。

3. *数据安全性需求* 数据在传输过程中，应利用加密技术或其他有效措施，保证在数据传输过程中的数据完整性。在通信双方建立连接前进行初始化验证，在通信过程中加密数据，实现数据传输安全，同时对系统数据库中敏感信息进行加密，保护个人隐私信息，不能经浏览器泄露。平台建设涉及系统的决策分析的数据信息也需要按照信息的敏感程度进行适当的分级管理，数据管理、使用应具有可靠的权限控制。

（二）病原耐药监测信息系统建设需求

作为病原耐药监测数据中心，系统应完成对系统所采集的患者、标本、菌株、检测信息的清洗与整合；对接入系统的数据提供查阅功能，使业务人员对接入系统的数据有一个直观了解；提供数据汇集、数据融合、统计分析、趋势变化、风险预警等服务。

（三）耐药菌监测区块链可信数据交换网络平台建设需求

耐药菌监测区块链可信数据交换网络平台由2部分组成，数据交换前置客户端和区块链服务平台。数据交换前置客户端主要为耐药菌监测数据提供方提供数

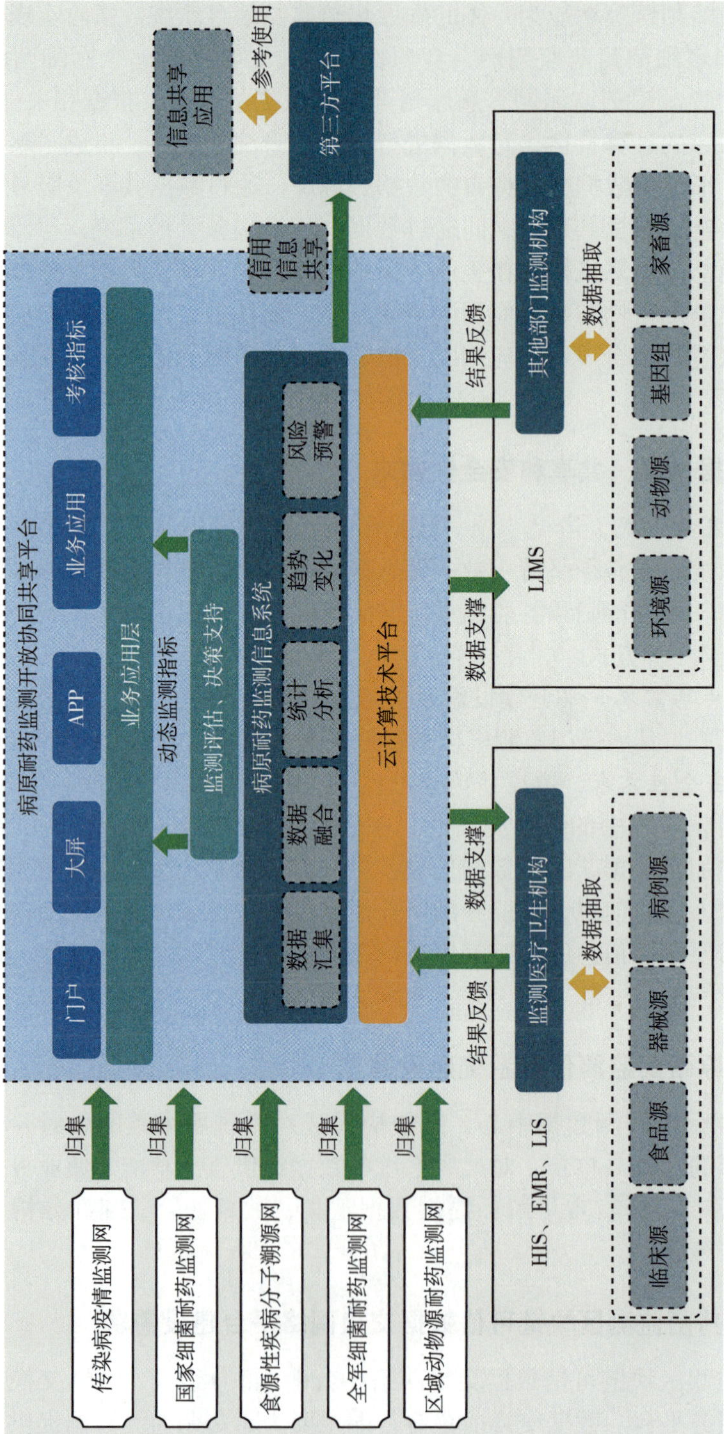

图 2-9 病原耐药监测网络云平台业务架构图

据交换前置服务；区块链服务平台主要提供数据加解密、数据上链存证、区块推送服务及身份认证等。

（四）用户和权限管理系统建设需求

对数据平台各类用户进行统一管理和权限分配，保障数据访问控制安全。主要功能包括：①用户管理功能，提供新增（注册）、删除、修改、查询、审核、修改密码、登录、登出、分配权限等功能；②权限管理功能，提供功能权限控制和数据权限控制；③角色管理功能，提供角色定义、角色权限分配、修改、删除、分配用户等功能。用户角色包括但不限于系统管理员、项目负责人、课题参与人员、实验室工作人员和普通注册用户。

（五）病原耐药监测支撑平台建设需求

为病原耐药监测信息系统、用户和权限管理系统等应用信息子系统建设提供统一的基础设施，统一的网络拓扑、安全防护，统一的系统软件，统一的应用支撑平台提供注册服务、身份认证、服务注册、数据采集与交换服务、标准管理服务等。

（六）标准规范建设需求

系统开发过程中同步制定和完善病原耐药监测支撑平台相关信息标准、规范，包括但不限于数据标准、技术标准、功能规范。标准规范内容主要包括：①完成《病原耐药监测云计算平台基本功能规范》撰写，从数据采集、数据管理、统计分析和信息反馈等方面整理、抽取病原耐药监测云计算平台的基本业务功能；②完成《病原耐药监测区块链可信数据共享技术规范》撰写，完成病原耐药监测系统接口与数据编码规范文档，完成《病原耐药监测云计算平台数据交换文档规范》和《病原耐药监测云计算平台信息交换接口标准》。

规范内容至少包含以下7个部分：①前言，描述功能规范制定依据、规范制定单位、规范起草单位和规范起草人；②范围，描述规范应用领域和适用范围；③规范性引用文件，描述规范制定的依据和参考引用的相关标准文件；④术语和定义，描述适用于本文件的术语和定义，对其进行说明，便于对功能规范整体进行理解；⑤缩略语，描述功能规范中提出的缩略语，进行基本的释义；⑥总则，描述总体功能、功能结构、业务功能、系统管理功能；⑦功能说明，针对病原耐药监测云计算平台的功能内容，进行描述，描述的内容包括功能定义、适用范围、功能要求、功能说明、功能协作与数据交互等角度。

（七）建设原则

耐药监测建设原则包括以下7点。

1. *实用性原则* 以现实需求为基础，充分考虑发展的需要来确定系统设计方案，在系统部署上充分考虑了现有各系统的建设情况，使用HTTPS网络协议，部署于运行环境安全的公有云平台。利用现有软硬件资源，并支持未来方案的平滑过渡。

2. *安全性原则* 按照国家计算机信息安全等级保护级别的要求，进行全面的安全规划和设计，对技术和管理方面进行安全保护设计和标准制度建设，加强公民的隐私安全保护，防止非法、获取、使用及泄露个人健康信息。提供安全手段防止非法入侵和越级操作，应用系统和软硬件都应遵守相关的规定，按照信息安全等级认证的相关标准设计应用系统的安全架构，使其符合国家有关电子政务系统安全的要求。从技术应用系统和数据安全进行周密设计。

3. *成熟和先进性原则* 系统结构设计、系统配置、系统管理方式等方面采用先进同时又是成熟、实用的技术。如采用面向服务架构为基础搭建应用支撑平台，基于JavaEE技术体系及三层结构开发应用系统，基于JavaEE技术体系及三层结构开发应用系统，采用分层体系架构模型设计等。

4. *规范性原则* 系统设计所采用的技术和设备符合国际标准、国家标准和业界标准，为系统的扩展升级及与其他系统的互联提供良好的基础。系统设计遵循中国疾病预防控制中心发布的相关各项数据标准、技术规范、测评规范，开发方面整体采用Java语言开发符合JavaEE规范，数据传输采用基于XML的数据交换标准。同时在符合国家相关标准的基础上，制定疾病预防控制信息化标准体系。

5. *可扩展原则* 在设计时提供开放性好、标准化程度高的技术方案。所有系统不但满足当前需要，并在扩充模块后满足可预见将来的需求，保证建设完成后的系统在向新的技术升级时，能保护现有的投资。各功能模块间的耦合度小，以适应业务发展需要，便于系统的继承和扩展。

6. *可管理性原则* 提供统一管理和配置操作工具，系统易于管理、易于维护，便于进行系统配置。系统各主要中间件提供监控接口，能够很好地监控系统运行状态、业务处理流量和系统性能等方面内容。系统按照模块化设计和部署，可以单独升级模块而不影响其他部分的正常运行。提供客户端软件配置和更新管理功能，保证客户端系统上传数据的格式的准确性、安全性。

7. *易使用性原则* 符合工作人员的思维方式和工作习惯，方便非计算机专业人员的使用，操作简单、易学、易用；提供联机或脱机等多种帮助手段；应用软件交互性强，在功能操作上尽量避免操作复杂性。

（八）遵循标准

1.规范性文件　①国家保密标准《涉及国家秘密的计算机信息系统分级保护技术要求》（BMB17—2006）；②中国疾病预防控制中心和中国卫生信息学会公共卫生信息专业委员会发布的《中国公共卫生信息分类与基本数据集》；③符合中国公共卫生相关信息规范以外的卫生健康委和国家疾病预防控制局的相关数据标准；④《卫生行业信息安全等级保护工作的指导意见》（卫发办〔2011〕85号）。

2. IT技术标准规范　①《系统与软件工程 软件生存周期过程》（GB/T 8566—2022）；②《计算机软件文档编制规范》（GB/T 8567—2006）；③《计算机软件质量保证计划规范》（GB 12504—90）；④《计算机软件可靠性和可维护性管理》（GB/T 14394—2008）；⑤《计算机软件工程规范国家标准汇编》。

3. 中国相关的国家标准，以及ISO、NTCIP、IEEE、ITU相关标准　①《计算机软件文档编制规范》（GB/T 8567—2006）；②《信息技术软件工程术语》（GB/T 11457—2006）；③《Java语言源代码漏洞测试规范》（GB/T 34944—2017）。

三、功能需求

病原耐药监测功能需求主要有建设耐药菌监测区块链可信数据交换网络平台进行数据采集；建设应用门户实现各系统的统一访问和单点登录；建设基础支撑平台为耐药菌监测区块链可信数据交换网络平台、病原耐药监测信息系统、用户和权限管理系统等业务系统的运行提供技术保障、应用和服务。

具体需求包括病原耐药监测信息系统、耐药菌监测区块链可信数据交换网络平台、基础支撑平台、统一用户权限管理、基础数据管理。

（一）应用门户

在系统搭建中应建立病原耐药监测应用平台门户，作为各业务系统唯一访问入口，实现与耐药监测建设的各业务系统单点登录功能。应用门户通过VPN方式进行访问，采用双因子认证方式进行登录，根据登录用户权限，判断登录用户能够访问的业务系统，显示拥有权限的系统图标。

单点登录功能集成，实现与各业务系统的单点登录功能。门户通过单点登录系统对用户的身份进行核实及认证，单系统登录作为统一身份认证中心，提供用户信息认证服务，门户作为系统统一访问入口提供用户登录功能，其他业务系统不提供登录入口，只接受单点登录系统的间接授权。间接授权通过令牌实现，单点登录系统验证用户的身份信息是否存在问题，如验证通过则创建授权令牌，在接下来的系统跳转过程中，授权令牌作为参数发送给各个子系统，子系统拿到令牌，即得到了授权，可以借此创建局部会话，局部会话登录方式与单系统的登录方式相同。

用户认证与授权管理系统集成，门户需要与用户认证和授权管理系统进行集成，用户认证与授权管理系统针对门户提供用户授权查询服务，用户登录认证通过后，门户将调用该服务进行用户授权信息查询，根据用户权限判断显示的系统图标，无权限系统图标不进行显示。

（二）病原耐药监测信息系统

1. 系统整体架构　平台通过统一数据交换开放系统发布的标准数据接口与数据集成API（图2-10），对外提供数据服务采集接收外部系统上传的数据信息。接收外部数据传输请求，解析用户信息后对传输数据权限进行认证。权限认证通过后，解析数据文件后对数据内容进行归档，并且记录接入过程日志。

系统数据接入服务需满足以下要求：判断数据接入请求用户是否具备接入数据权限，如果有则进行数据接入，如果没有权限，则返回权限不足信息；解析数据文件，并记录数据接入日志；接入的数据必须按信息记录归集系统提供的数据接口标准进行组织，才能正确进行解析。

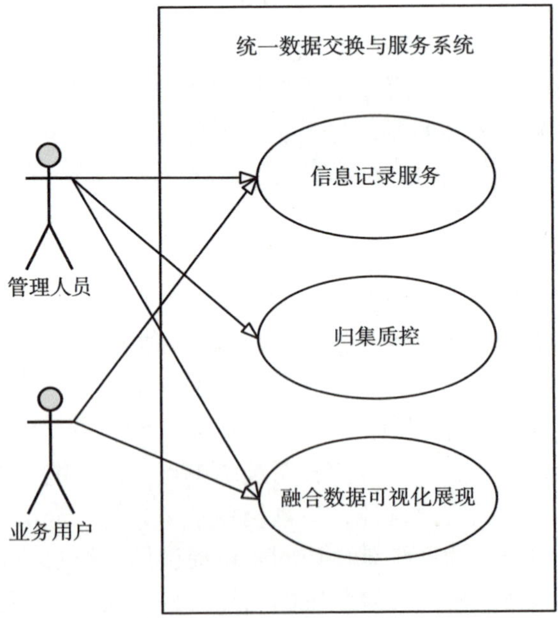

图2-10　病原耐药监测信息系统整体用例图

系统数据以图形图像形式表示，并利用数据分析和开发工具发现其中模糊规律信息，进行直观展现。可视化分析平台提供统一时空框架下的大数据资源的可视化展示，每一类数据资源都能够以各种图形（饼图、柱状图、线图、散点图、条形图、区域图、地图、气泡图、漏斗图、树状图、图状态、仪表盘、混合图等）可视化元素为载体，对数据进行直观展示。

2. 融合数据可视化展现功能

（1）展示功能：作为大数据应用“最后一公里”的数据可视化产品，基于“业务主导的自服务模式（business-user-driven）”的设计理念，强调认知、可视化、人机交互的交叉与融合，利用包括文本可视化、网络（图）可视化、时空数据可视化、多维数据可视化、关系图谱数据可视化在内的多种可视化技术，将用户业务体系内部各类多源、异构、海量的数据以图形的方式呈现出来，让抽象的数据变得具象、直观，帮助用户更快地理解数据，更加专注于自有业务，使决策更具时效性和高回报性。

可视化设计UE支持多种数据源的连接，包括主流关系型数据库RDBMS、Excel/CSV文本数据源、基于hadoop的大数据平台数据源及其他多种JDBC数据源。

空间数据可视化，提供矢量地图的轻量级空间数据可视化方案，通过行政区名称、简单数据绑定即可实现空间数据可视。

（2）数据可视化展现

1）疾病耐药监测数据（图2-11）

CHINET耐药监测主要菌种分布

细菌	株数	占比（%）	细菌	株数	占比（%）
大肠埃希菌	17309	19.50	草绿色链球菌	656	0.74
克雷伯菌属	12552	14.14	其他假单胞菌	388	0.44
不动杆菌属	9503	10.70	摩根菌属	386	0.43
金葡菌	8233	9.27	卡他莫拉菌	381	0.43
肠球菌属	7876	8.87	其他嗜血杆菌	150	0.17
铜绿假单胞菌	7700	8.67	拉乌尔菌属	122	0.14
凝固酶阴性葡萄球菌	4055	4.57	多源菌属	74	0.08
β-溶血性链球菌	4003	4.51	奈瑟菌属	61	0.07
肠杆菌属	3712	4.18	志贺菌属	41	0.05
嗜麦芽窄食单胞菌	2804	3.16	产碱杆菌	34	0.04
变形杆菌属	1859	2.09	丛毛单胞菌	26	0.03
肺炎链球菌	1575	1.77	罗尔斯顿菌属	23	0.03
流感嗜血杆菌	1457	1.64	普罗威登菌属	16	0.02
沙雷菌属	959	1.08	黄杆菌属	14	0.02

图2-11　耐药监测数据展示

2）实验室检测数据（图2-12）

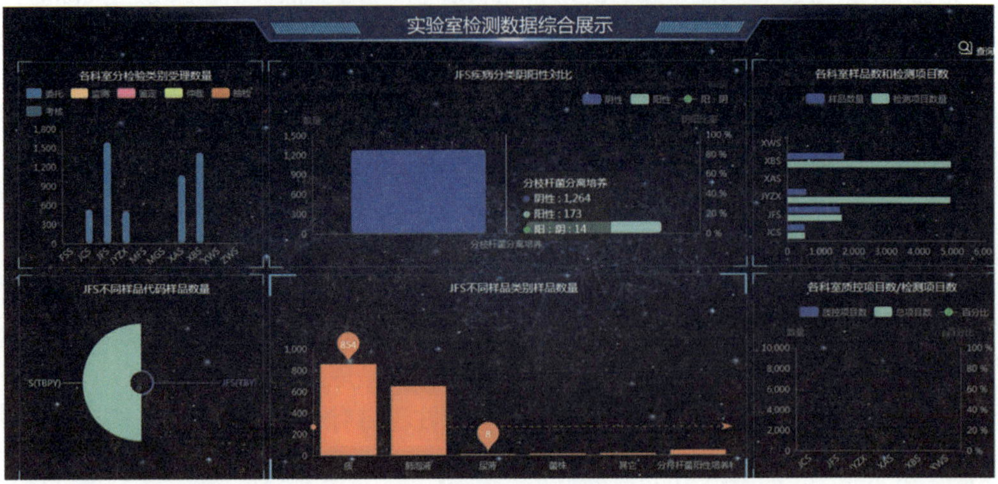

图2-12　实验室检测数据展示

3）医院感染数据（图2-13）

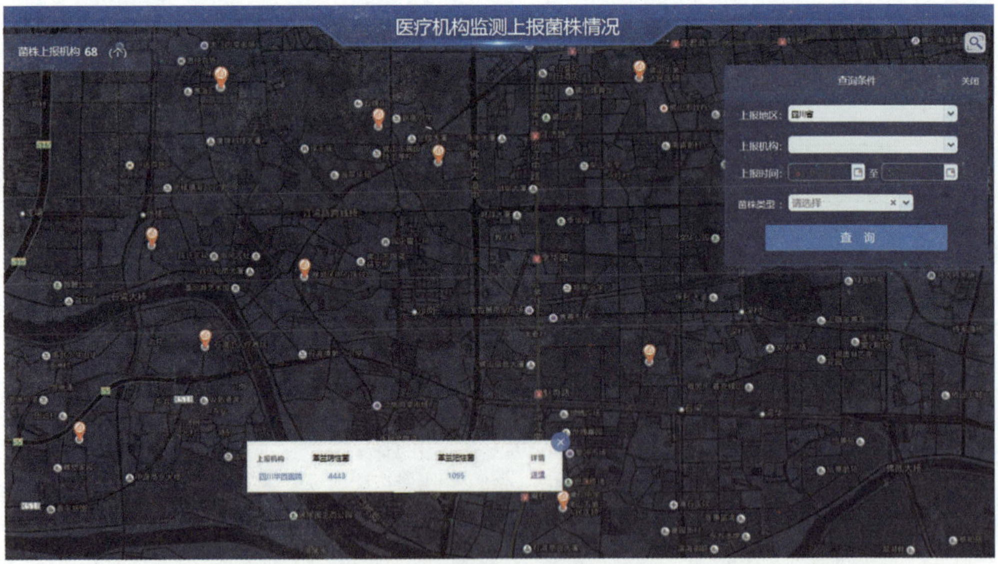

图2-13　医院感染数据上报展示

（三）耐药菌监测区块链可信数据交换网络平台

耐药菌监测区块链可信数据交换网络平台分为两部分：数据交换前置客户端和区块链服务平台。数据交换前置客户端主要为耐药菌监测数据提供方提供数据交换前置服务；区块链服务平台主要提供数据加解密、数据上链存证、区块推送服务及身份认证等。

系统数据交换流程：①耐药菌监测数据提供方手机扫码进行私钥验证，登录前置交换程序，上传excel数据文件；②数据加密上链；③中国疾控中心通过私钥验证登录耐药菌监测信息平台发送数据请求，数据解密校核；④数据解密校核后存储数据中心，见图2-14。

区块链数据上链推送流程，见图2-15，总体分成以下7步。

1. 数据准备　用户或系统生成需要上链的数据，通常包括交易信息、资产记录、合同等。

2. 交易代理服务（repchain-tx-proxy-service）　作为客户端与区块链节点之间的中介，负责接收客户端提交的交易请求。

具体流程为：接收用户或系统提交的交易数据；对数据进行初步验证和格式化；将交易数据发送到RepChain区块链网络中的一个或多个节点。

3. 区块链节点处理　区块链节点接收到交易代理服务发送的交易请求后进行交易验证（如签名验证、交易合法性检查等）。如果验证通过，交易被添加到交易池中，等待打包进区块。

4. 区块生成　节点通过共识机制（如PoW、PoS等）选择一个节点来生成新的区块。选中的节点从交易池中选择交易，打包进区块，并进行区块验证。

5. 区块推送服务　负责将生成的区块信息广播到区块链网络中的其他节点和需要接收数据的外部系统。监控区块链网络中的新区块生成。一旦新区块生成，立即将区块信息推送给其他节点和外部订阅服务。

6. 数据上链确认　一旦新区块被网络中的大多数节点确认，交易即被认为已经成功上链。外部系统或用户可以通过区块推送服务或直接查询区块链节点来确认交易状态。

7. 数据利用　上链的数据可以被其他参与方查询、验证或用于智能合约的执行。区块链的不可篡改性确保数据的真实性和完整性。

通过这个流程，RepChain区块链系统实现了数据的安全上链和高效传播，确保了数据的透明性、安全性和可追溯性。

参考图2-16，数据上链推送流程可简单分为三步。

（1）参与数据交换的机构安装部署前置交换软件。

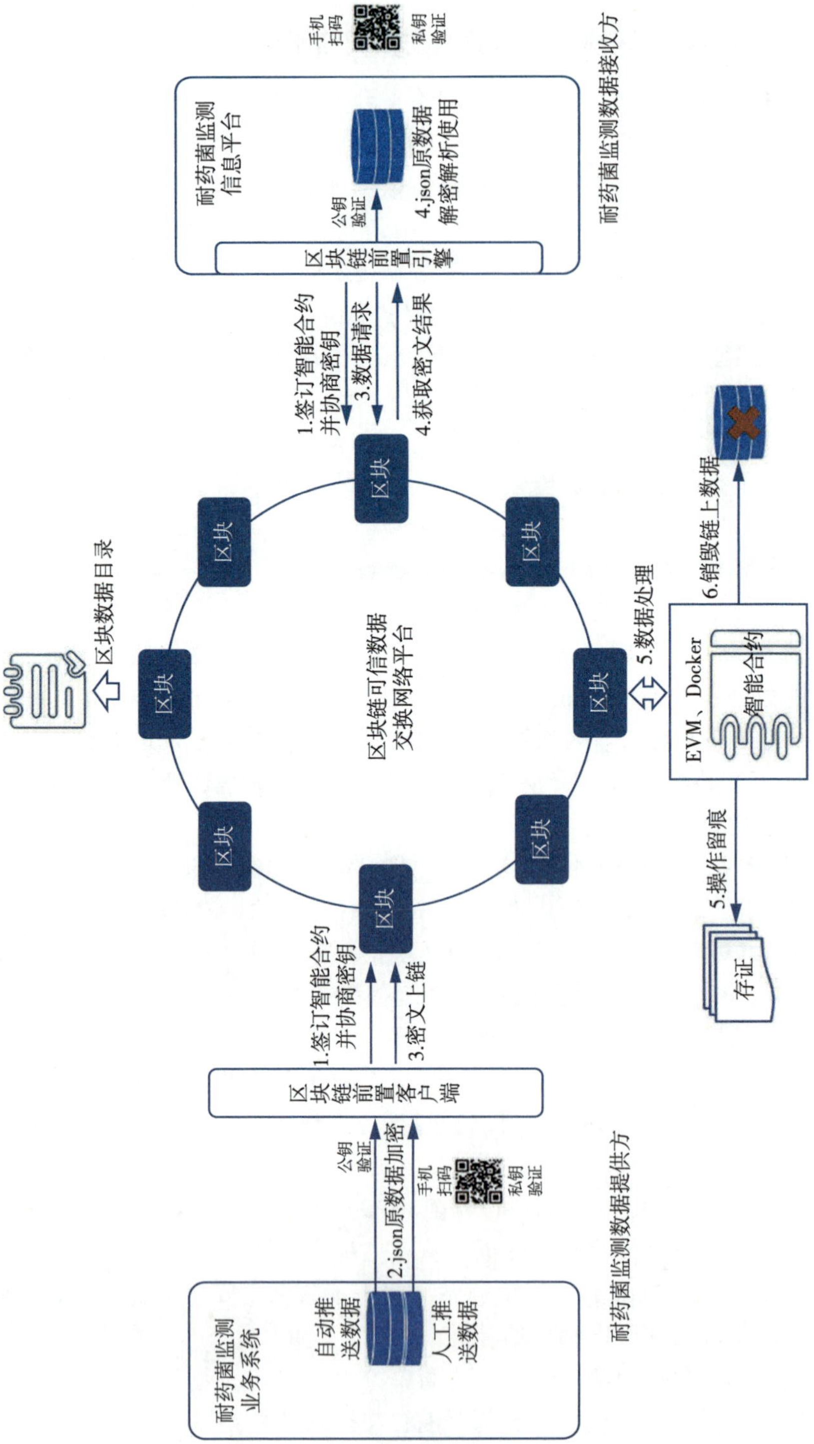
耐药菌监测数据接收方
耐药菌监测信息平台
手机扫码
私钥验证
公钥验证
4.json原数据解密解析使用
区块链前置引擎
1.签订智能合约并协商密钥
3.数据请求
4.获取密文结果
区块数据目录
区块
区块链可信数据交换网络平台
5.数据处理
EVM、Docker
智能合约
6.销毁链上数据
5.操作留痕
存证
1.签订智能合约并协商密钥
3.密文上链
区块链前置客户端
公钥验证
2.json原数据加密
手机扫码
私钥验证
耐药菌监测业务系统
自动推送数据
人工推送数据
耐药菌监测数据提供方

图 2-14 数据交换流程

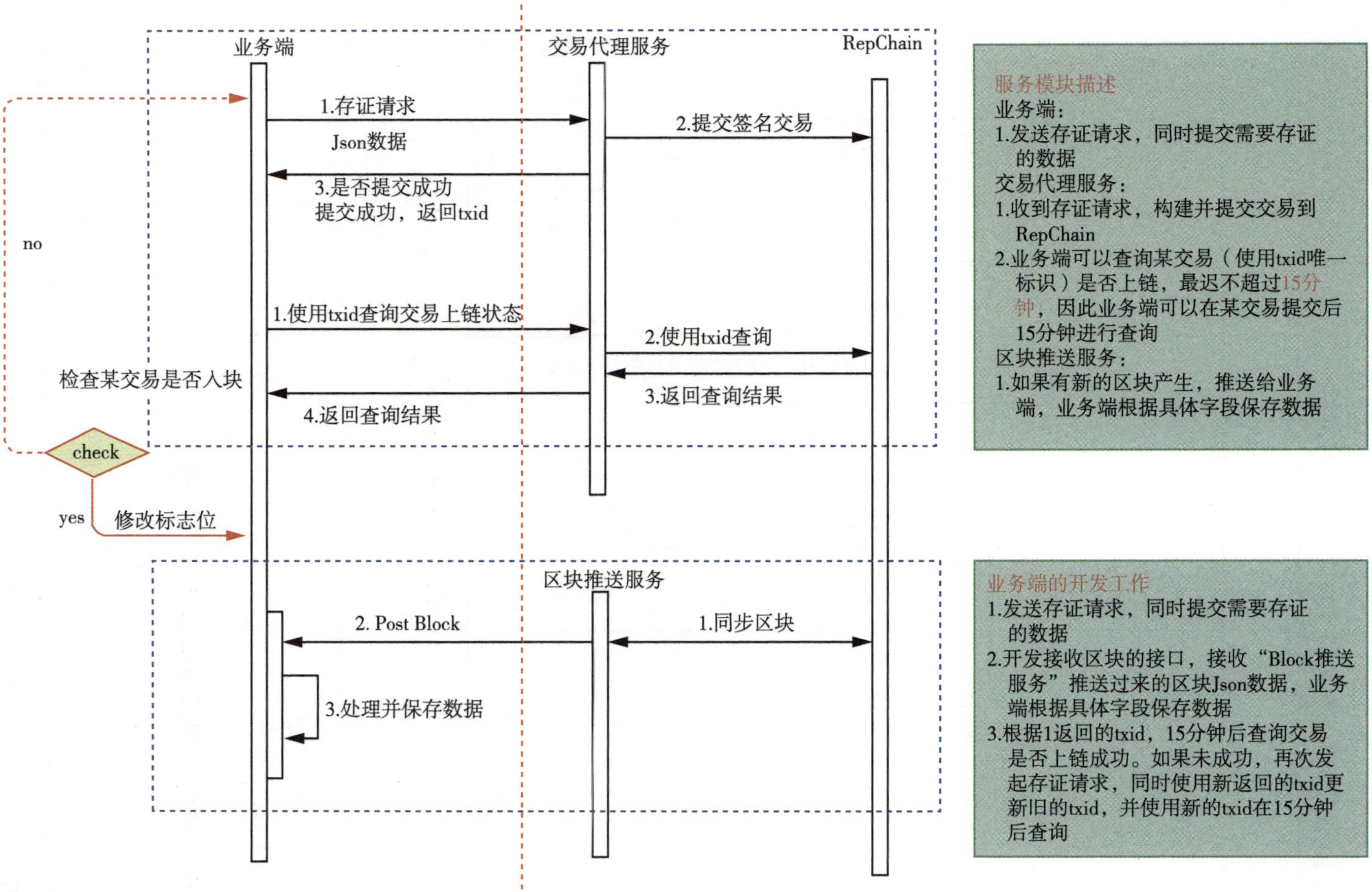
业务端
交易代理服务
RepChain
1.存证请求
Json数据
2.提交签名交易
3.是否提交成功
提交成功，返回txid
no
1.使用txid查询交易上链状态
2.使用txid查询
检查某交易是否入块
3.返回查询结果
4.返回查询结果
check
yes
修改标志位
区块推送服务
2. Post Block
1.同步区块
3.处理并保存数据
服务模块描述
业务端：
1.发送存证请求，同时提交需要存证的数据
交易代理服务：
1.收到存证请求，构建并提交交易到RepChain
2.业务端可以查询某交易（使用txid唯一标识）是否上链，最迟不超过15分钟，因此业务端可以在某交易提交后15分钟进行查询
区块推送服务：
1.如果有新的区块产生，推送给业务端，业务端根据具体字段保存数据
业务端的开发工作
1.发送存证请求，同时提交需要存证的数据
2.开发接收区块的接口，接收“Block推送服务”推送过来的区块Json数据，业务端根据具体字段保存数据
3.根据1返回的txid，15分钟后查询交易是否上链成功。如果未成功，再次发起存证请求，同时使用新返回的txid更新旧的txid，并使用新的txid在15分钟后查询

图2-15　集成模式设计

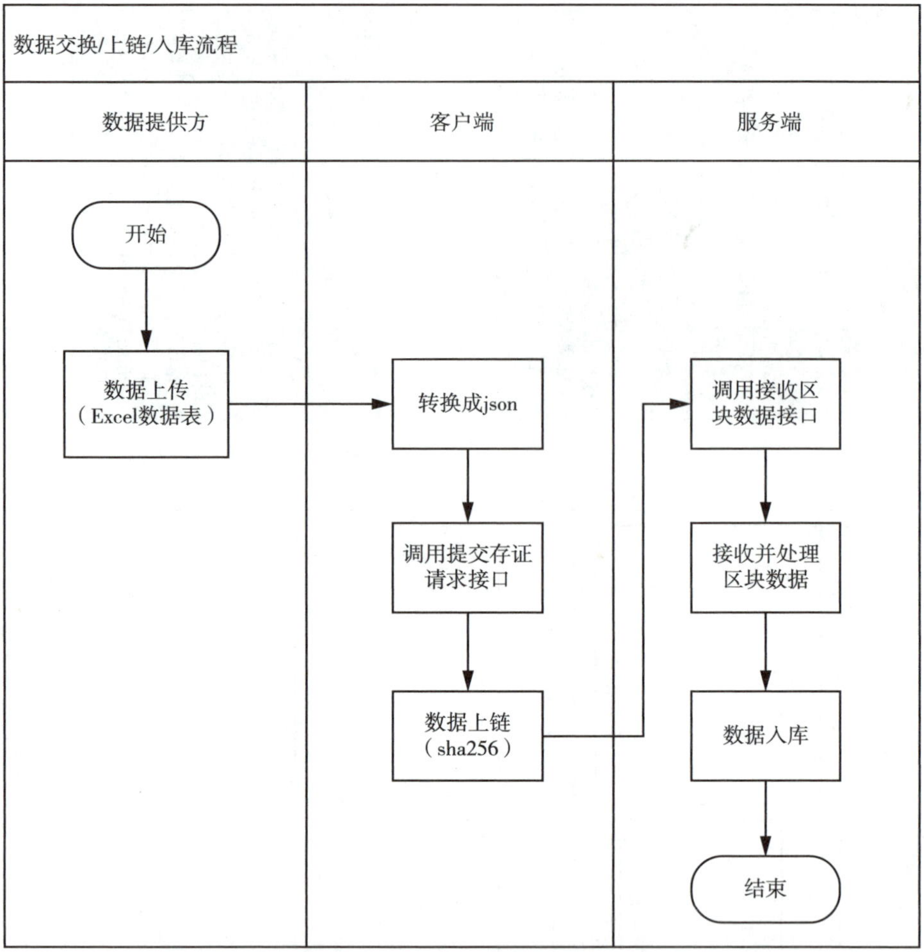

图2-16　数据推送流程图

（2）上传Excel文件到指定路径，客户端自动解析转化数据，调用提交存证请求接口，数据上链。

（3）服务端调用接收区块数据接口，接收并处理区块数据入库。

（四）实验室间区块链对接接口需求

平台采用HTTP传输协议，使用json格式进行数据传输，主要包括提交存证请求接口、查询交易上链状态接口和接收区块数据接口。接受区块数据接口在业务端实现，并在区块推送服务（repchain-block-courier）的配置文件（conf/default.js）中配置该接口的相应信息，以接收区块推送服务所推送的区块数据。

实验室耐药检测智能合约和激励机制设计概述见图2-17。

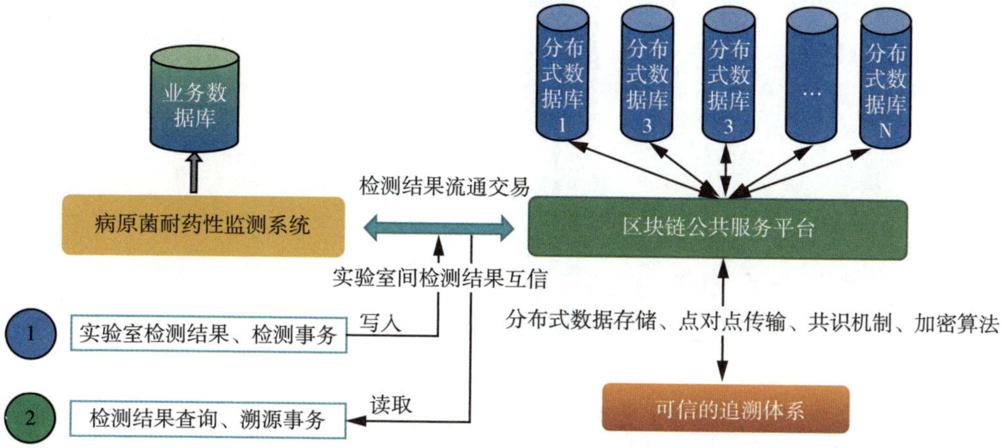

图2-17　实验室耐药检测智能合约和激励机制设计

基于区块链技术，通过实验室机构编码＋检测人员编码＋样本编码＋检测结果编码构成联合编码，构建可溯源安全实验室检测信用体系。增加实验室检测的证据链，使得公信力增强，从而构建信用体系。实现对样本信息流通、检测、结果的每一个环节进行实时监管，从而当出现问题能精准定位和快速追溯，拓展实验室间检测结果互信，见图2-18。

为激励更多的实验室机构参与进来，并形成良好的数据共享与开放机制，在区块链公共服务平台引入积分奖励机制，建立数据共享与开放激励的智能合约，将实验室机构检测信息通过签名提交给区块链公共服务平台，经过核实确认之后将积分自动划入到贡献者的匿名账户，贡献者通过积分可以获得相应的奖励（具体奖励措施后期由课题组探讨策划，并可引入到系统智能执行），充分调动各实验室机构参与病原耐药监测的积极性，更好地完成国家卫生健康委员会全国细菌耐药监测网、食源性致病菌耐药监测网络、军队医院感染监测网、基于医疗过程数据的国家/区域性医院感染监控信息化平台和山东省兽医抗药性监测网Varms的监测数据优质接入，建成更丰富完备的全国性病原耐药监测大数据资源中心的目标。

1. 账户权限管理合约　系统中的所有账户采用智能合约管理，每个用户在自己的设备上使用密钥管理工具产生公私钥，将公钥导出，提交给区块链服务平台，区块链服务平台将用户注册数据通过安全代理服务提交给内部的实名认证系统，实名认证成功后，实名认证系统对公钥签发公钥证书，将公钥证书提交给区

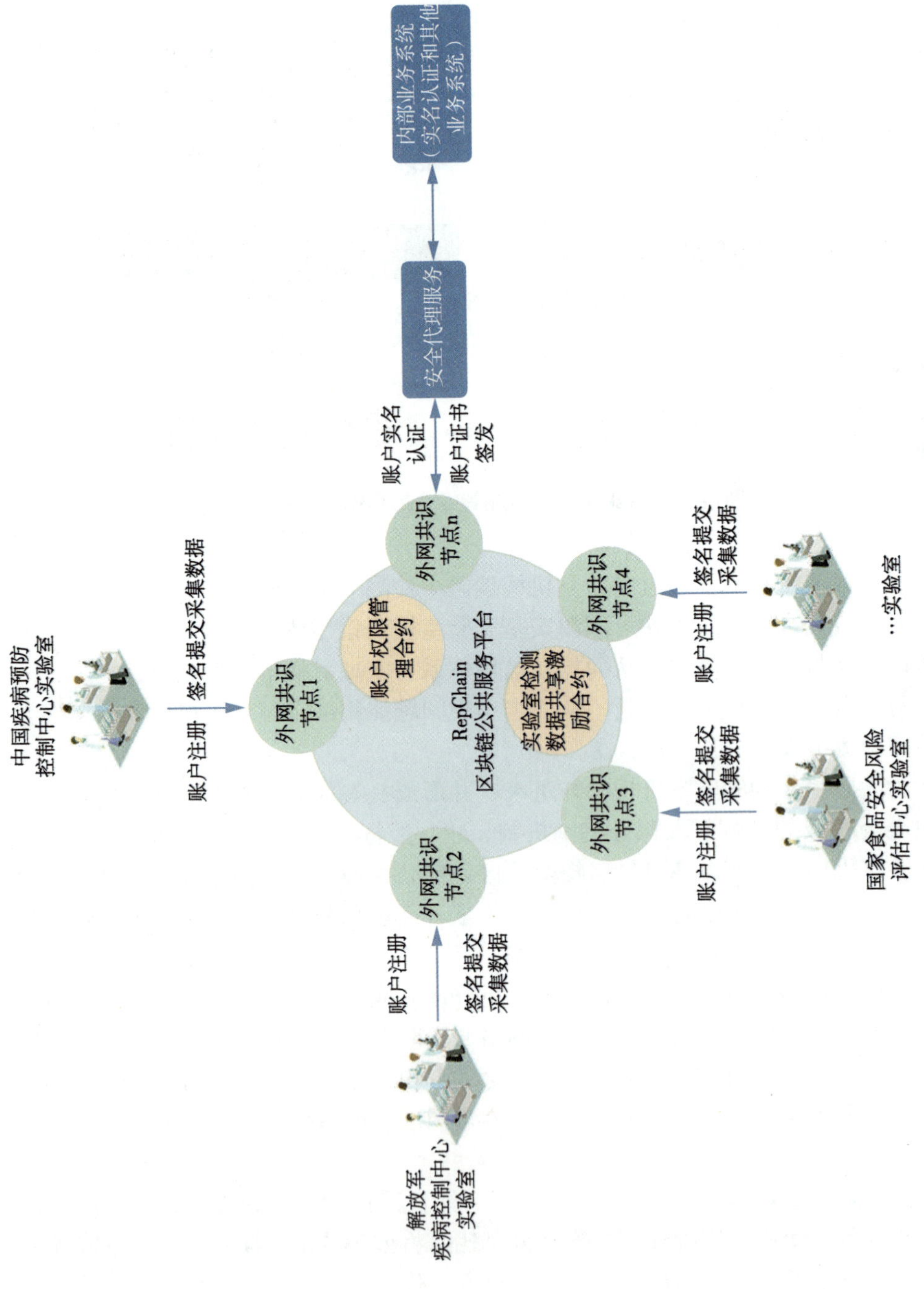

图2-18 实验室检测结果互信设计架构总体方案图

块链服务平台，区块链服务平台将获取到的公钥证书加SHA256摘要，并将摘要字符串作为用户的账户，然后再次共识，完成账户的注册。

用户在区块链服务平台处理任何业务，只需要使用该匿名账户即可，这样做既保证了实名认证，又能更好地保护个人隐私，防止个人信息的泄漏。

2. 实验室检测数据共享激励合约　实验室机构只需要将相关样本检测数据通过签名提交到区块链服务平台，区块链服务平台将执行数据共享激励合约，将实验室检测信息提交给相应的部门或者业务系统，业务系统确认实验室检测数据真实有效，填写相应信息，并签名提交区块链服务平台，区块链服务平台将再次执行合约，将积分自动分配到贡献者的匿名账户里，贡献者通过积分可以获得相应的奖励。

为了进一步提高实验室机构参与的病原耐药监测的积极性，实现全国实验室机构大联动，共建病原耐药监测大数据资源中心，在区块链服务平台之外，再建立一条侧链，侧链共享区块链服务平台的匿名账户，侧链的主要功能实现积分的商业化运营，数据贡献者可以侧链上进行积分转移等商业化行为，提高积分的价值。

3. 区块链智能合约　智能合约是一种特殊协议，旨在提供、验证及执行合约。具体来说，智能合约是区块链被称之为“去中心化的”重要原因，它允许用户在不需要第三方的情况下，执行可追溯、不可逆转和安全的交易。智能合约包含了有关交易的所有信息，只有在满足要求后才会执行结果操作。智能合约和传统纸质合约的区别在于智能合约是由计算机生成的。因此，代码本身解释了参与方的相关义务。事实上，智能合约的参与方通常是互联网上的陌生人，受制于有约束力的数字化协议。本质上，智能合约是一个数字合约，除非满足要求，否则不会产生结果。

4. 区块链激励机制　区块链的特点使得它不同于互联网系统：①所有的交易都是去中心化的，不需要一个平台或是机构来负责监督；②所有的交易都必须公布来保证公开可查；③激励机制可以一开始就制定，不得修改，全网通用；④激励时间较长，影响较深远。

但是，区块链的激励机制与互联网的积分机制又有着一样的精髓，即都是通过某种奖励从而让交易或其他行为更加的流畅和有序。只不过区块链的激励是为了整个链交易的顺利进行，而平台的积分是为了单个个体有更好的平台体验。

从根本意义来说，区块链的激励机制或许是层次更加高的，而且，区块链的激励是公开透明、全网可查的，用户可以不依靠平台、网络等介质而获得奖励，对于用户来说有着更好的体验。

（五）基础支撑平台

基础支撑平台支持业务应用系统的运行，主要包括统一用户与权限管理、基础数据管理。完成三个业务子系统与基础支撑平台的集成，完成指定的软件系统接口开发。

1. 统一用户权限管理　用户认证与权限系统服务于病原耐药监测应用平台，平台涉及的所有应用系统的用户、权限统一由用户认证与权限系统进行维护和管理。

用户权限管理主要针对业务应用系统提供统一用户认证、业务系统管理及业务系统功能授权功能。系统的用户登录、权限设置必须经过统一用户权限管理系统。系统功能包括用户管理、系统管理、业务域权限管理、功能点权限管理、数据权限管理、隐私权限管理、日志管理、统计分析、修改口令、用户认证服务等功能。

2. 用户管理　用户管理主要管理与用户本身相关的信息，提供各业务域用户可以申请业务域账号操作，同时提供新增用户、用户一览表和用户维护功能。

（1）新增用户：系统管理员创建新用户，并录入用户基本信息。用户基本信息应包括地区名称、登录名称、姓名、口令、验证口令、用户类型、用户性质、用户单位、有效期限、邮政编码、E-mail、联系电话、地址、备注、选择业务域。

（2）创建新用户规则：①新增用户时系统提供一个默认的用户名称，用户名称可以修改；修改用户时，用户登录名称不能被修改；②新增用户时、用户名称不能重复。

3. 用户维护　系统管理员可查看和修改业务管理员、业务用户的基本信息，还可删除业务管理员、业务用户。

4. 系统管理　系统管理主要是对授权管理的各类应用系统进行维护，从业务层面上提供业务功能点的维护功能，方便业务管理员为业务用户分配功能点权限。新增到系统管理的业务系统的用户、权限统一由用户权限管理系统进行维护和管理。业务管理员可以根据登录用户具有的权限列出功能权限，然后利用这些资源配置权限，赋予业务用户，同时提供新增系统功能。

系统管理规则：①系统管理员可为业务管理员配置功能点权限；②系统管理员可以给一个用户配置多种功能权限，也可以将一种功能权限赋予多个不同的用户。

5. 数据权限管理　从数据层面上实现权限控制，实现对各业务系统的数据访问情况进行设置和维护，便于用户对下级用户设置数据权限。

数据权限管理规则：用户操作时，对下级用户设置的数据权限范围必须小于自己本身的数据权限。

6. 隐私权限管理　隐私数据保护功能对各业务系统涉及公民隐私的数据项进行控制。系统中的隐私数据项在数据库中进行加密处理，没有经过解密，没有数据隐私权限的业务用户在查看/浏览/导出这些数据项信息时，得到的是无法识别，不能轻易解密的数据。

隐私权限管理规则：当用户对隐私保护的信息查看、浏览、导出时，如果没有隐私权限，则这部分隐私信息将以“*”代替隐私项，反之，则明文显示隐私项。

7. 日志管理　日志管理主要是详细记录用户对系统的操作，记录信息精确到数据级别。日志管理提供对记录日志情况的查看功能。

日志管理规则：①用户操作日志信息包括操作用户名称、操作类型、操作结果、操作描述、操作时间；②操作结果显示“成功”或“失败”。

8. 修改口令　系统提供登录用户修改本用户口令功能，登录者能修改个人基本信息，包括登录密码、姓名、邮政编码、E-mail、联系电话、地址等。

9. 用户认证服务　用户认证服务主要是对各个业务子系统登录、业务操作前都要先行访问用户权限管理的用户认证服务进行判断是否能够进行对应操作，只有用户认证服务通过的用户才可以访问对应操作。

10. 基础编码管理　建设基础编码管理、维护功能，实现编码的导入、导出及增删改查等；建立编码调用、查询接口，支持课题组其他应用系统访问查询。

11. 编码种类管理　编码种类管理主要对各业务系统所需要的基础编码信息种类进行维护，包括编码种类的创建、编码种类的删除、编码种类修改、编码种类查询及excel导入等功能。

编码种类管理规则：①新增编码种类的录入项包括编码种类编号、编码种类名称、编码种类数据表、编码描述、备注；②编码种类录入界面，“编码种类编号”和“编码种类数据表”是不可以被修改的，其余部分都可以修改；③编码种类展示界面，查询条件包括编码种类编号和编码种类名称。

12. 编码管理　编码管理提供对涉及的业务系统所用编码进行统一管理，维护、审核、发布，保证编码的入口只有一个，出口也只有一个，避免人为的多处操作失误导致的错误。

基础编码管理主要包括地区编码维护、机构编码维护、系统-机构设置、系统关系维护。

（1）地区编码维护：管理和维护国家级、省级、地市级、区县级及乡镇的地区编码信息。对地区编码进行统一管理，包括编码的查询、添加、修改、审核、发布、合并。

（2）地区编码规则：①录入界面和编辑界面的“上级地区编码”录入项是系统根据查询页面地区等级默认生成的，地区级别也是根据查询页面地区等级默认生成；②地区编码录入后，提供审核功能，审核通过后才能对外发布，地区编码才可以正常对外使用。

（3）机构编码维护：管理和维护国家级、省级、地市级、区县级的机构编码信息。对机构编码进行统一管理，包括编码的查询、添加、修改、审核、发布。

（4）机构编码规则：①录入界面，机构的所在地区必须选到区县级，否则系统会弹出提示信息；②机构编码录入后，提供审核功能，审核通过后才能对外发布，机构编码才可以正常对外使用。

（5）应用字典管理：应用字典管理提供对各业务系统的字典信息及对应的编码信息的维护功能。

（6）编码发布管理：编码发布提供对审核通过的编码进行统一发布操作，发布后的编码将形成一个新的版本，同时，发布后的编码数据可供所有的业务系统访问。只有审核通过的编码才能进行发布。

（7）编码下载管理：提供地区编码和机构编码信息的下载导出功能。地区编码下载主要提供全国各级地区编码信息的下载功能，供各级用户下载辖区内管理的地区信息。机构编码下载主要提供全国各单位机构编码信息的下载功能，供各级用户下载辖区内管理的机构信息。各级用户只能下载辖区内管理的地区信息和机构信息。

（六）平台接口需求

平台内部接口包括基础编码服务接口和用户认证与授权服务接口。

基础编码系统提供的基础编码服务接口，供各系统获取编码使用，包括编码调阅服务和编码版本维护服务。用户认证与授权管理系统暴露给应用首页，用于用户和权限的认证，包括用户注册服务、认证服务、用户同步服务和访问控制服务。

平台外部接口包括传染病疫情监测网数据采集接口、国家细菌耐药监测网数据采集接口、食源性疾病分子溯源网数据采集接口、山东省兽医抗药性监测网数据采集接口。

其中，传染病疫情监测网数据采集接口用于自动同步传染病疫情监测信息；国家细菌耐药监测网数据采集接口用于自动同步国家细菌耐药监测信息；食源性疾病分子溯源网数据采集接口用于自动同步食源性疾病分子溯源信息；山东省兽医抗药性监测网数据采集接口用于自动同步山东省兽医抗药性监测信息。

四、非功能需求

（一）性能需求

系统性能是系统能力的综合体现，包括系统各个运行部分相关的因素工作作用的结果，影响系统性能的主要因素包括网络、主机、存储、系统软件、应用软件、安全设施、用户规模、数据量等，为保证性能符合要求（表2-7），其主要从用户访问层面、系统服务器部署、系统服务、数据库层面和开发层面等方面进行设计。

病原耐药监测支撑平台在处理数据时，要保证不出现内存溢出，具有较好的响应速度。响应时间指用户按下确认键至系统返回成功信息的时间间隔。

表2-7　病原耐药监测支撑平台性能需求

类别	性能指标	参数要求
系统响应时间（不考虑Internet网络传输条件的情况下，以局域网为基准），并发数＝500人时	数据查询响应时间，要求同时支持500人在线访问	＜3秒
	报表响应时间（统计分析和汇总），要求同时支持100人在线访问	80%情况＜8秒 90%情况＜15秒
运行与停机时间	运行时间	7×24小时，全年不间断
	每次允许可停机时间	＜2小时
	每年允许停机次数	＜4次

（二）系统安全需求

系统安全按照等级保护三级要求建设，在项目终验前完成信息安全等级保护三级的备案和评测。

系统安全要求包括但不限如下内容：①系统安全认证采用双因子认证（采用用户密码＋短信认证或扫码认证）；②输入信息的合法性检查，用户输入的信息都需要进行合法性检查，超出系统要求之外的内容都被过滤；③系统数据库中比较敏感的数据（如患者基本信息）使用国产密码进行加密，个人隐私进行保护，不能通过浏览器进行泄露；④数据自动备份，当系统出现故障时能快速恢复且不丢失重要数据。

（三）系统质量要求

系统开发符合软件工程规范，并严格执行ISO9000质量控制标准。

1. 可扩展性　系统应提供弹性架构，支持二次开发，系统接口封装良好。提供第三方开发商系统集成接口。

2. 易操作性　系统提供简洁、美观、直白的用户界面。符合windows标准及浏览器通用方式，具备中文支持功能，提供向导式系统安装界面。

3. 稳定性　系统全年稳定运行，避免因升级而影响系统正常运行。宕机时间应少于1%，平均故障间隔时间应超过3个月。

4. 准确性　系统要对统计分析结果的正确性和完整性进行验证，并对系统的敏感数据进行特殊处理。

5. 可维护性　系统要专设元数据管理模块，用于统一维护系统的公共数据。系统升级简便，具备错误问题远程分析与排除功能。

6. 可管理性　每个层次、每个对象都应提供标准的管理接口或管理界面；每个构件应提供应用架构总体设计规定的标准外部接口。

7. 安全性　系统应支持数据存储、数据传输、密钥管理等安全功能。系统提供所有系统操作日志记录，具备防止篡改的审计追踪功能，包括对系统参数、用户数据的增删操作，以及系统登录等其他重要操作，确保系统安全运行。

8. 保障性　在系统因硬件、自然灾害或人为因素造成瘫痪情况下，要预先制定应急方案，以便有效应对紧急情况，快速恢复系统运行。

（四）系统集成需求

系统集成需求主要包括门户集成、数据集成、服务集成及硬件资源集成4大方面集成需求。

1. 门户集成　门户作为访问业务系统的唯一入口，各业务子系统均需要与门户进行集成，实现单点登录功能。用户登录门户后可以根据用户权限直接访问拥有权限的业务系统，无需再次输入账号信息。实现单点登录功能需要与单点登录系统进行集成，单点登录系统提供统一单点登录接口，门户及业务系统将单点登录接口集成到系统中，实现所有业务系统间单点登录功能。

2. 数据集成　通过数据交换接口，定期获取五大监测网相关数据。

3. 服务集成　服务集成主要包括耐药监测建设的基础通用服务，服务主要包括用户认证与授权服务、电子认证服务及GIS服务集成。各业务系统需要与用户认证和授权管理系统进行集成，通过用户认证与授权管理系统进行用户管理、业务域管理和功能点管理。同时，用户访问各业务系统时，系统需要调用用户认证与授权管理系统中提供的授权服务，判断用户拥有哪些功能权限。调用相关GIS服务实现业务应用。

4. 硬件资源集成　配合云计算资源服务商和硬件厂商做好网络与运行环境的集成部署工作，具体包括以下内容。

（1）项目需求调研阶段：结合项目用户范围、性能需求、数据量等，评估系统部署资源需求，提交《系统部署资源清单》，描述对网络资源、服务器资源的部署需求。

（2）项目系统设计阶段：进行系统部署规划，描述项目各系统对网络与运行环境的要求和规划。

（3）项目部署阶段：编制《系统部署方案》，对部署和集成步骤，云计算资源服务商和硬件厂商需配合完成的工作进行描述。

（4）项目试运行阶段：监控系统运行状态，对网络、运行环境不满足系统运行要求之处，提出调整要求。

（5）项目运维阶段：监控系统运行状态，如发生网络、运行环境相关问题，影响系统运行和使用，应及时提交实施机构，协调云计算资源服务商和硬件厂商解决问题。

（五）系统部署需求

1. 系统试运行环境　本次系统的部署利用技术先进、安全可靠的云架构、云资源、云安全等基础设施，一方面满足业务需求，可根据实际业务发展进行资源扩展，另一方面旨在降低平台建设成本，降低技术管理上的难度，减轻管理人员负担。

2. 总体环境　病原耐药监测采用电信云与中国疾病预防控制中心自建的云计算环境（疾控云）相结合的方式进行系统部署，电信云和疾控云间需要采用专线方式进行联通。云平台环境应符合信息系统安全等保三级要求。

3. 计算资源环境需求　云主机的计算能力、内存和存储容量需要满足系统运行的要求和数据增加的扩展要求。云计算资源满足使用要求并且资源使用率不超过60%，峰值不超过80%。可满足资源弹性调配。根据访问量伸缩应用所占的计算、存储、网络带宽等资源；当云主机现有配置不满足要求时，用户可自主进行云主机配置快速升级，可升级配置包括CPU、内存、网络带宽等。

4. 安全环境需求　系统部署环境应符合信息系统安全等保三级要求。

5. 存储环境　云平台可以根据系统用户数、数据量和性能要求计算并提供合理的存储空间，并满足数据增量的扩展需求。

6. 网络环境　云平台可以为系统提供公有IP地址，确保联通、电信、移动不同网络运营商用户的高速访问。

7. 软件环境　基础软件可以按照功能类别划分为Web服务器软件、应用服务器软件、数据库服务器软件等，部署情况见表2-8。

表2-8　系统软件基本情况

序号	系统软件名称	版本	软件厂商
1	Tomcat	8.0.42	Apache软件基金会
2	JDK	1.8	Oracle甲骨文公司
3	Nginx	1.17.4	开源产品
4	Centos	7.6	Redhat
5	Redis	5.0.5	红帽
6	Mysql	5.7	Oracle甲骨文公司

系统部署需求，整体部署结构见图2-19。

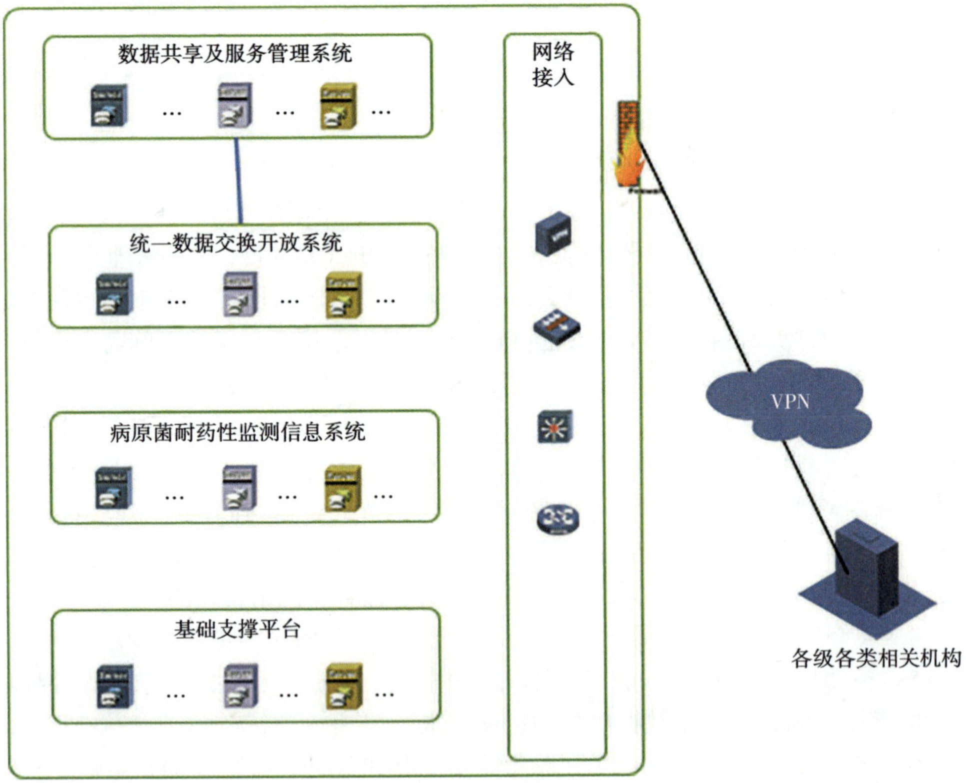

图2-19　系统整体部署示意图

使用HTTPS网络协议，采用符合国家安全要求的政务云部署方式。按照中国疾病预防控制中心的统一规划，部署至电信云平台。

云服务器配置见表2-9。

表2-9　项目与服务器配置

应用分类	服务器名称	CPU	Core	内存(GB)	硬盘(T)
数据共享及服务管理系统	应用服务器-1	2	4	32	0.5
	应用服务器-2	2	4	32	0.5
	数据库服务器-1	4	8	32	0.5
	数据库服务器-2	4	8	32	0.5
统一数据交换开放系统	应用服务器-1	2	4	32	0.5
	应用服务器-2	2	4	32	0.5
	数据库服务器-1	4	8	32	0.5
	数据库服务器-2	4	8	32	0.5
病原耐药监测信息系统	应用服务器-1	2	4	32	0.5
	应用服务器-2	2	4	32	0.5
	数据库服务器-1	4	8	32	0.5
	数据库服务器-2	4	8	32	0.5
基础支撑平台	应用服务器-1	2	4	32	0.5
	应用服务器-2	2	4	32	0.5
	数据库服务器-1	4	8	32	0.5
	数据库服务器-2	4	8	32	0.5

第三章

数据资源分类与监测数据采集融合

科学数据分类主要是根据科学数据的属性或特征，将其按照一定的原则和方法进行区分和归类，并建立起一定的分类体系和排列顺序，以便更好地管理和使用。

第一节　数据资源分类

一、线分类法、面分类法、混合分类法

（一）线分类法

线分类法也称层次分类法、体系分类法，它是将初始的分类对象按选定的属性作为划分基础，逐渐分成相应的若干个层次级类目，并排列成一个有层次的、逐级展开的分类体系。线分类法的表现形式是大类、中类、小类等。各类之间构成并列或隶属关系，既不重复也不交叉。

（二）面分类法

面分类法又称为组配分类法、分析-综合分类法，是把给定的分类对象，依据其本身固有的若干属性（或特征），划分成一组独立的类目，每一组类目构成一个“面”，按一定顺序将各个相互之间没有隶属关系的“面”平行排列。使用时根据需要将某个面中的一种类目和另一个面的一种类目组合在一起，形成一个新的复合类目。采用组配方法有利于增强数据聚类的灵活性，建立科学数据的多轴分类集合。

（三）混合分类法

混合分类法是将线分类法和面分类法组合使用，以其中一种分类法为主，另一种作补充的信息分类方法。混合分类法的出现是由客观事物的复杂性所决定的。

（四）分类框架

分类框架是指一个具有明确层级关系的分类体系，每个分类对象可以按照分类框架，进入其相应的位置。数据集的分类框架参照《信息分类和编码的基本原则与方法》（GB/T 7027—2002）及《中国图书资料分类法（第四版）》，以数据集通用属性中的主题作为主分类依据，以数据集的特有属性作为区分相同主题不同个性数据集的复分类参照，构建由主分类表和复分类表两部分构成的卫生信息数据集分类体系框架。分类框架主分类表的层次应控制在3～6级。

（五）公共卫生信息数据集

根据公共卫生信息的基础属性和本质特征，按线分类和面分类相结合的方法，兼顾稳定性和扩展性，将分类框架设计4层，前两层按面分类，保持稳定性，第3、4层遵循线分类原则，提供扩展空间。再将上述4层分类框架分别定义为主题域、主类、子类和小类。分类框架中的每一个类目都是一个特定的主题，表达一类信息的内涵和外延，需要给出明确的定义和名称。

二、编制依据

根据“十三五”国家科技重大专项《病原菌耐药性检测、监测关键技术及传播规律研究》任务要求，强化数据采集规范管理，按照一数一源、一源多用、整合共享、统一口径的原则，依法依规对数据进行采集。

按照现行国家标准《信息分类和编码的基本原则与方法》（GB/T 7027—2023）规定，信息的编码应遵循唯一性、合理性、可扩充性、简明性、适用性和规范性原则。编码类型分为数字型、字母型和混合型，其中数字型编码更优。因此，本文主分类表采用数字码。医药卫生科学数据集采用分段编码设计，码位分为5段，分别为主分类码（4位）、地区码（6位）、组织机构码（8位）、疾病码（10位）、学科分类码（6位），完整的编码由5段共34位数字组成。

三、数据元素的筛选与分类

（一）数据元素的基本框架

病原耐药监测基本数据集包括个人基本信息、样本基本信息、菌株基本信息、目标菌株耐药表型及基因型基本信息。数据元素包括：①数据元编码；②数据元名称；③值代码；④值名称；⑤版本号；⑥说明。

（二）数据元素的筛选与分类

筛选出变量（数据元素）37个，分为3类：通用类数据元素8个（编号1～8）、菌株水平的流行病学相关数据元素16个（编号9～24）、药敏试验水平的流行病学相关数据元素13个（编号25～37）。

（1）通用类数据元素主要用于表示菌株记录的基本信息，包括：①菌株记录的ID；②菌株记录的类型；③菌株记录类型的版本；④菌名；⑤菌株记录的来源；⑥菌株分离地点；⑦菌株记录收集日期；⑧菌株记录的更新。

（2）菌株水平的流行病学相关数据元素主要用于表示监测目标菌的基本信息，包括：⑨实验室编码；⑩标本类型；⑪相关患者ID；⑫患者性别；⑬患者年龄；⑭菌株ID；⑮医院/社区/……ID；⑯患者类别（门诊/住院/急诊/社区）；⑰医院科室ID；⑱病原体命名；⑲患者住院日期；⑳耐药基因的PCR检测；㉑青霉素结合蛋白的检测；㉒碳青霉烯酶；㉓ESBLs；㉔菌株血清型别。

（3）药敏试验水平的流行病学相关数据元素主要用于表示目标菌株耐药表型及基因型的基本信息，包括：㉕抗菌药物；㉖药敏结果定性判定（SIR）；㉗抑菌圈直接数据；㉘抑菌圈单位（mm）；㉙抑菌圈结果解读；㉚最低抑菌浓度数据；㉛最低抑菌浓度单位；㉜最低抑菌浓度结果解释；㉝Etest试纸条数据；㉞Etest检测结果的单位；㉟Etest检测结果的解释；㊱药敏纸片的载药量；㊲采用的药敏结果判定标准。

确定了基本的数据元素后，在系统构建中结合环境、动物、畜牧兽医、食品加工等不同行业领域的耐药菌监测工作的实际，对数据元素的名称、定义、主要用途、关联指标、数据格式、允许值等信息进行规范。

（三）确定抗菌药物耐药监测的重要标本类型及病原学种类

抗菌药物耐药监测的重要标本类型和病原学种类见表3-1。

表3-1　抗菌药物耐药监测的重要标本类型和病原学种类

标本	实验室病例的定义	监测类型和监测点	监测的重点病原菌
血液	血液中培养出病原菌	所选哨点或全国 医院或社区的持续性病例	大肠埃希菌 肺炎克雷伯菌 鲍曼不动杆菌 金黄色葡萄球菌 肺炎链球菌 沙门菌属
脑脊液	脑脊液中培养出病原菌	所选哨点或全国 医院或社区的持续性病例	大肠埃希菌 肺炎克雷伯菌 鲍曼不动杆菌 金黄色葡萄球菌
尿液	尿标本中有明显的细菌生长	所选哨点或全国 医院或社区的持续性病例	大肠埃希菌 肺炎克雷伯菌
大便	便标本中培养出沙门菌属	所选哨点或全国 医院或社区的持续性病例	沙门菌属 志贺菌属
尿道和宫颈拭子	培养出淋病奈瑟球菌	所选哨点或全国 医院或社区的持续性病例	淋病奈瑟球菌
痰	合格痰标本培养出具有临床意义的优势菌群	所选哨点或全国 医院或社区的持续性病例	大肠埃希菌 肺炎克雷伯菌 铜绿假单胞菌 鲍曼不动杆菌 金黄色葡萄球菌 肺炎链球菌 流感嗜血杆菌

（四）确定监测重点病原菌的抗菌药物组合

重点病原菌的抗菌药物组合见表3-2。

表3-2　重点病原菌的抗菌药物组合

病原菌	抗菌药物分类	选择的抗菌药物
大肠埃希菌	磺胺和甲氧苄氨嘧啶	复方磺胺甲噁唑
	氟喹诺酮	环丙沙星或左氧氟沙星
	三代头孢菌素	头孢曲松或头孢噻肟和头孢他啶
	四代头孢菌素	头孢吡肟
	碳青霉烯类	亚胺培南、美罗培南、厄他培南或多利培南
	多黏菌素	黏菌素
	青霉素	氨苄西林
肺炎克雷伯菌	磺胺和甲氧苄氨嘧啶	复方磺胺甲噁唑
	氟喹诺酮	环丙沙星或左氧氟沙星
	三代头孢菌素	头孢曲松或头孢噻肟和头孢他啶
	四代头孢菌素	头孢吡肟
	碳青霉烯类	亚胺培南、美罗培南、厄他培南或多利培南
	多黏菌素	黏菌素
鲍曼不动杆菌	四环素	替加环素或米诺环素
	氨基糖苷类	庆大霉素和阿米卡星
	碳青霉烯类	亚胺培南、美罗培南、厄他培南或多利培南
	多黏菌素	黏菌素
金黄色葡萄球菌	耐青霉素酶的β-内酰胺类抗菌	头孢西丁
肺炎链球菌	青霉素	苯唑西林、青霉素G
	磺胺和甲氧苄氨嘧啶	复方磺胺甲噁唑
	三代头孢菌素	头孢曲松或头孢噻肟
沙门菌属	氟喹诺酮	环丙沙星或左氧氟沙星
	三代头孢菌素	头孢曲松或头孢噻肟和头孢他啶
	碳青霉烯类	亚胺培南、美罗培南、厄他培南或多利培南
志贺菌属	氟喹诺酮	环丙沙星或左氧氟沙星
	三代头孢菌素	头孢曲松或头孢噻肟和头孢他啶
	大环内酯类	阿奇霉素

第二节　数据类型

一、数据元定义

病原耐药监测基本数据集包括个人基本信息、菌株基本信息、监测目标菌株基本信息、目标菌株耐药表型及基因型基本信息。

数据元允许值参考相关国标、行标、地标，无标准的采用现运行系统的值域代码。

二、数据分类

数据元值的数据类型见表3-3。

表3-3　数据元值的数据类型描述规则

数据类型	标识符	说明
字符型（string）	S	通过字符形式表达值的类型。可包含字母字符（a～z，A～Z）、数字字符等（默认GB2312）。其中S1表示不可枚举的，且以字符描述的形式；S2表示枚举型，且列举值不超过3个；S3表示代码表的形式
布尔型（boolean）	L	逻辑型，采用0（False）或1(True)表示的逻辑值的类型
数值型（number）	N	通过“0”到“9”数字形式表示值的类型
日期型（date）	D	采用YYYYMMDD格式表示值的类型
日期型（datetime）	DT	采用YYYYMMDDThhmmss格式表示值的类型（字符T作为时间的标志符，说明日的时间表示的开始）
时间型（time）	T	采用hhmmss格式表示值的类型

三、表示格式

系统数据表示格式见表3-4。

表3-4 数据元值的表示格式

字符	含义
A	字母字符
N	数字字符
AN	字母和/或数字字符
D8	采用YYYYMMDD的格式表示，其中："YYYY"表示年份，"MM"表示月份，"DD"表示日期
T6	采用hhmmss的格式表示，其中"h"表示小时，"mm"表示分钟，"ss"表示秒
DT15	采用YYYYMMDDThhmmss的格式表示，字符T作为时间的标志符，说明日的时间表示的开始；其他字符与上同

四、规则描述

系统数据描述规则见表3-5。

表3-5 表示格式中字符长度描述规则

类别	表示方法
固定长度	在数据类型表示符后直接给出字符长度的数目，如N4
可变长度	1. 可变长度不超过定义的最大字符数，在数据类型表示符后加".."后给出数据元最大字符数目，如AN..10 2. 可变长度在定义的最小和最大字符数之间，在数据类型表示符后给出最小字符长度数后加".."后再给出最大字符数，如AN4..20
有若干字符行表示的长度	按固定长度或可变长度的规定给出每行的字符长度数后加"X"后，再给出最大行数，如AN..40X3
有小数位	按固定长度或可变长度的规定给出字符长度数后，在","后给出小数位数，字符长度数包含数位数、小数点位数和小数位数，如N6,2

应用示例如下。

1. 示例1：S字符型

（1）AN10：固定为10个字符（相当于5个汉字）长度的字符。

（2）AN..10：可变长度，最大为10个字符长度的字符。

（3）AN4..10：可变长度，最小为4个最大为10个字符长度的字符。

（4）AN..20X3：可变长度，最多3行，每行最大长度为20个字符长度的字符。

2. 示例2：N数字型

（1）N4：固定长度为4位的数字。

（2）N..4：最大长度为4位的数字。N6,2最大长度为6位的十进制小数格式（包括小数点），小数点后保留2位数字。

3. 示例3：D日期时间型

（1）D8：采用YYYYMMDD格式（8位定长）表示年月日。

（2）DT15：采用YYYYMMDDThhmmss格式（15位定长）表示年月日时分秒。时分秒之前加大写字母“T”。如2011年9月29日15时10分9秒为20110929T151009。

五、特别说明

数据元允许值参考相关国标、行标、地标，无标准的采用现运行系统的值域代码。

第三节　病原耐药监测数据集

一、个人基本信息

系统个人基本信息见表3-6。

表3-6　个人基本信息

序号	数据元名称	定义	类型	表示格式	数据元允许值
1	患者姓名	患者在公安管理部门正式登记注册的姓氏和名称	S1	A..50	
2	身份证件号码	身份证件上唯一的法定标识符	S1	AN..18	
3	国籍代码	本人具有的属于某个国家的身份	S3	AN..3	GB/T2659

续　表

序号	数据元名称	定义	类型	表示格式	数据元允许值
4	户籍代码	标识本人的户籍代码	S3	N2	参见数据元值域代码表：户籍代码表
5	户籍地区代码	本人户籍地址的地区编码	S1	N9	行政区划代码
6	现住地区代码	本人现住地址的地区编码	S1	N9	行政区划代码
7	暂住地区代码	本人暂住地址的地区编码	S1	N9	行政区划代码
8	人群分类代码	人群分类代码	S3	AN..2	参见数据元值域代码表：人群分类代码表
9	联系人/监护人与本人关系代码	联系人或监护人与本人家庭和社会关系类别的代码	S3	N2	GB/T4761
10	联系人/监护人姓名	联系人或监护人在公安管理部门正式登记注册的姓氏和名称	S1	A..50	
11	联系人/监护人电话号码	联系人或监护人联系的电话号码，包括国际、国内区号和分机号	S1	AN..20	
12	患者就诊类别代码	患者就诊的类别代码	S3	N2	参见数据元值域代码表：患者就诊类别代码表

二、样本基本信息

系统样本基本信息见表3-7。

表3-7　样本基本信息

序号	数据元名称	定义	类型	表示格式	数据元允许值
1	样本类型代码	标识样本类型在特定编码体系中的代码	S3	N2	参见数据元值域代码表：样本类型代码表
2	样本采集地点行政区划代码	样本采集地点的行政区划代码	S3	N9	行政区划代码
3	样本采集地点	样本采集的详细地址	S1	AN..100	

续　表

序号	数据元名称	定义	类型	表示格式	数据元允许值
4	样本采集日期	样本采集当日的公元纪年日期	D	D8	
5	样本来源畜种代码	样本采集的畜种在特定编码体系中的代码	S3	N2	参见数据元值域代码表：样本来源畜种代码表
6	样本来源场所代码	样本来源场所在特定编码体系中的代码	S3	N2	参见数据元值域代码表：样本来源场所代码表
7	样本来源环境分类代码	样本来源环境分类在特定编码体系中的代码	S3	N2	参见数据元值域代码表：样本来源环境分类代码表
8	组织样本来源代码	样本来源在特定编码体系中的代码	S3	N2	参见数据元值域代码表：组织样本来源代码表
9	食品类型代码	食品类型在特定编码体系中的代码	S3	N2	参见数据元值域代码表：食品类型代码表
10	样本来源野生动物种类代码	样本采集的野生动物种类在特定编码体系中的代码	S3	N2	参见数据元值域代码表：样本来源野生动物种类代码表

三、菌株基本信息

系统菌株基本信息见表3-8。

表3-8　菌株基本信息

序号	数据元名称	定义	类型	表示格式	数据元允许值
1	菌株类型代码	菌株类型在特定编码体系中的代码	S3	N..4	参见数据元值域代码表：菌株类型代码表
2	菌株名称	菌种的名称	S1	AN..50	
3	菌株来源	采集到菌株记录的来源	S1	AN..50	

续　表

序号	数据元名称	定义	类型	表示格式	数据元允许值
4	菌株检测来源代码	菌株检测来源在特定编码体系中的代码	S3	N2	参见数据元值域代码表：菌株检测来源代码表
5	检测机构名称	检测机构名称	S1	A..50	
6	检测机构代码	检测机构的统一社会信用代码	S1	AN18	
7	菌株分离地点	对菌株进行分离的地点描述	S1	AN..100	
8	菌株收集日期	菌株记录收集当日的公元纪年日期	D	D8	
9	噬菌体分型代码	噬菌体分型在特定编码体系中的代码	S3	N..4	参见数据元值域代码表：噬菌体分型代码表
10	菌株血清型别代码	菌株血清型别在特定编码体系中的代码	S3	N2	参见数据元值域代码表：菌株血清型别代码表

四、目标菌株耐药表型及基因型基本信息

系统目标菌株耐药表型及基因型基本信息见表3-9。

表3-9　目标菌株耐药表型及基因型基本信息

序号	数据元名称	定义	类型	表示格式	数据元允许值
1	抗菌药物代码	抗菌药物在特定编码体系中的代码	S3	N2	参见数据元值域代码表：抗菌药物代码表
2	药敏结果定性判定（SIR）	根据CLSI标准中的敏感S、中介I、抗性R的折点值，判定菌株的药物敏感性，≤S为敏感S，=I为中介I，≥R为抗性R）	S2	N2	01S、02I、03R
3	最低抑菌浓度数据	在体外培养细菌18～24小时后能抑制培养基内病原菌生长的最低药物浓度，计量单位为μg/ml	N	N..3	

续　表

序号	数据元名称	定义	类型	表示格式	数据元允许值
4	最低抑菌浓度单位	标识最低抑菌浓度的计量单位	S1	AN..6	
5	最低抑菌浓度结果解释	对最低抑菌浓度结果的结论性描述	S1	AN..100	
6	耐药基因的PCR检测值代码	耐药基因的PCR检测值在特定编码体系中的代码	S2	N2	01阴性、02阳性

五、数据元值域代码表

（一）户籍代码表

系统户籍代码表见表3-10。

表3-10　户籍代码表

值	值含义	备注
01	户籍	
02	非户籍	
03	常住	
04	暂住	
05	流动	
06	港澳台	
07	境外	

（二）人群分类代码表

系统人群分类代码表见表3-11。

表3-11　人群分类代码表

值	值含义	备注
01	幼托儿童	
02	散居儿童	
03	学生	
04	教师	
05	保育员及保姆	
06	餐饮食品业	
07	公共场所服务员	
08	商业服务	
09	医务人员	
10	工人	
11	民工	
12	农民	
13	牧民	
14	渔(船)民	
15	海员及长途驾驶员	
16	干部职员	
17	离退人员	
18	家务及待业	
19	羁押人员	
20	不详	
99	其他	

（三）患者就诊类别代码表

系统患者就诊类别代码表见表3-12。

表3-12　患者就诊类别代码表

值	值含义	备注
01	门诊	
02	住院	
03	急诊	
04	社区	

（四）菌株类型代码表

系统菌株类型代码表见表3-13。

表3-13　菌株类型代码表

值	值含义	备注
01	大肠埃希菌	
02	沙门菌	
03	肺炎克雷伯菌	
04	肠球菌属	
0401	粪肠球菌	
0402	屎肠球菌	
0403	鹑鸡肠球菌	
0404	铅黄肠球菌	
0409	其他	
05	不动杆菌属	
0501	鲍曼不动杆菌	
0502	醋酸钙不动杆菌	
0503	琼氏不动杆菌	

续 表

值	值含义	备注
0509	其他	
06	铜绿假单胞菌	
07	金黄色葡萄球菌	
08	艰难梭菌	
09	里氏杆菌	
10	李斯特菌属	
1001	单核细胞增生李斯特菌	
11	气单胞菌属	
12	其他	

（五）菌株检测来源代码表

系统菌株检测来源代码表见表3-14。

表3-14　菌株检测来源代码表

值	值含义	备注
01	医疗机构	
02	实验室	

（六）菌株血清型别代码表

系统菌株血清型别代码表见表3-15。

表3-15　菌株血清型别代码表

值	值含义	备注
01	鼠伤寒沙门菌	
02	肠炎沙门菌	
03	鼠伤寒变种	

续　表

值	值含义	备注
04	伦敦沙门菌	
05	斯坦利沙门菌	
06	德尔卑沙门菌	
07	里森沙门菌	
08	汤卜逊沙门菌	
09	其他	

（七）样本类型代码表

系统样本类型代码表见表3-16。

表3-16　样本类型代码表

值	值含义	备注
01	血液	
02	脑脊液	
03	尿液	
04	粪便	
05	尿道和宫颈拭子	

（八）样本来源畜种代码表

系统样本来源畜种代码表见表3-17。

表3-17　样本来源畜种代码表

值	值含义	备注
01	鸡	
02	猪	
03	牛	
04	羊	
05	兔	

（九）样本来源野生动物种类代码表

系统样本来源野生动物种类代码表见表3-18。

表3-18　样本来源野生动物种类代码表

值	值含义	备注
01	候鸟类	
0101	雁鸭类	
0102	鹭类	
0103	鸻鹬类	
0104	其他	
02	大熊猫	
03	东北虎	
04	岩羊	
05	海豚	
06	其他	

（十）样本来源场所代码表

系统样本来源场所代码表见表3-19。

表3-19　样本来源场所代码表

值	值含义	备注
01	医疗机构	
02	养殖场	
03	屠宰场	
04	集贸市场	
05	公共场所	
06	居民小区	
07	栖息地	

（十一）样本来源环境分类代码表

系统样本来源环境分类代码表见表3-20。

表3-20 样本来源环境分类代码表

值	值含义	备注
01	食品	
02	水	
03	土壤	
04	空气	
05	医疗环境	
06	公共场所物品	
07	车辆	

（十二）组织样本来源代码表

系统组织样本来源代码表见表3-21。

表3-21 组织样本来源代码表

值	值含义	备注
01	血液	
02	脑脊液	
03	尿液	
04	粪便	
05	尿道和宫颈拭子	
06	痰	
07	心	
08	肝	
09	脾	
10	肺	
11	肾	
12	脑	

（十三）抗菌药物代码表

系统抗菌药物代码表见表3-22。

表3-22　抗菌药物代码表

值	值含义	备注
01	黏菌素	
02	氨苄西林	
03	头孢吡肟	
04	替加环素或米诺环素	
05	庆大霉素和阿米卡星	
06	黏菌素	
07	头孢西丁	
08	苯唑西林、青霉素G	
09	复方磺胺甲噁唑	
10	头孢曲松或头孢噻肟	
11	亚胺培南、美罗培南、厄他培南或多利培南	
12	环丙沙星或左氧氟沙星	
13	头孢曲松或头孢噻肟和头孢他啶	
14	阿奇霉素	

（十四）食品类型代码表

系统食品类型代码表见表3-23。

表3-23　食品类型代码表

值	值含义	备注
01	水产	
02	肉	
03	蛋	
04	奶	
09	其他	

（十五）耐药基因/元件代码表

系统耐药基因/元件代码表见表3-24。

表3-24 耐药基因/元件代码表

值	值含义	备注
01	bla_{NDM}	
02	bla_{KPC}	
03	bla_{VIM}	
04	bla_{IMI}	
05	$bla_{OXA\text{-}48like}$	
06	bla_{IMP}	
07	$bla_{CTX\text{-}M}$	
0701	$bla_{CTX\text{-}M\text{-}1}$group	
0702	$bla_{CTX\text{-}M\text{-}2}$group	
0703	$bla_{CTX\text{-}M\text{-}8}$group	
0704	$bla_{CTX\text{-}M\text{-}9}$group	
0705	$bla_{CTX\text{-}M\text{-}25}$group	
08	bla_{GES}	
09	bla_{SHV}	
10	bla_{TEM}	
11	bla_{CARB}	
12	bla_{OXA}	
13	bla_{IND}	
14	bla_{PER}	
15	bla_{Amp}C	
1501	bla_{ACC}	
1502	bla_{ACT}	
1503	bla_{CFE}	

续 表

值	值含义	备注
1504	bla_{CMY}	
1505	bla_{DHA}	
1506	bla_{FOX}	
1507	bla_{LAT}	
1508	bla_{MIR}	
1509	bla_{MOX}	
16	*mcr*-1	
17	*arm*A	
18	*npm*A	
19	*rmt*A	
20	*rmt*B	
21	aac(6‘)-*Ib-cr*	
22	aac(6’)-*Ie-aph(2’’)-Ia*	
23	*qnr*A	
24	*qnr*C	
25	*qnr*S	
26	*fex*A	
27	*fex*B	
28	*cfr*	
29	*optr*A	
30	*int*1	
31	IS*CR*1	
32	*van*A	
33	*van*B	
34	*tet*	
35	*tetA*	
36	*tetB*	

续　表

值	值含义	备注
37	*ort*	
38	*tcr*	
39	*erm*A	
40	*erm*B	
41	其他	

第四节　数据采集融合

通过对耐药监测网用户进行调研，从数据库类型及版本、数据来源过程、数据转换概述、数据抽取概述等多个方面展现了各监测网的使用现状，见图3-1。

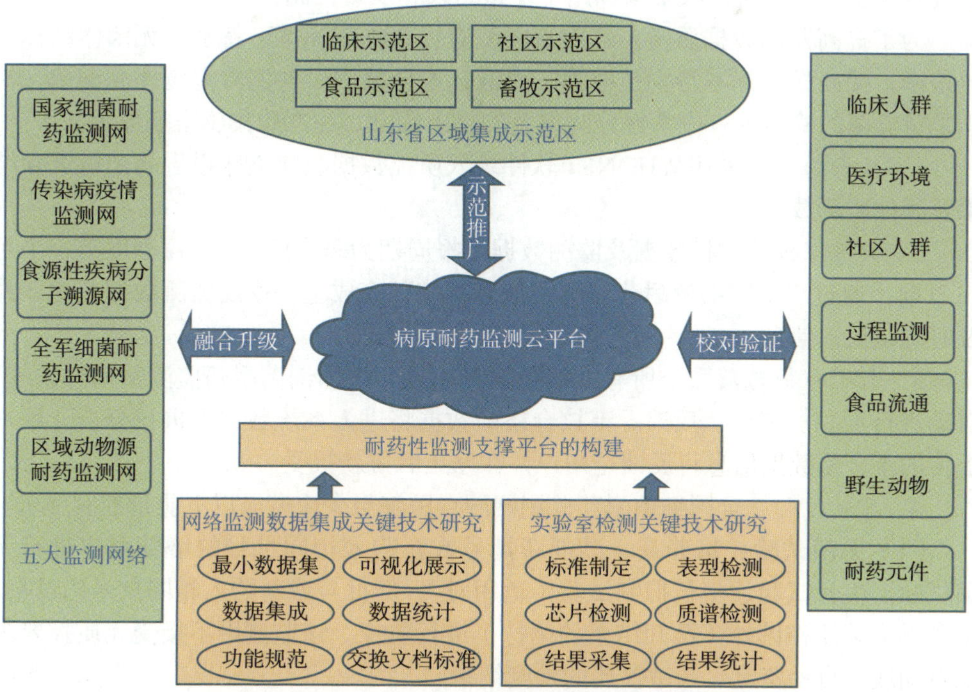

图3-1　病原耐药监测云平台使用现状

一、数据来源

通过统计发现，用户数据库以Oracle（11g）为主，目前4个平台使用Oracle数据库（国家食品微生物风险监测网、国家卫生计生委全国医院感染监测网、山东医疗系统、全军耐药性监测网），1个平台使用RDS Mysql（版本号5.7）数据库（山东省动物源病源菌抗药性监测网），1个平台使用whont（版本号5.6）数据库（国家卫生健康委员会全国细菌耐药性监测网）。

（一）国家细菌耐药监测网

国家细菌耐药监测网是唯一由政府建立，覆盖全国二级、三级医疗机构的大型细菌耐药性监测网络。通过本监测网络，可获取有科学价值的、分层的细菌耐药性及变迁信息，掌握全国细菌耐药性流行趋势及新威胁，为政府、卫生行政部门制定相关政策及评估干预措施的有效性提供科学依据。

该系统网点医院按规范化操作、自临床标本中分离的有临床意义和公共卫生意义的所有普通细菌及其抗菌药物敏感性试验（以下简称药敏试验）结果，以收集资料为主，必要时，收集菌株用于复核结果和质量控制。

为了提高监测数据质量，各网点医院应提高临床标本，特别是无菌体液标本送检率；提高送检标本特别是痰液、血液标本合格率。各实验室应提高细菌，特别是苛养菌的检出率；应掌握分离细菌的临床意义，注意收集感染病原菌。

1. 数据录入　采用WHONET软件录入质控数据、向临床报告的药敏试验结果及其他监测数据。

2. 数据上报　质控数据及监测数据上报周期为每季度1次。每季度第一个月15日前，通过“全国细菌耐药监测网信息系统”完成上一季度监测数据传送，并及时确认反馈信息。

3. 数据审核与反馈　所有上报数据将通过“全国细菌耐药监测网信息系统”自动进行汇总、审核、反馈。审核合格的数据将进入系统数据库进行分析。用户上传的不合格数据信息将反馈至用户并在修正后重新接受。

4. 质量控制　全国细菌耐药监测网网点医院至少应遵循以下质量控制要求。

（1）无菌试验：培养基、试剂新批号或新购入相同批号的培养基应进行无菌试验、生长试验、生长抑制试验（适用时）。新批号或新购入相同批号的试剂、染色剂应以质控菌株（已知结果的菌株）进行质控。该监测网不接受无质控要求的自动或半自动鉴定、药敏仪器的检测结果。

（2）抗菌药物敏感性试验

1）日常质控：应每周以质控标准菌株对向临床报告及向该监测网报告的所有药物进行质控。若检测频率小于每周1次，则每个检测日应进行质控。

2）失控处理：日常质控失控时，连续检测20～30天，每一组药物/细菌超出参考范围（抑菌圈直径或MIC）的频率应不超过（≤）1/20或3/30；也可采用替代质控方案，即连续5天，每天对每一组药物/细菌重复测定3次，每次单独制备接种物，15个数据超出参考范围（抑菌圈直径或MIC）的结果应不超过（≤）1个，若失控结果为2～3个，则如前述，再进行5天，每天3次重复试验，30个数据失控结果应不超过（≤）3个。此后，恢复日常质控。采用自动或半自动仪器进行药敏试验时，应按照仪器制造商的要求进行质控。

（3）结果复核：全国细菌耐药监测网将定期或不定期收集网点医院监测菌株进行鉴定、药敏复核，见表3-25。

表3-25　全国细菌耐药监测网监测药物

细菌名称	监测药物（***斜体加粗者为必须监测药物***）
葡萄球菌属	***青霉素***、***苯唑西林***、庆大霉素、***红霉素***、***克林霉素***、***左氧氟沙星（或环丙沙星）***、***万古霉素***、替考拉宁、***利奈唑胺***、达托霉素（除外呼吸道标本）、*SMZco*、头孢洛林、夫西地酸、四环素（或米诺环素或多西环素）、利福平、呋喃妥因(尿标本)
肺炎链球菌	分离自脑脊液的肺炎链球菌： ***青霉素***、***万古霉素***、阿莫西林/克拉维酸、***头孢曲松（或头孢噻肟）***、***美罗培南*** 分离自脑脊液以外的肺炎链球菌： ***青霉素（或苯唑西林纸片）***、***红霉素***、***克林霉素***、***左氧氟沙星（或莫西沙星）***、万古霉素、*SMZco*、阿莫西林/克拉维酸、头孢呋辛、头孢曲松（或头孢噻肟）、美罗培南、利奈唑胺
β溶血链球菌群	***红霉素***、***克林霉素***、青霉素（或氨苄西林）、头孢曲松（或头孢噻肟、头孢吡肟）、万古霉素、左氧氟沙星
草绿色链球菌群	***青霉素（或氨苄西林）***、红霉素、克林霉素、***左氧氟沙星***、万古霉素、头孢曲松（或头孢噻肟、头孢吡肟）
肠球菌属	***青霉素（或氨苄西林）***、***庆大霉素（高浓度）或链霉素（高浓度）***、左氧氟沙星(或环丙沙星)、***万古霉素***、替考拉宁、达托霉素（除外呼吸道标本）、利福平、***利奈唑胺***、米诺环素（或多西环素）、呋喃妥因(尿标本)、磷霉素（尿标本，粪肠球菌）

续 表

细菌名称	监测药物（*斜体加粗者为必须监测药物*）
流感嗜血杆菌和副流感嗜血杆菌	***氨苄西林***、氨苄西林/舒巴坦、头孢呋辛(或头孢克洛)、***头孢曲松（或头孢噻肟）***、***美罗培南（脑脊液标本）***、***左氧氟沙星(或莫西沙星)***、SMZco、阿奇霉素
肠杆菌科细菌（大肠埃希菌、克雷伯菌属、变形杆菌属、肠杆菌属、枸橼酸杆菌、沙雷菌属等）	***氨苄西林***、***头孢唑林***、***头孢呋辛***、头孢西丁、***头孢曲松（或头孢噻肟）***、***头孢他啶***、***氨曲南***、***阿莫西林/克拉维酸***、***氨苄西林/舒巴坦***、***头孢哌酮/舒巴坦***、***哌拉西林/他唑巴坦***、***头孢吡肟***、***亚胺培南（或美罗培南）***、***庆大霉素（或妥布霉素）***、***阿米卡星***、***左氧氟沙星(或环丙沙星)***、SMZco、头孢洛林、四环素（或米诺环素或多西环素）、替加环素、多黏菌素、头孢他啶/阿维巴坦、磷霉素（尿标本，大肠埃希菌）、呋喃妥因(尿标本）
肠杆菌科细菌（志贺菌属、沙门菌属）	***氨苄西林***、***头孢曲松（或头孢噻肟）***、***左氧氟沙星***、***SMZco***、氯霉素
铜绿假单胞菌	哌拉西林、***哌拉西林/他唑巴坦***、***头孢他啶***、***氨曲南***、头孢哌酮/舒巴坦、***头孢吡肟***、***亚胺培南（或美罗培南）***、***庆大霉素（或妥布霉素）***、***阿米卡星***、***左氧氟沙星（或环丙沙星）***、多黏菌素、头孢他啶/阿维巴坦
不动杆菌属	***头孢他啶***、头孢噻肟（或头孢曲松）、***氨苄西林/舒巴坦***、***头孢哌酮/舒巴坦***、***哌拉西林/他唑巴坦***、***头孢吡肟***、***亚胺培南（或美罗培南、多尼培南）***、***庆大霉素（或妥布霉素）***、***阿米卡星***、***左氧氟沙星（或环丙沙星）***、多黏菌素、四环素（或米诺环素或多西环素）、替加环素、SMZco
嗜麦芽窄食单胞菌	***左氧氟沙星***、***SMZco***、***米诺环素***、头孢他啶、氯霉素
洋葱伯克霍尔德菌	***头孢他啶***、***SMZco***、***美罗培南***、***左氧氟沙星***、***米诺环素***、氯霉素
其他非肠杆菌科细菌	***头孢他啶***、头孢吡肟、氨曲南、***亚胺培南（或美罗培南）***、***哌拉西林/他唑巴坦***、***庆大霉素（或妥布霉素）***、***阿米卡星***、***左氧氟沙星（或环丙沙星）***、***SMZco***
淋病奈瑟球菌	头孢曲松（或头孢克肟）、四环素、环丙沙星、青霉素、大观霉素、阿奇霉素

（二）食源性疾病分子溯源网（国家食品微生物风险监测网）

食源性疾病分子溯源网，即国家食品微生物风险监测网，系依托于全基因组测序（WGS）技术的先进网络体系。此网络由国家食品安全风险评估中心携手中国农业大学及北京中科助腾科技有限公司共同构建，标志着中国首个覆盖国家、省、市三级的分子溯源网络成功实现实际应用。其内置的全基因组数据计算云引擎，有效解决了海量基因组数据的传输、存储、高速计算及精确比对难题，同时提供了成熟且用户友好的生物信息学分析流程及标准化解读系统。

凭借WGS技术的强大能力，该网络能够迅速识别食源性疾病的聚集性病例，并高效开展暴发溯源调查，从而显著提升食源性疾病监测的精确性和时效性。此外，该网络还融入了全基因组多位点序列分型（wgMLST）与核心基因组多位点序列分型（cgMLST）的标准化方法，结合流行病学信息，构建起溯源分析的知识库，实现了不同实验室间WGS数据的快速分析、比对与共享，极大地促进了信息的流通与利用。

在实际应用中，该网络已在多起食源性疾病调查中发挥关键作用，如成功跨省溯源泰国肠炎沙门菌暴发病例，以及追踪冷冻饮品中的单核细胞增生李斯特菌等，充分展现了其在食源性疾病快速调查与精准溯源方面的强大技术支撑力。

食源性疾病分子溯源网的数据基石，主要构筑于以下5个核心数据来源之上。

1. 实验室检测数据基石　该网络利用全基因组测序（WGS）技术，对食源性致病菌实施精细的分子分型，旨在精准识别食源性疾病的聚集性病例，并高效开展暴发溯源调查。这些数据源自广泛参与网络的各级实验室，涵盖了国家、省、市三级的食品安全风险监测实验室，构成了网络数据的重要支柱。

2. 云平台数据支撑　该网络研究团队精心打造了全基因组数据计算云引擎，巧妙地将WGS数据分析流程迁移至云端，极大地降低了数据分析、运算及使用的技术门槛。通过基于阿里云OSS的WGS原始测序数据交付中心，实现了数据的实时、快速上报及安全传输，为网络的高效运行提供了坚实保障。

3. 公共数据库整合优势　研究团队充分整合了NCBI、CARD、ResFinder、VFDB等权威公共数据库中的特征基因数据，并据此开发了自动化分析功能模块。这些宝贵的数据资源，为深入开展食源性微生物的遗传与变异特征、致病与耐药机制及菌株进化等方面的基础研究提供了有力支持。

4. 流行病学信息融合　该网络结合了丰富的流行病学信息，构建起溯源分析的知识库。这一举措实现了不同实验室间WGS数据的快速分析、比对与共享，为食源性疾病的精准溯源提供了重要依据。

5. 跨省监测数据贡献　以浙江省疾控中心及11个地市疾控中心在国家食源性疾病分子溯源网络（TranNet）耐药监测药敏试验能力考核评价中的数据为例，这些数据不仅提升了食源性疾病监测的技术能力，还为人才队伍建设注入了新的活力，进一步丰富了网络的数据资源。

综上所述，这些多元化的数据来源方式，共同确保了食源性疾病分子溯源网能够迅速、准确地进行食源性疾病的监测和溯源工作，为食品安全保障提供了有力支撑。

（三）全军细菌耐药监测网

全军细菌耐药监测网是一个专门针对军队医疗系统内的细菌耐药性进行监测和研究的网络。它通过收集和分析来自军队医疗机构的细菌样本数据，来监测细菌对抗生素的耐药性变化，从而为军队医疗保健提供科学依据和指导。数据来源是全军NICC医疗机构的数据上报。

（四）区域动物源耐药监测网（山东系统耐药监测网）

区域动物源耐药监测网（即山东系统耐药监测网），是山东省为强化动物源细菌耐药性监测、确保养殖业生产、动物产品质量及公共卫生安全而精心构建的监测体系，其数据来源主要植根于山东省16个地市90多家医疗机构的上报数据。

1. *养殖场与屠宰场的样本基石* 该监测网深入养殖场（涵盖养鸡、养鸭、养猪、养羊、奶牛场）及屠宰场（肉鸡、生猪屠宰厂），从中抽取样本进行严谨的耐药性检测。这些样本广泛覆盖规模化与小型养殖场，确保所收集数据的代表性和全面性，为监测工作奠定坚实基础。

2. *省级畜牧兽医行政管理部门的协同支持* 省级畜牧兽医行政管理部门在该监测网中扮演着重要角色，它们不仅协助完成国家监测计划的相关任务，还积极为监测任务承担单位提供采样工作的必要协助，确保监测工作的顺利进行。

3. *监测任务承担单位的专业贡献* 包括农业农村部部属机构、高等院校、科研院所、省级兽药检验机构及第三方检测机构等单位，共同肩负着动物源细菌耐药性的监测重任。它们凭借专业实力，负责实施并推进耐药性监测工作的各项环节。

4. *菌株保藏与鉴定单位的权威指导* 如中国兽医药品监察所（以下简称中监所），作为权威机构，它承担着对各地耐药性监测实验室分离菌种的保存工作，并为各任务承担单位提供菌株确认、收集、保存及耐药机制鉴定的专业指导，确保监测工作的科学性和准确性。

5. *国家与省级计划的引领* 依据《2021年兽药残留监控和动物源细菌耐药性监测计划》等国家和省级计划，山东省结合实际情况，制定并实施省级监测计划，明确抽样检测数量，确保监测工作的有序开展，并将具体任务及检测结果纳入国家计划进行汇总统计。

6. *信息报送的畅通渠道* 各省级畜牧兽医行政管理部门定期将监测结果及分析报告上报至农业农村部畜牧兽医局，并抄送中监所。同时，承担国家计划检测任务的单位也需将检测结果及分析报告及时报送至中监所，确保信息的及时传递与共享。

综上所述，这些多元化的数据来源方式共同确保了区域动物源耐药监测网能够收集到广泛、准确且具有代表性的耐药性数据，为动物源性食品安全与公共卫生安全提供了坚实的技术支撑与决策依据。

（五）传染病疫情监测网

传染病疫情监测网，作为公共卫生体系中的重要一环，其数据来源的广泛性和准确性对于疫情的及时发现与有效控制至关重要。本章节将详细阐述该监测网所依赖的多个关键数据渠道，以期为读者提供一个全面而深入的理解。

1. 医疗卫生机构报告体系　全国法定传染病和突发公共卫生事件网络直报系统，作为该监测网的基石，已覆盖全国8.4万家医疗卫生机构。这些机构承担着报告传染病疫情和突发公共卫生事件的重任，通过实时、准确的数据上报，为该监测网提供了最基础、最全面的疫情信息。

2. 哨点医院监测网络　哨点医院，包括三级综合医院、儿童医院、传染病专科医院等，构成了该监测网的另一个重要节点。这些医院通过开展临床症候群、多病原检测和主要病原变异等监测工作，为该监测网提供了更为深入、细致的疫情数据，有助于及时发现疫情的新变化和新趋势。

3. 实验室监测体系　国家级、省级病原微生物实验室监测网络，是该监测网的技术支撑。这些实验室，涵盖疾控机构、医疗卫生机构、采供血机构等多个领域，通过报告重要病原微生物及新发突发、重大变异病原微生物，为该监测网提供了科学、准确的病原学数据。

4. 病媒生物和环境因素监测　疾控部门建立的监测站点网络，是该监测网中不可或缺的一部分。这些站点通过开展病媒生物生态学、抗药性及病原携带等风险因素监测，为该监测网提供了关于病媒生物和环境因素与疫情关联的重要信息。

5. 行业协同监测机制　不同行业部门根据职责分工，协同开展监测工作，是该监测网实现全面覆盖的重要保障。教育部门指导学校开展健康监测，民政部门指导民政服务机构开展健康监测等，这些协同监测工作为该监测网提供了来自不同领域的疫情数据，有助于更全面地了解疫情的传播和影响。

6. 社会感知监测体系　社会舆情监测，作为该监测网的新兴数据源，可通过建立信息情报搜检平台，动态监测互联网等公开来源的传染病疫情相关信息。这一数据源为该监测网提供了及时、广泛的疫情线索，有助于及时发现和应对潜在的疫情风险。

7. 全球疫情信息监测　国家级和省级疾控机构，作为该监测网的国际窗口，负责监测WHO等国际组织、国际专业机构发布的传染病疫情信息。通过分析和研判全球疫情趋势，为该监测网提供了国际视野和全球疫情动态的重要参考。

8. 专项监测项目　根据当地传染病流行特点，开展的重点传染病及重点人群、重点机构和大型活动等专项监测项目，是该监测网针对特定疫情风险进行精准防控的重要手段。这些专项监测项目为该监测网提供了更为具体、深入的疫情数据，有助于制定更为科学、有效的防控策略。

综上所述，传染病疫情监测网通过整合多维度、多层次的数据源，构建了全面、及时的疫情监测体系。这一体系的建立和完善，为疫情防控提供了科学依据和有力支撑。

（六）细菌耐药监测现状及其面临的主要挑战

经过对细菌耐药监测网使用单位的深入调研，目前发现了当前监测体系存在若干显著劣势，这些问题严重制约了监测工作的效率和准确性。以下是对这些问题的详细梳理与分析。

1. 数据录入标准缺乏统一性　各监测网在数据录入时遵循的标准不尽相同，导致数据格式、内容等存在较大差异，给后续的数据整合与分析带来了极大困难。

2. 数据报告标准不一致　由于各监测网出具的数据报告标准不统一，使得不同来源的报告难以进行直接比较和综合分析，影响了监测结果的准确性和可靠性。

3. 系统权限管理不完善　部分监测网存在系统权限未开通的问题，导致相关单位无法及时、准确地获取和上报数据，影响了监测工作的连续性和完整性。

4. 数据连通性受限　各监测网之间的数据无法实现有效连通，形成了信息孤岛，使得监测数据无法充分发挥其应有的作用。

5. 数据处理能力不足　面对海量的监测数据，现有监测网无法实现高效的数据集成与融合，导致数据处理效率低下，难以满足实时监测和快速响应的需求。

6. 监测方法缺乏统一性　医疗、食品、环境等各自领域的监测方法存在差异，使得不同领域的数据难以进行横向比较和综合分析，影响了监测结果的全面性和准确性。

（七）现阶段数据来源

针对上述问题，对现阶段的具体数据来源进行了详细梳理，以期为后续的数据整合与分析提供有力支持。目前，可能的数据来源主要包括以下5个方面。

1. 国家食品微生物风险监测网　该监测网的数据主要来源为省级（直辖

市)、市级、区级疾病预防控制中心通过监测系统层层上报的数据，以及省级自建系统接口对接的数据。这些数据为食品领域的细菌耐药监测提供了重要依据。

2. *全国医疗机构感染监测网* 该监测网的数据来源于全国NICC医疗机构的上报数据。这些数据反映了医院感染现状及细菌耐药情况，为制定有效的防控措施提供了有力支持。

3. *全军耐药性监测网* 该监测网的数据同样来源于全军NICC医疗机构的上报数据。这些数据对于了解军队中细菌耐药情况、制定针对性的防控策略具有重要意义。

4. *山东医疗系统监测网* 该监测网的数据来源于山东省16个地市90多家医疗机构的上报数据。这些数据为山东省乃至全国的细菌耐药监测提供了重要参考。

5. *国家卫生健康委员会全国细菌耐药性监测网与国家卫生健康委员会山东省动物源病原菌抗药性监测网* 这两个监测网的数据主要来源于实验室的菌株数据，包括日常临床标本分离到的菌株及实验检测终端上传和导入的数据。这些数据为深入了解细菌耐药机制、研发新型抗菌药物提供了重要支撑。

综上所述，当前细菌耐药监测工作面临着诸多挑战和问题。为了更有效地应对这些问题，需要加强数据标准的统一、完善系统权限管理、提高数据处理能力，并推动监测方法的统一和规范化。

二、数据转换流程

明确数据转换的关键步骤和所需模板后，才能确保各监测网的数据能够顺利整合至统一的平台中。以下是针对各监测网数据转换的详细阐述。

(一)国家食品微生物风险监测网

该监测网平台包含5个核心业务子系统，分别是化学污染物风险监测分析系统、食品微生物风险监测分析系统、食源性疾病事件监测系统、食品安全标准综合管理系统及食源性疾病病例监测系统。其中，前4个子系统原已采用Oracle数据库，因此无需进行数据转换。

对于食源性疾病病例监测系统，由于其使用的是Sqlserver数据库，在数据转换时需要进行以下操作。

(1)对原有历史系统进行数据清洗，确保数据的准确性和完整性。

(2)获取备份数据后，利用数据工具Navicat将Sqlserver数据库中的数据平稳迁移至Oracle数据库。

（3）对迁移后的数据库进行二次优化，以提高数据查询和处理效率。

（二）全军耐药性监测网、山东医疗系统监测网

这2个监测网系统均使用Oracle数据库，与即将构建的目标数据库一致，因此，无需进行数据转换，可直接进行数据整合。

（三）国家卫生健康委员会细菌耐药性监测网

该监测网系统采用whonet数据库。whonet配备了一个名为Backlink的相关软件，它能够将Excel格式的数据库轻松转换为whonet的数据格式。同时，whonet也支持将数据库以Excel的方式导出，这为目标数据库的数据转换和整合提供了极大的便利。

（四）山东省动物源病原菌抗药性监测网

该监测网系统使用的是RDS Mysql数据库。为了实现数据转换，需要通过脚本语言来存取数据，并将其以所需格式输出，以便与其他监测网的数据进行整合。

综上所述，目前技术人员已经针对各监测网的数据转换需求制定了详细的计划。通过采用合适的数据工具和转换方法，可确保数据的准确性、完整性和一致性，为后续的监测工作提供有力支持。

三、数据抽取策略

（一）国家食品微生物风险监测网

针对国家食品微生物风险监测网，目前已制定了详尽的数据抽取方案。首要任务是集成当前实施机构在现有监测网系统中的历史数据，这包括统一用户信息、行政区划代码、地区人口数据及组织机构代码等关键数据。为实现这一目标，将采取线下数据清洗与整理的方式，确保数据的准确性和一致性，随后将这些数据集成至新平台的数据库中。

数据集成主要依赖Oracle数据库进行。具体步骤包括：首先，将线上数据库的数据备份至线下服务器；其次，由专业技术人员对各业务数据进行深入的清洗工作，这涵盖字典统一、重复数据的排查及必要的数据库转换等；清洗工作完成后，技术人员会将处理后的历史数据导入到平台对应的业务应用系统数据表

中，并对存在的差异字段进行必要的补充或删除处理，以确保数据的完整性和准确性。

（二）国家卫生健康委员会全国医院感染监测网

为了确保住院患者医院感染相关临床数据在标化、导出、转换、存储、交换等应用中的一致性和可比性，目前采用了XML格式的文件作为数据抽取的中间文件。XML的灵活性降低了不同硬件、软件平台及应用程序之间数据获取和分享的复杂性。系统定义了数据包的格式，明确规定了数据文件中的元素、元素属性、元素排列方式及元素内容等方面的要求，以确保数据的规范性和可读性。

结合目录体系规则和XML通讯文件的定义，系统将数据交换与共享平台所需的核心共享数据库字段值准确地“漏”到核心共享数据库内。针对耐药监测数据量大、共享程度高、时效性强且安全性要求高的特点，系统采用了集中和分布式相结合的数据存储系统。对于需要准确可靠且信息量大，但无需频繁共享的数据，系统进行了分布式设计；而对于需要广泛共享的数据，如患者基本信息（年龄、住院时间等），系统则进行了集中式设计，以充分发挥两者各自的优势。

XML的灵活性和扩展性使其能够轻松描述不同应用间的数据，尤其是医疗机构中病历记录数据的应用。作为无标记语言，XML允许系统在文档类型定义文件中定义一系列有意义的标记，从而生成的XML文档能够胜任按照任意条件进行查询和检索的任务。

（三）全军耐药性监测网、山东医疗系统监测网、国家卫生健康委员会细菌耐药性监测网、山东省动物源病原菌抗药性监测网

对于这4个监测网的数据抽取方案，系统采用了与全国医疗机构感染监测网相同的策略。通过采用XML格式的文件作为数据抽取的中间文件，并结合集中和分布式相结合的数据存储系统，系统确保了数据的准确性、一致性和可比性，同时满足了数据共享和安全性的需求。

四、数据核查流程

（一）国家食品微生物风险监测网

对于国家食品微生物风险监测网的数据核查，系统确立了以新系统为基准，原系统为参照的原则。首先，系统需要将原系统的数据字典与新系统的数据字典

进行精确对应，确保数据的准确性和一致性。在监测网系统的数据转换过程中，系统采用直接转换的方式，将原表中对应字段的数据完整地迁移到新表中，遵循数据照搬的原则，尽量避免在转换过程中对数据进行处理。

同时，系统建立了详细的数据字典对照表，对需要转换的数据字段进行一一对应，并对新旧数据表中字段的名称、类型、精度等信息进行了详尽的描述。为了确保数据的准确性，系统还将通过比对样本、检测等信息的一项或多项，对业务数据进行去重处理，并对数据的有效性进行严格的校验，包括数据长度、数据格式的有效性及逻辑符合情况等方面。只有校验通过的数据，才能被允许入库。

（二）全国医疗机构感染监测网

对于全国医疗机构感染监测网的数据核查，系统接受符合《基本数据集过程数据交换规范》要求的数据包，并依照规则库对数据进行严格的核查。数据质量核查是在数据上传完成后，数据入库和对外发布前进行的关键步骤，旨在确保数据的准确性和可靠性。

系统的数据质量管控平台涵盖了数据质量实时监控、数据质量后评估及数据的自动修正3大功能，以确保数据的完整性和准确性。通过实时监控数据质量，系统能够及时发现并处理数据异常；通过后评估，系统可以对数据的整体质量进行把控；而自动修正功能则能够帮助系统快速纠正数据中的错误，提高数据处理的效率。

（三）国家卫生健康委员会细菌耐药性监测网

对于国家卫生健康委员会细菌耐药性监测网的数据核查，系统采用通过标准字段进行录入的方式（依据Whonet定义）。这种方式能够确保数据的规范性和一致性，便于后续的数据分析和处理。

（四）全军耐药性监测网、山东医疗系统监测网、山东省动物源病原菌抗药性监测网

对于这3个监测网的数据核查方式，系统采用了与全国医疗机构感染监测网相同的策略。通过接受符合规范的数据包，并依照规则库对数据进行严格的核查，系统确保数据的准确性和可靠性。同时，系统也注重数据质量的实时监控和后评估，以及数据的自动修正功能，以确保数据的完整性和准确性。

五、数据权限管理

（一）国家食品微生物风险监测网

在国家食品微生物风险监测网系统中，数据权限管理被细分为应用权限和数据权限2个方面，以确保数据的安全性和合规性。

1. *应用权限*　该系统采用角色－用户－权限的灵活分配机制。每个用户都被赋予一个或多个角色，这些角色代表了用户在系统中的身份和职责。角色由多个不同的权限组成，便于高效地分配用户权限。当用户被赋予某个角色时，他们将自动获得该角色对应的所有权限。同时，为了更精细地控制权限，用户也可以直接拥有特定的权限，从而减少角色的数量，避免角色过多带来的管理复杂性。由于用户与角色、用户与权限之间都存在多对多的关系，该系统通过建立关系映射表来完成它们之间的映射，确保权限分配的准确性和可追溯性。

2. *数据权限*　数据权限是指用户能够操作的数据范围。在该系统中，每个组织机构都代表了一个真实机构，并作为数据权限的划分依据。通过用户与组织机构的关系，该系统能够确定每个用户的数据权限。为了实现对数据权限的精细控制，该系统为需要控制数据权限的表增加了一个字段，用于保存表中数据的范围。当用户登录系统后，系统会根据其角色和所属组织机构来确定其能够访问的数据。当用户尝试操作数据时，系统会检查数据库表中的数据范围字段，以确保用户具有操作这些数据的权限。

（二）全国医疗机构感染监测网

为了确保系统的安全性和稳定性，全国医疗机构感染监测网制定了严格的数据权限管理规定。该系统禁止使用未经批准的应用程序，并严禁在系统上加载无关软件。同时，该系统参数也禁止擅自修改，以确保系统的正常运行和数据的安全性。开发、测试系统与生产系统被严格分开，以防止数据泄露和误操作。当需要对软件程序进行修改或增加功能时，必须提出明确的修改理由、方案和实施时间，并报上级主管部门批准。修改后的程序必须在测试系统上进行调试，确认无误后方可投入生产应用。此外，软件修改、升级前后的程序版本都需存档备查，以确保数据的可追溯性。在修改、升级软件时，还需制定应急补救方案，以应对可能出现的风险。该系统还制定了各项访问控制措施，包括对网络、数据库等的访问，以确保数据的安全性和合规性。

（三）全军耐药性监测网、山东医疗系统监测网

这两个系统的数据权限管理与全国医疗机构感染监测网相同，都采用了严格的数据权限控制措施，以确保数据的安全性和合规性。

（四）国家卫生健康委员会细菌耐药性监测网

目前，该系统尚未开通具体的权限方案。但预计在未来，该系统将采用类似的权限管理机制，以确保数据的安全性和合规性。

（五）山东省动物源病原菌抗药性监测网

Varms系统的权限划分根据角色定位进行，分为企业角色和平台权限2种。企业角色包括管理账户和数据管理账户。管理账户是企业客户的最高权限，具有全面的管理功能；数据管理账户则具有查看当前登录账号旗下所有厂区数据的权限。采集权限为移动采集端的权限，用于数据的现场采集。平台权限方面，管理账户仅负责基本维护，不参与检测数据及业务数据的处理，仅负责为业务用户创建基本账户和设定网站运营参数。平台检测权限是整个检测业务的核心权限，具有对检测数据进行处理和分析的能力。通过这种权限划分，该系统能够确保不同用户只能访问和操作其权限范围内的数据，从而提高数据的安全性和合规性。

第四章

平台概要设计

平台概要设计主要是指架构设计。架构是对事物复杂形态的一种共性的体系抽象，是针对某种特定目标系统的具有体系性、共性问题所提供的通用解决方案。具体来说，架构是基于业务导向和驱动来理解、分析、设计、构建、集成、扩展、运行和管理信息系统，一个信息系统的架构体系应由组织机构、业务流程、业务信息、业务功能和业务语义等层次构成。复杂系统集成的关键是基于架构（或体系）的集成，而不是基于部件（或组件）的集成。

耐药监测系统建设高度重视“架构设计”的重要性，从业务目标分析出发，设计出一套符合要求的架构，包括总体架构、数据架构、技术架构和部署架构等，确保信息系统建设的内容符合建设目标，这样不仅可以保证病原耐药监测业务运营和管理的可持续发展，更可以确保这种IT建设的不断迭代。

第一节　架构设计方法概述

在系统建设前期，采用适合耐药监测系统建设的架构设计方法和流程，分层进行多维架构设计，为后续系统研制与建设奠定统一的基础、提出约束要求。

一、总体架构设计

总体架构是指针对整个信息平台所进行的全面性、系统性的规划与设计。需清晰地勾勒出平台内诸如硬件、软件、数据、应用程序及安全机制等各类要素彼此之间的关联和组织形态，涵盖从最基础的技术设施层到顶端的业务应用层的所有层次结构，确切地指明各个部分的功能、职责及相互间的交互流程。其根本目的在于促使信息平台能够高效运转、具备灵活的扩展性、保持稳定可靠性，并且能够充分满足业务需求及适应未来的发展变化。总体架构设计是对一个信息系统整体结构与组件的抽象描述，用于指导系统各个方面的设计和实现，包括应用系统、数据资源管理、数据分析与展现及数据的应用等。

通过对病原耐药监测业务发展规划、内外环境因素，以及信息系统各要素分析，勾画出信息系统的建设蓝图，定义出信息系统建设的总体结构、要素构成和相互关联关系。

二、业务架构设计

业务架构设计一般涵盖以下重要内容：①业务流程设计，清晰界定各项业务的具体操作流程、步骤，以及其中的关键节点与控制环节；②业务功能设计，精准确定系统为支持业务开展与管理所需实现的具体功能；③业务数据设计，全面梳理业务产生和运用的数据，涵盖数据的来源、格式及存储方式等；④业务规则设计，严谨制定业务运行需遵循的规则和约束条件，保障业务的合规性与准确性；⑤业务组织架构设计，明确参与业务的各部门、岗位及其职责与权限；⑥业务场景设计，生动描绘典型的业务应用场景，助力更好地理解并满足业务需求。

病原耐药监测业务发展规划或目标的达成必定需要各个业务域的支撑，在业务架构设计时首先需要识别出各个业务域，然后分析出各个业务域的角色组成及它们之间的关系，接着分析业务域之间的利益关系，最后总结和设计出符合IT建设目标的业务流程。

三、应用架构设计

应用架构设计通常涵盖以下几方面：①对应用功能模块进行精准划分，清晰界定各个模块的职责与功能范畴；②精心设计应用之间的集成关系，明确不同应用进行数据交换及功能协同的方式；③开展应用分层设计，诸如对展示层、业务逻辑层、数据访问层等进行合理划分和确切定义；④规划应用部署架构，思索应用在各类服务器或环境中的部署途径；⑤关注应用性能和可用性设计，确保系统在高并发等状况下能够稳定运行；⑥重视应用安全设计，涵盖用户认证、授权及数据加密等诸多方面。

在业务架构的设计中，每个用户的业务操作就是一个功能需求，而每个业务操作又必然会生成相应的结果数据，基于UC（user/create）矩阵方法，可以归纳和设计形成子系统，最终形成子系统之间的逻辑关系框架。

四、技术架构设计

技术架构设计一般涵盖以下几个要点：①进行技术选型，选定适用于系统开发与运行的编程语言、框架、数据库管理系统等技术工具；②挑选系统架构模式，如单体架构、微服务架构、分布式架构等，从而满足系统在性能、可扩展性及可用性方面的要求；③设计基础设施，包含服务器配置、网络拓扑、存储方案等，为系统的稳定运行提供保障；④选择与设计中间件，如消息队列、缓存系统等，以提升系统的性能与可靠性；⑤选定开发与运维工具，诸如代码管理工具、自动化部署工具等，用以提高开发和运维的效率；⑥开展技术安全设计，涵盖网络安全、数据安全、访问控制等内容，保证系统的安全性。

从业务流程到应用实现再到数据存储，以及它们之间的信息流转，信息技术是支撑信息流转的必备条件。项目建设需要充分分析各个层面所需的技术手段，从可行性、性价比、扩展性、规范性等方面做好技术选型，确保信息化建设可以快速、高效、高质量的开展。

五、数据架构设计

数据架构设计通常涵盖以下关键内容：①进行数据模型的设计，构建包括概念模型、逻辑模型及物理模型，以此清晰地定义数据的结构与关系；②开展数据存储的设计，明确数据的存储形式，如数据库的选择、数据表结构的规划等；③规划数据集成与交换的设计，对不同系统或数据源之间数据的整合及流转途径进行筹谋；④制定数据治理的设计，确立数据质量的标准、数据管理的策略及数据安全的策略等；⑤设计数据仓库与数据集市，为数据分析和决策支持提供支撑；⑥明确主数据管理的设计，敲定关键的主数据及其管理流程。

数据是信息化建设的根本，数据的合理存储更是一门科学。需要从数据的不同特性来对数据进行分类，如业务特性、实时性、长久性、法律法规相关性、业务稳定性等，然后根据这些特性来决定哪些数据应该存储在一起，哪些数据应该分开存储，哪些数据应该永久保存。

六、部署架构设计

逻辑部署架构设计通常涵盖以下方面：①明确系统的各类组件和模块，并清晰其功能及相互关系；②筹划组件和模块在不同逻辑层级上的分布状况，如前端层、应用层、数据层等；③思索各层之间的通信方式与协议，确保数据能够高效传输与交互；④规划系统的冗余和备份策略，保证系统的高可用性及数据的安全性；⑤确定系统的扩展方式，以便适应因业务增长而产生的系统容量需求变化；⑥评估不同逻辑部署方案对系统性能、成本及维护工作的影响。

信息系统的各种设计完成之后，还需要进行系统的部署设计，分析这些信息系统该如何正确的部署，哪些系统应该独立部署，哪些系统应该集中部署，既要考虑运行效率、稳定性，也要考虑性价比和易维护性。

七、物理架构设计

物理部署架构设计通常包含以下要点：①进行服务器选型，依据系统需求选取适宜的服务器类型与配置；②规划网络拓扑，设计网络的连接形式与结构，保证数据传输的高效性与稳定性；③安排数据中心布局，明确服务器、存储设备等硬件设施的安放位置；④规划环境设施，诸如电力供应、制冷系统等，为硬件设备的正常运转提供保障；⑤设计容灾备份，思考在遭遇灾难时如何确保系统的可用性及数据的恢复；⑥部署监控与管理设施，保证能够实时监测系统状态并实施有效的管理。

信息系统都是运行于网络和硬件设备之上的，在确定了信息系统的逻辑部署架构之后，还要进行物理部署设计，确定运行信息系统需要什么样的物理硬件或网络支持。

第二节　总体架构

遵循“统一数据采集、业务应用共享”的思路和总体架构，采用高可用、可扩展、分布式的应用支撑平台的架构。在项目架构底层设计上，基础运行环境支持云环境部署。

按照上述设计要求，将总体架构划分为4个层次进行规划和设计，包括底层数据资源层和应用支撑层，到上层的业务应用层和接入层。同时，在规划和设计中建立标准规范体系和信息安全体系，见图4-1。

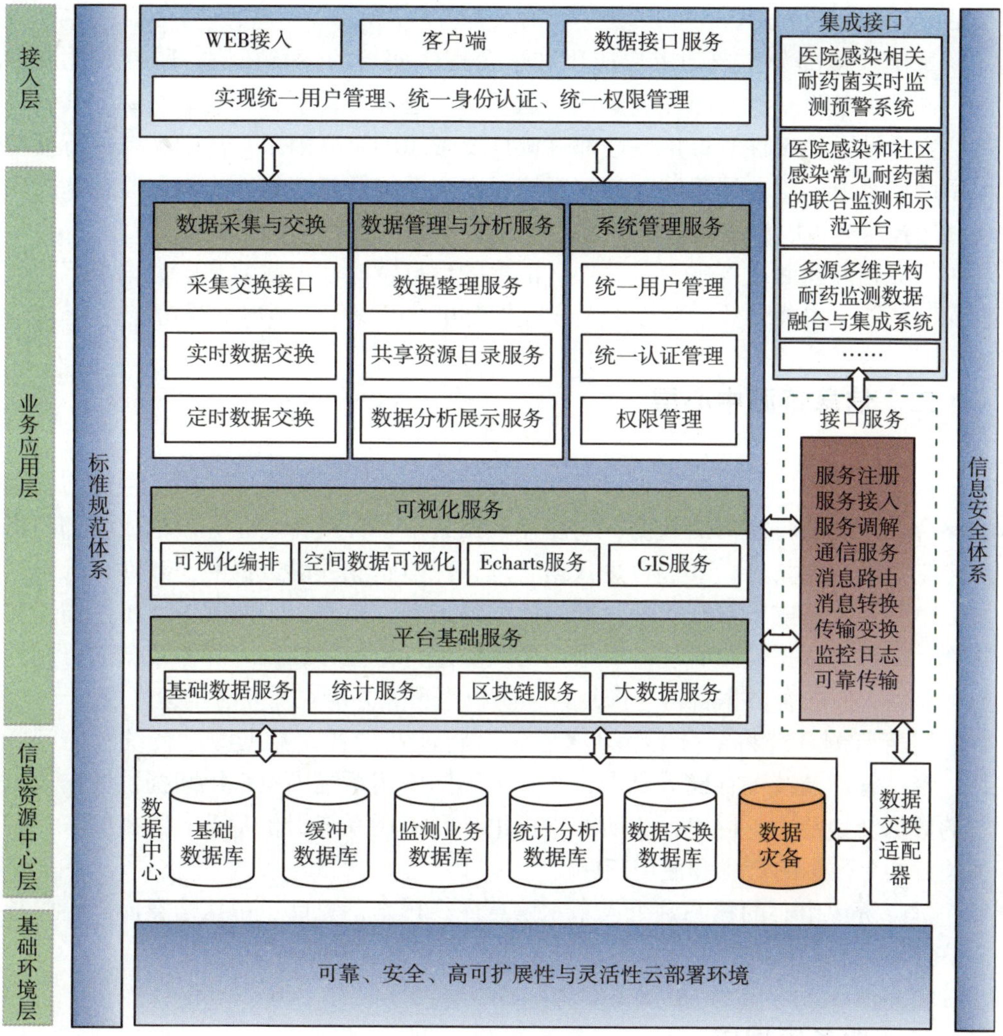

图4-1　系统总体架构

一、基础环境层

在系统总体架构设计里，基础环境层一般涵盖以下内容：①包含硬件设施，如服务器、存储设备、网络设备等；②涵盖操作系统，为系统的运行给予基础性的软件支撑；③囊括数据库管理系统，承担数据的存储与管理工作；④包含中间件，如消息队列、缓存等，以增进系统的性能与稳定性；⑤具备安全防护设施，如防火墙、入侵检测系统等，守护系统的安全；⑥采用虚拟化技术，达成资源的灵活分配及高效利用。

基础环境部分主要为上层应用和平台提供底层的运行环境，所有其他层次的组件都是基于基础支撑环境实现和运行的。这部分位于平台的最底层，其可靠性、安全性、稳定性和可扩展性都是设计要考虑的重要因素。基础支撑运行环境层由网络系统、服务器系统、存储系统、安全系统及基础软件构成，通过基础环境利用技术先进、安全可靠的环境，服务器虚拟化技术。

病原耐药监测支撑平台建设项目汇聚的信息资源和形成的基础数据下沉至数据库服务器，实现大数据融合深入分析与交互式可视化定制展示等功能。

二、信息资源中心层

信息资源中心层主要涵盖以下几个方面：①包含数据仓库，用于存储与管理经整合、清洗及转换后的数据；②涵盖数据集市，针对特定业务需求或者部门提供定制化的数据集合；③包含主数据管理，保障企业关键数据的一致性、准确性及完整性；④涵盖元数据管理，针对数据的定义、结构、来源等信息予以描述和管理；⑤包含数据质量管理，对数据的质量进行监控并提升，确保数据的可用性与可靠性；⑥包含数据备份与恢复，以防数据丢失并能在需要时迅速恢复。

耐药监测系统将结合实际业务数据，将涉及的各类数据源进行统一访问封装、统一管理及统一存储等操作，并且为不同应用系统内及系统间提供横向及纵向的数据交换能力。同时，为所有支撑组件及应用系统提供基础的数据服务，解决关键共享数据的产生和使用问题。

信息资源中心的核心是个人基本信息库、样本信息库、菌株信息库、检验检测信息库，它们共同构成了病原耐药监测业务的核心数据资源。

三、业务应用层

业务应用层主要具备以下功能：①拥有数据采集功能，可收集来自各类医疗机构与实验室的病原菌耐药性相关数据；②具备数据分析功能，能对所采集的数据展开深度剖析，挖掘出潜在的耐药趋势及规律；③设有报告生成功能，依据分析结果自动产出详尽的监测报告；④具有预警功能，一旦察觉耐药性出现异常状况，能够及时发出预警信号；⑤包含数据共享功能，达成不同部门和机构之间耐药性数据的共享与交流；⑥具备质量控制功能，保证采集的数据准确且可靠，分析结果科学且有效。

四、信息安全体系

安全保障体系在各层面为平台提供机密性、完整性、可用性、可鉴别性等安全服务，除了能够实现基础安全体系（如防火墙、防病毒、存储备份等），还要控制用户访问的安全性、数据整合的安全性及完整性、数据查询的准确性、授权信息的安全性、应用的安全性、数据备份及恢复完整性等。安全保障体系包括访问安全、应用安全、服务安全、流程安全、平台安全、存储安全、主机安全及网络安全等安全控制机制。

五、系统架构扩展

良好的系统架构需保证系统未来具有良好的发展空间，在架构设计中，应充分考虑各层的扩展策略。

（一）基础环境层

系统采用虚拟化技术，对服务器、应用运行等都支持集群部署，并可按需动态扩展，在增加新的业务或系统负载压力增加时，可以快速地通过添加虚拟机来提高运行能力。

（二）信息资源中心层

系统部署策略支持集群部署，可通过增加数据库运行节点来提高数据服务能力。另外，由于在应用系统的设计中，要求支持数据资源的横纵向切分，因此，在数据服务层，可对应用中的数据从时间、空间或者其他业务运行维护进行拆分，拆分到多个库运行，这一机制从根本上支持数据服务层的扩展。企业服务总线可通过集群部署策略来扩展服务接口和处理能力。

（三）支撑组件层

系统提供通用组件服务，可以根据业务发展的需要，进一步扩展和补充更多的组件。

（四）应用服务层

系统可以通过集群来满足应用服务范围扩充后所要求的服务能力，通过在多个应用服务器集群上发布更多的应用来增加应用，满足更多的业务需要。

第三节　应用架构

病原耐药监测支撑平台总体应用架构的设计，通常需综合考量以下几个关键要点：①清晰界定数据的来源及采集途径，涵盖各类医疗机构、实验室等所提供的数据；②规划好数据的存储与管理方式，保证数据的安全性与完整性；③精心设计数据分析的流程与方法，能够精准挖掘出耐药性的特点和趋势；④确定结果展示的形式与内容，要做到直观、清晰地展现监测结果；⑤思索系统的扩展性与兼容性，以适应未来业务的发展及技术的更新；⑥构建完备的用户权限管理和安全机制，守护数据的隐私并保障系统的稳定运行。病原耐药监测支撑平台总体应用架构的设计见图4-2。

一、基于SOA架构的应用支撑平台

SOA（面向服务架构）通过定义良好的接口和契约，将应用程序的不同功能单元（服务）连接起来，实现高内聚、松耦合的系统设计。平台以可信的消息管控为核心，构建统一的应用服务和安全基础架构，支持安全互联互通、信息共享和业务运行。系统采用层次化架构，降低数据层、业务层和用户交互层的耦合度，确保模块独立，灵活应对业务变化，提升系统的可扩展性、灵活性和易维护性。

二、基于SOA服务总线的系统集成

SOA服务总线支持虚拟化通信，连接服务提供者和请求者，屏蔽物理实现细节，实现松耦合交互。总线负责消息传递，使应用程序无需关注底层连接方式，支持多种编程模型和技术，确保系统集成的高效性和灵活性。

三、基于JavaEE技术体系的三层结构开发

采用JavaEE技术，构建B/S/D三层应用结构，确保平台的可移植性和可扩展性。JavaEE支持异构环境、可伸缩性和高可用性，提供多种分布式计算技术（如RMI、HTTP、JMS），简化企业应用的开发、部署和管理，成为企业级开发的工业标准。

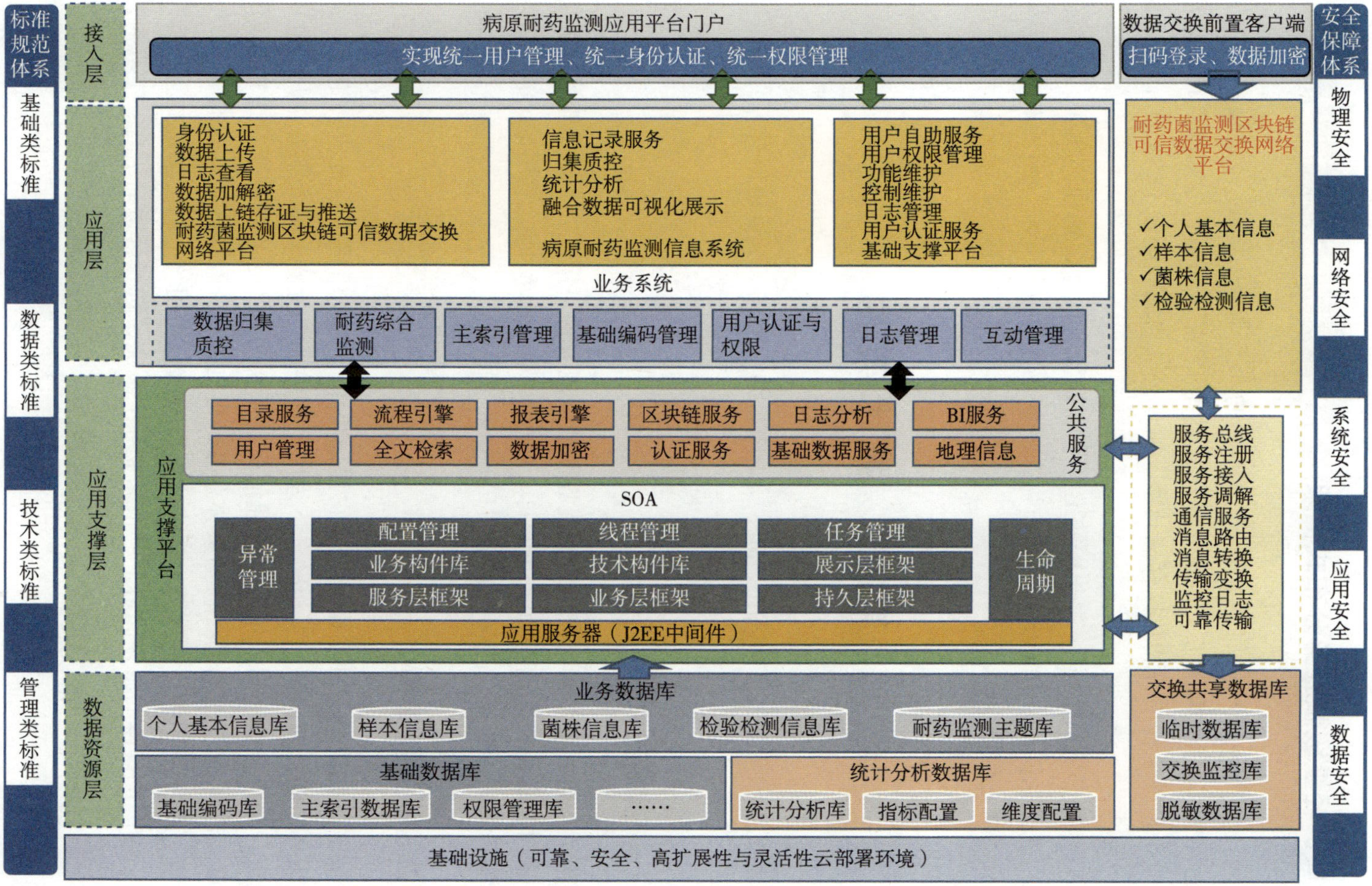
标准规范体系
基础类标准
数据类标准
技术类标准
管理类标准
接入层
应用层
应用支撑层
数据资源层
病原耐药监测应用平台门户
实现统一用户管理、统一身份认证、统一权限管理
数据交换前置客户端
扫码登录、数据加密
身份认证
数据上传
日志查看
数据加解密
数据上链存证与推送
耐药菌监测区块链可信数据交换网络平台
信息记录服务
归集质控
统计分析
融合数据可视化展示
病原耐药监测信息系统
用户自助服务
用户权限管理
功能维护
控制维护
日志管理
用户认证服务
基础支撑平台
业务系统
数据归集质控
耐药综合监测
主索引管理
基础编码管理
用户认证与权限
日志管理
互动管理
耐药菌监测区块链可信数据交换网络平台
✓个人基本信息
✓样本信息
✓菌株信息
✓检验检测信息
应用支撑平台
目录服务
流程引擎
报表引擎
区块链服务
日志分析
BI服务
用户管理
全文检索
数据加密
认证服务
基础数据服务
地理信息
公共服务
SOA
异常管理
配置管理
线程管理
任务管理
业务构件库
技术构件库
展示层框架
服务层框架
业务层框架
持久层框架
生命周期
应用服务器（J2EE中间件）
服务总线
服务注册
服务接入
服务调解
通信服务
消息路由
消息转换
传输变换
监控日志
可靠传输
业务数据库
个人基本信息库
样本信息库
菌株信息库
检验检测信息库
耐药监测主题库
基础数据库
基础编码库
主索引数据库
权限管理库
……
统计分析数据库
统计分析库
指标配置
维度配置
交换共享数据库
临时数据库
交换监控库
脱敏数据库
基础设施（可靠、安全、高扩展性与灵活性云部署环境）
安全保障体系
物理安全
网络安全
系统安全
应用安全
数据安全

图4-2　系统应用架构

四、轻量级微服务分布式框架

采用微服务架构，将应用拆分为独立的小型服务，通过轻量级机制（如HTTP API）通信。微服务支持独立开发、部署和扩展，提升开发效率和模块化水平，支持多种编程语言和数据存储技术，实现持续集成和部署（CI/CD），满足复杂业务需求。

平台基于SOA架构，结合JavaEE技术和微服务框架，构建高内聚、松耦合的应用支撑系统，支持安全、灵活、可扩展的业务集成与开发，满足未来业务变化和技术演进的需求。

第四节　技术架构

系统技术架构遵循JavaEE规范，采用B/S结构模式，基于SOA体系结构进行设计。

一、前端架构

前端架构主要用于支持用户交互界面的展现方式，保证界面的美观性和兼容性。采用JQuery作为前端JavaScript库，UI组件基于Easy UI，使用ajax的方式与基础服务层进行交互，前端代码遵循ES6标准（图4-3）。

二、微服务架构

微服务架构是一种架构模式，它提倡将单一的应用程序划分成一组小的服务，服务之间互相协调、互相融合，为用户提供最终价值，每个服务在其独立的进程中，服务与服务间采用轻量级通信机制互相协作（通常是基于HTTP协议的Restful API）。每个服务都围绕着具体业务进行构建，并且能够被独立的部署到生产环境、类生产环境等。另外，系统应当尽量避免采用统一的、集中的服务管理机制，对一个具体的服务而言，应根据业务上下文，选择合适的语言、工具对其进行构建。

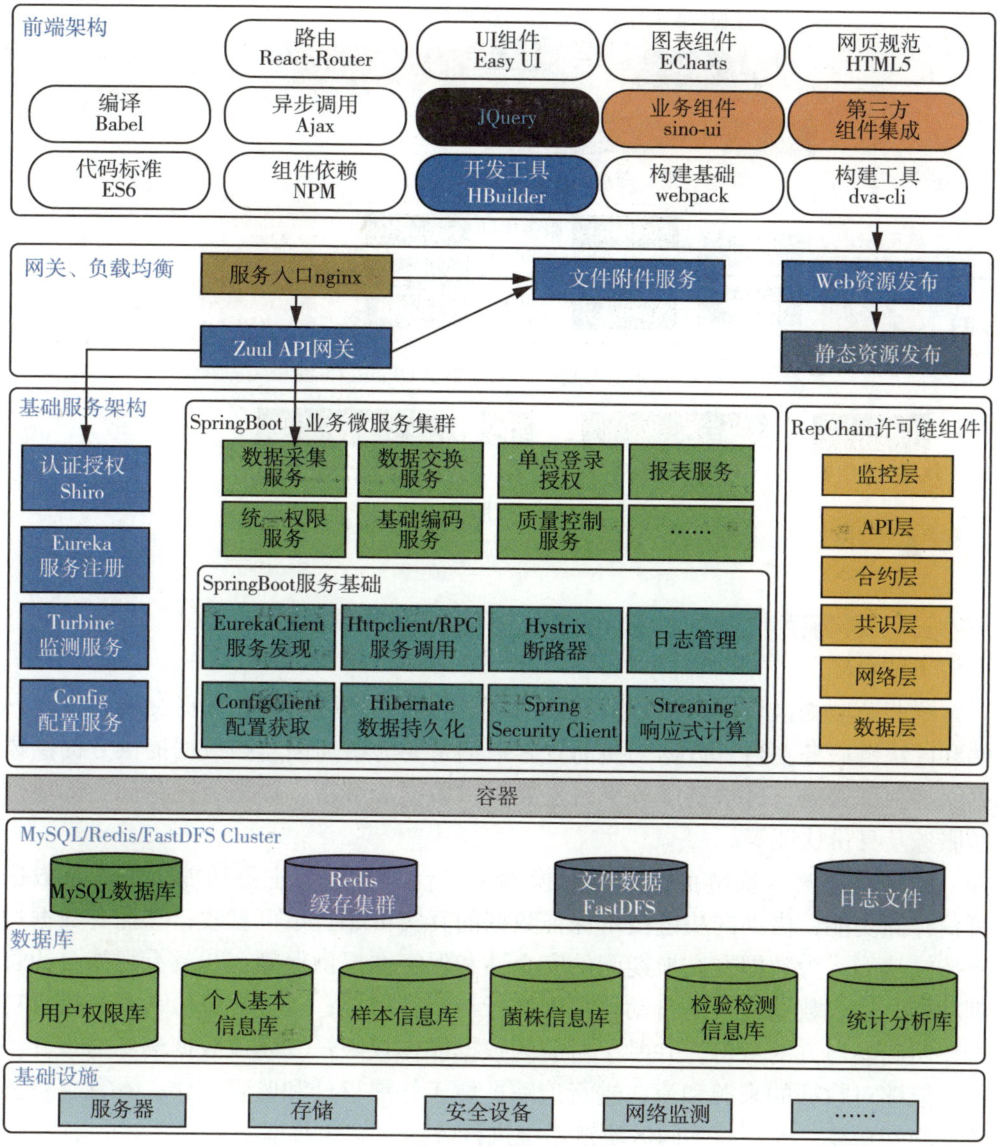

图4-3　技术架构设计

采用开源的轻量级微服务的分布式服务技术框架SpringCloud，具备服务发现、服务注册、负载均衡与容错、REST客户端、动态路由、集群配置管理、服务总线、分布式消息队列（支持Kafka和MQ）、安全控制、任务调度、服务治理、日志管理等功能。它实现了从网关服务到服务发现，再到熔断机制等一系列流程，涵盖了实现分布式系统所需的基础软件组件，其核心组件架构如图4-4所示。

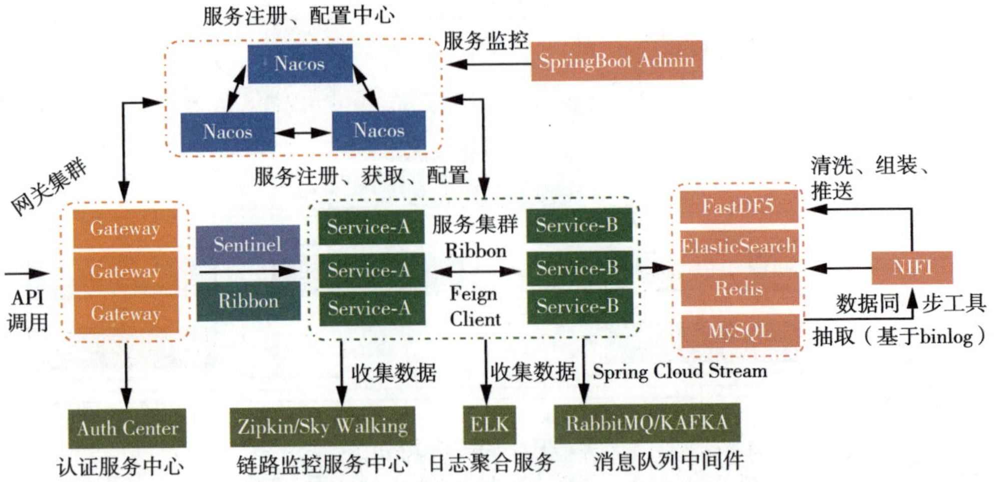

图4-4　微服务架构

三、耐药菌监测区块链可信数据交换网络平台

耐药菌监测区块链可信数据交换网络平台由两部分组成，数据交换前置客户端和区块链服务平台。数据交换前置客户端主要为耐药菌监测数据提供方提供数据交换前置服务；区块链服务平台主要提供数据加解密、数据上链存证、区块推送服务及身份认证等。

耐药菌监测区块链可信数据交换网络平台具有如下主要功能：①具备数据可信存储功能，借助区块链技术保证数据的真实可靠且不可篡改；②拥有数据加密传输功能，为数据在交换期间的安全性和保密性提供保障；③具有智能合约管理功能，达成数据交换的自动化规则执行与流程把控；④包含身份认证与授权功能，明确参与方的身份，并赋予对应的数据操作权限；⑤涵盖数据溯源与审计功能，能够对数据的来源和流向进行追踪，便于开展审计和监管工作；⑥具备跨链数据交互功能，支持与不同区块链系统进行数据交换和共享

第五节　数据架构

业务数据库采用MySQL，支持数据读写分离、数据分区、并行查询，并引入Redis缓存、FastDFS文件系统等技术，提高了系统性能和可伸缩性。

系统采用分层的数据架构，表现层、业务逻辑层、持久层良好分离，保证数据模型的扩展性及适应性。系统的业务处理功能（OLTP）和数据统计分析（OLAP）功能应设计为相对独立的系统，分别使用独立的服务器、各自的数据库/数据存储系统，避免互相干扰。

业务处理系统产生的数据，根据具体要求的不同，通过分布式消息队列和ETL工具同步或批量导入到统计分析平台。按照数据流通的环节，将数据架构分为数据来源区、数据管理加工区、数据利用区，如图4-5所示。

系统数据来源区包含统一数据采集应用、现有业务系统、外部共享数据，数据管理加工区包含数据管理、数据加工、数据准备、数据存储、数据集成、数据交换分拣，数据利用区包含查询类应用、管理类应用、分析类应用、数据API服务。

一、系统数据结构设计

数据库逻辑结构设计的主要任务是把概念层数据模型转换为组织层数据模型，即根据数据库的概念结构导出特定的数据库管理系统可以处理的数据库的逻辑结构。数据库的物理结构设计的主要任务是为逻辑模型选取一个最适合应用要求的物理结构。

本章将结合项目数据结构和数据库的设计过程，对数据结构设计要点进行阐述，具体逻辑结构和物理结构设计内容。

二、逻辑结构设计要点

在数据库逻辑结构上分为病原耐药监测数据库、数据交换平台数据库、应用门户数据库、用户权限管理数据库、日志库和基础信息编码库。

数据交换数据库、应用门户数据库、用户权限管理数据库、日志库、基础信息编码库是供耐药监测基础支撑系统使用的各类基础数据。

三、物理结构设计要点

1. *数据库类型*　采用MySQL 5.7数据库对数据进行存储。

2. *数据存储方式*

（1）通过SQL语句进行数据存储：对业务信息中的数据通过SQL语句进行存储，字典表中的数据也可以通过SQL语句进行存储。

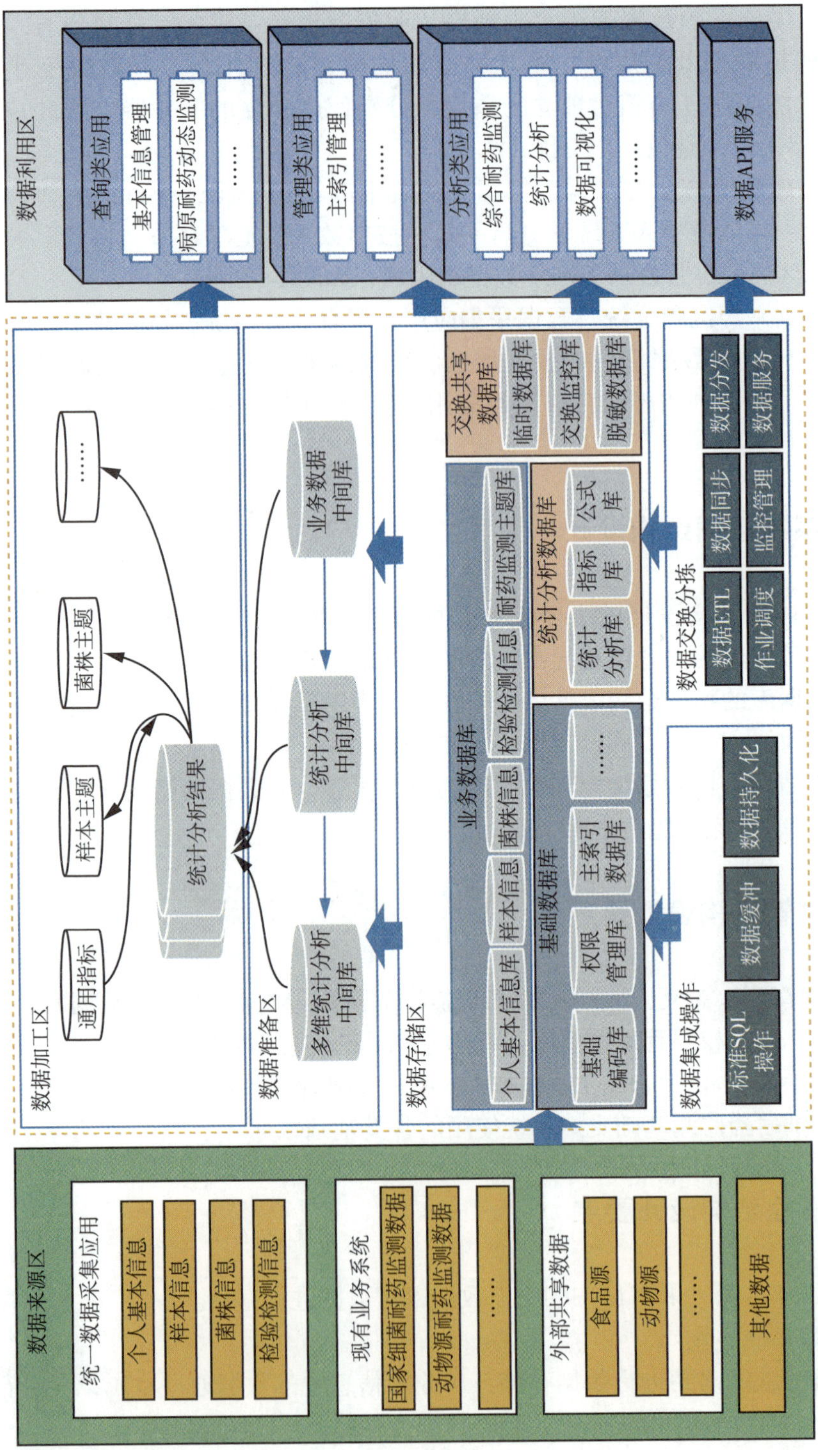
数据利用区
查询类应用
基本信息管理
病原耐药动态监测
……
管理类应用
主索引管理
……
分析类应用
综合耐药监测
统计分析
数据可视化
……
数据API服务
数据加工区
通用指标
样本主题
菌株主题
……
统计分析结果
数据准备区
多维统计分析中间库
统计分析中间库
业务数据中间库
数据存储区
业务数据库
个人基本信息库
样本信息
菌株信息
检验检测信息
耐药监测主题库
基础数据库
基础编码库
权限管理库
主索引数据库
……
统计分析数据库
统计分析库
指标库
公式库
交换共享数据库
临时数据库
交换监控库
脱敏数据库
数据集成操作
标准SQL操作
数据缓冲
数据持久化
数据交换分拣
数据ETL
作业调度
数据同步
监控管理
数据分发
数据服务
数据来源区
统一数据采集应用
个人基本信息
样本信息
菌株信息
检验检测信息
现有业务系统
国家细菌耐药监测数据
动物源耐药监测数据
……
外部共享数据
食品源
动物源
……
其他数据

图 4-5 数据架构设计

（2）通过Navicat Premium等工具进行数据存储：对字典表中的数据可以直接通过Navicat Premium等工具进行数据的存储，对部分业务数据也可以通过这些工具进行存储。

3. 索引的设置

（1）表的主键、外键建立索引。

（2）数据量超过300的表建立索引。

（3）经常与其他表进行连接的表，在连接字段上建立索引。

（4）经常出现在Where子句中的字段，特别是大表的字段，建立索引。

（5）在选择性高的字段上建立索引。

（6）索引建在小字段上，对于大的文本字段甚至超长字段，不建索引。

（7）复合索引的建立需要进行仔细分析；尽量考虑用单字段索引代替。

（8）频繁进行数据操作的表，不建立太多的索引。

（9）索引所对应的表的数据量非常大时，如几百万甚至上千万条数据，则索引也会占用很大的空间，这时对索引进行分区。

物理结构设计具体内容参见《病原耐药监测支撑平台的构建项目数据库设计说明书》。

第六节　物理架构

一、整体网络部署架构

如图4-6所示，各级疾控及其他相关机构通过客户端登陆到区块链统一认证接口进行耐药平台的访问，移动终端安全用户通过APP登陆区块链访问耐药平台，各级用户网络边界安全采用各级机构自身的网络安全设备进行防护。

二、云计算网络设计架构

图4-7为病原耐药监测平台云计算内容网络设计架构。

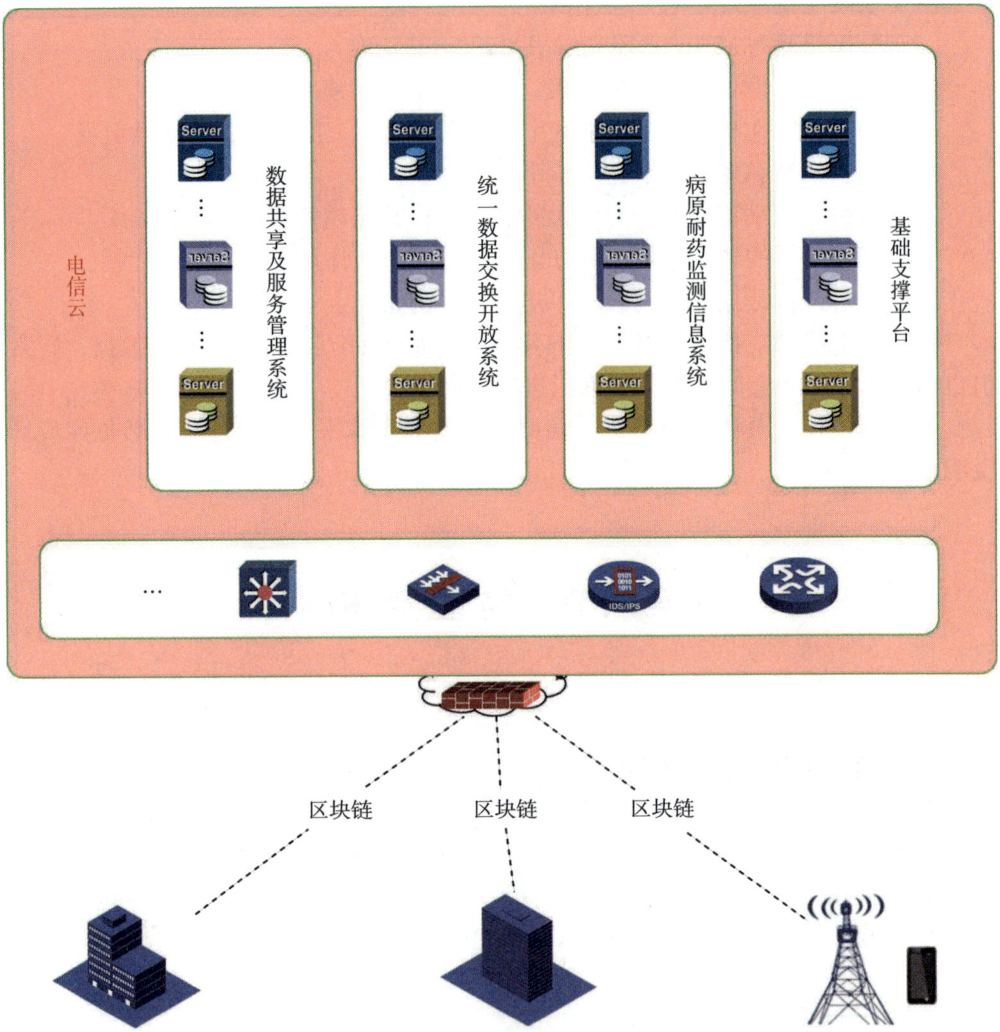

图4-6　整体网络部署架构

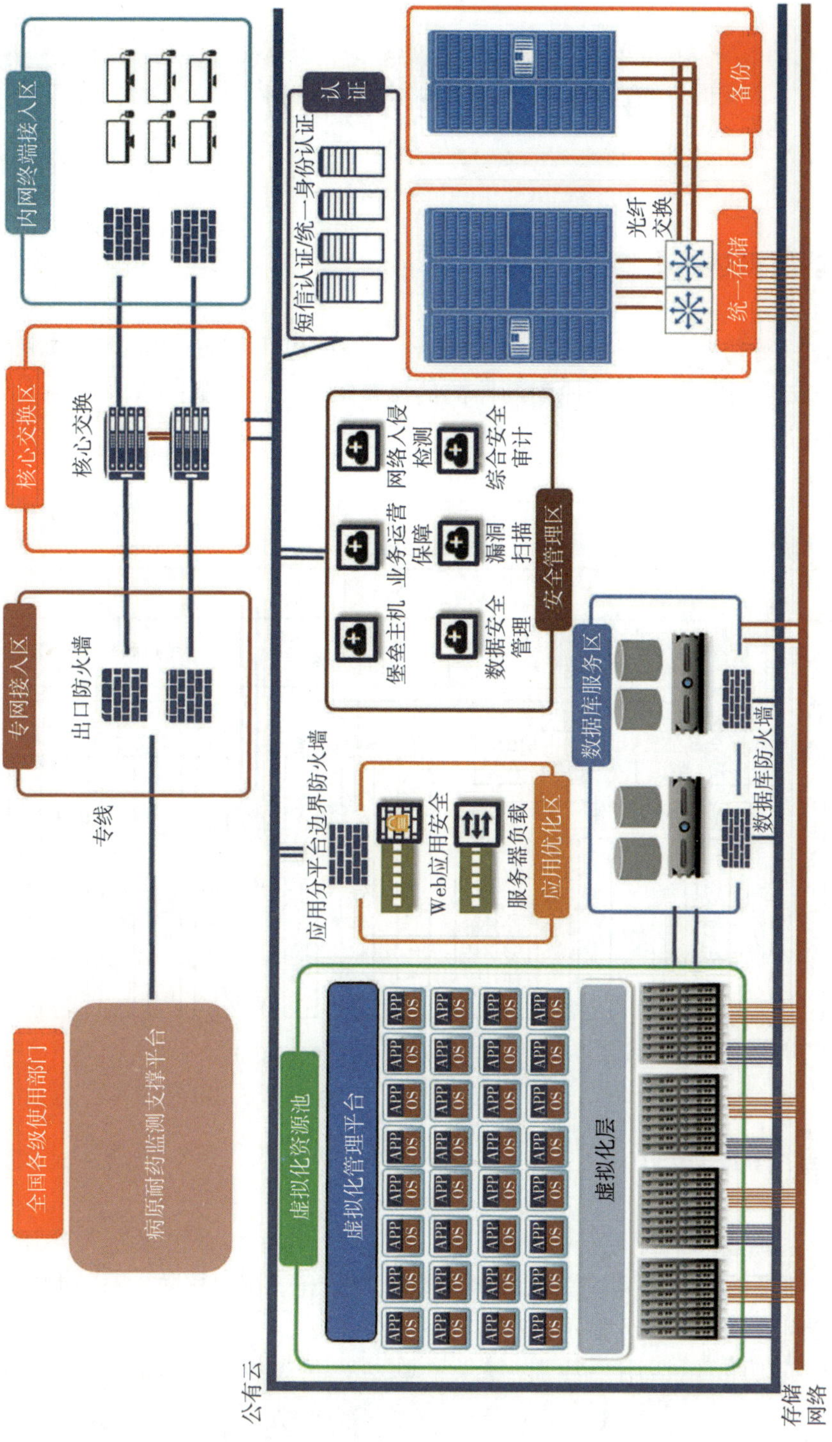

全国各级使用部门
病原耐药监测支撑平台
专线
专网接入区
出口防火墙
核心交换区
核心交换
内网终端接入区
公有云
虚拟化资源池
虚拟化管理平台
APP
OS
虚拟化层
应用分平台边界防火墙
Web应用安全
服务器负载
应用优化区
堡垒主机
业务运营保障
网络入侵检测
数据安全管理
漏洞扫描
综合安全审计
安全管理区
短信认证/统一身份认证
认证
数据库服务区
数据库防火墙
统一存储
光纤交换
备份
存储网络

图 4-7 网络拓扑图

第七节　系统功能设计

一、功能概述

根据病原耐药监测需求范围，系统设计了统一应用门户、耐药菌监测区块链可信数据交换网络平台、病原耐药监测信息系统、用户和权限管理等四大类功能，如图4-8所示。

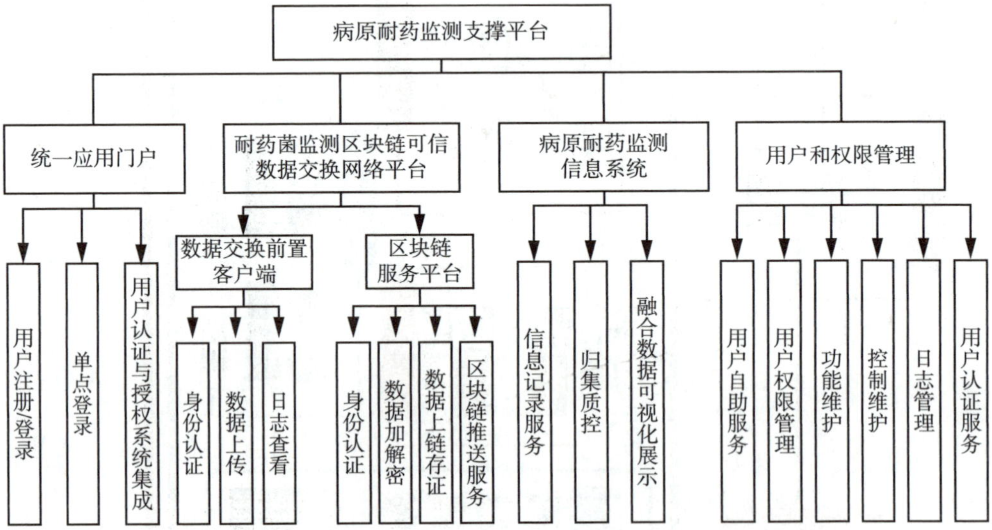

图4-8　病原耐药监测平台功能结构

二、应用门户设计

首先，系统建立病原耐药监测应用平台门户，作为各业务系统唯一访问入口，实现与建设的各业务系统单点登录功能。根据登录用户权限，系统判断登录用户能够访问的业务系统，显示拥有权限的系统图标。

应用门户功能包括用户注册/登录、单点登录和统一系统管理，如图4-9所示。

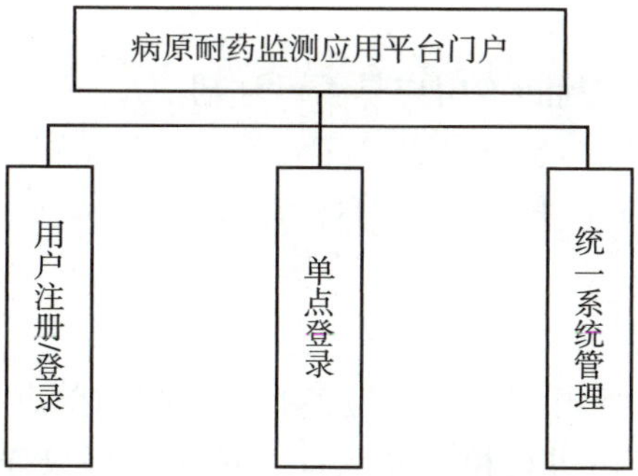

图4-9　系统应用门户功能结构

（一）用户注册/登录

1. 功能概述　用户使用病原耐药监测应用平台时需要进行注册操作，应用门户判断用户是否已经进行注册，如未进行注册则跳转到用户注册页面提醒用户进行注册，如用户已注册，提示用户输入密码。

2. 业务规则　用户需要进行实名制注册，已注册过的用户不能重复注册。业务流程如图4-10所示。

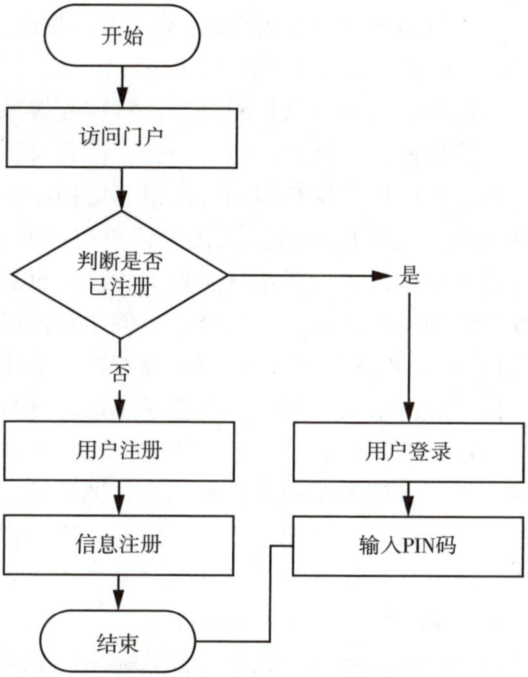

图4-10　用户注册/登录流程

3. 流程说明

（1）用户访问门户，判断该用户是否已注册。

（2）如“是”，用户登录，输入PIN码。

（3）如“否”，用户注册，完成信息注册。

（二）单点登录

与单点登录系统进行集成，实现与各业务系统的单点登录功能。门户通过单点登录系统对用户的身份进行核实及认证，单系统登录作为统一身份认证中心，提供用户信息认证服务，门户作为系统统一访问入口提供用户登录功能，其他业务系统不提供登录入口，只接受单点登录系统的间接授权。间接授权通过令牌实现，单点登录系统验证用户的身份信息是否存在问题，如验证通过则创建授权令牌，在接下来的系统跳转过程中，授权令牌作为参数发送给各个子系统，子系统拿到令牌，即得到了授权，可以借此创建局部会话，局部会话登录方式与单系统的登录方式相同。

（三）统一系统管理

系统完成对系统安全、组织机构、用户管理、角色管理、权限管理、接口管理、系统参数设定、日志管理和系统数据归档等功能，并建立相应的管理制度，最终实现对组织、用户、角色及首页进行配置管理。

系统能针对各个子系统中的角色及权限信息；管理配置系统管理组织机构信息；配置系统运行参数信息；信息维护，通知、公告信息维护、发布；可自行定义系统首页显示的内容，并可任意调整布局，风格、更换图标；可自行定义系统功能菜单，并可任意调整，支持用户自定义快捷菜单；主要包括提供日志管理，包括用户操作日志，异常操作日志、登录日志查询，接口日志、工作流日志等日志管理功能；提供授权管理功能，系统可以对用户使用功能进行严格的管理，用户能够按授权权限进行数据的编制、申请、审批及查看；系统管理员按权限可对数据库子集、指标、代码进行增减、修改，配置系统运行参数信息；支持用户自行定义系统功能菜单，并可任意调整，支持用户自定义快捷菜单。

为了便于系统的维护，方便系统的优化和调整，通过该功能系统设置在运行中可以调整的系统参数，如最大统计记录条数等信息。系统提供了多项参数可开关控制，在系统集成、业务处理等方面可灵活的对系统中各项运行参数、控制参数、操作方式进行设定，保障系统的高可靠运行。

1. 用户管理　通过用户管理功能模块，实现对登录平台的用户信息的统一管理，包含用户信息的创建、删除、新增、启用和禁用功能，并且可以在此处分配用户所属于的机构、角色。

2. 角色管理　通过用户管理功能模块，实现对平台的用户角色的统一管理及用户角色的权限配置，包含用户角色的创建、删除、新增和权限分配等功能。

3. 机构管理　通过机构管理功能模块，实现对平台食品安全标准综合管理系统、食品安全风险监测系统的机构信息统一管理，包含机构信息的创建、删除、新增和级别设置等功能。

4. 日志管理　日志管理主要记录用户操作日志、异常操作日志、登录日志查询、接口日志、工作流日志等日志，用户可以在此功能详细查看各类日志，并可以导出。

三、耐药菌监测区块链可信数据交换网络平台

耐药菌监测区块链可信数据交换网络平台由两部分组成，数据交换前置客户端和区块链服务平台。数据交换前置客户端主要为耐药菌监测数据提供方提供数据交换前置服务；区块链服务平台主要提供数据加解密、数据上链存证、区块推送服务及身份认证等，如图4-11所示。

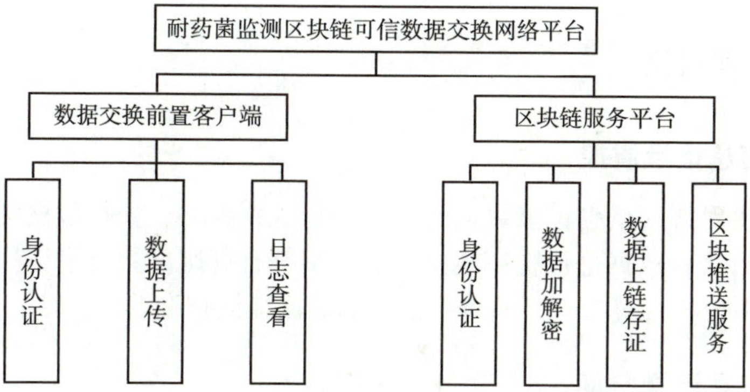

图4-11　数据交换网络平台功能结构图

（1）参与数据交换的机构安装部署前置交换软件。

（2）上传Excel文件到指定路径，客户端自动解析转化数据，调用提交存证请求接口，数据上链。

（3）服务端调用接收区块数据接口，接收并处理区块数据入库。

四、监测数据中心设计

系统作为病原耐药监测数据中心，完成对系统所采集的患者、标本、菌株、检测信息进行清洗与整合。对接入系统的数据提供查阅功能，使业务人员对接入系统的数据有一个直观的了解。系统提供数据汇集、数据融合、统计分析、趋势变化、风险预警等服务。

（一）用例分析

用例分析见图2-10。

（二）信息记录服务

数据接入服务包括接入信息、信息记录接入日志，平台通过统一数据交换开放系统发布的标准数据接口与数据集成API，对外提供数据服务采集接收外部系统上传的数据信息。系统接收外部数据传输请求，解析用户信息，对传输数据权限进行认证。权限认证通过后，解析数据文件，对数据内容进行归档，并且记录接入过程日志。

（三）归集质控

（四）信息记录质控

系统提供对接入信息记录数据的质控进行规则维护，根据数据资源目录维护的数据标准对接入数据进行统一质控，并对不符合规则的数据进行标记，反馈给数据的来源单位或者负责人，并对质控后的数据提供查询功能。

（五）信息记录归集

系统针对符合质控规则的信息进行归集与发布管理，根据数据资源目录中维护的规则，归集生成患者、标本、菌株等主索引信息。

（六）融合数据可视化展现

平台主要提供大数据可视化图表的展现功能。数据以图形图像形式表示，并利用数据分析和开发工具发现其中模糊规律信息的直观展现平台。可视化分析平台提供统一时空框架下的大数据资源的可视化展示，每一类数据资源都能够以各种图形（饼图、柱状图、线图、散点图、条形图、区域图、地图、气泡图、漏斗图、树状图、图状态、仪表盘、混合图等）可视化元素为载体，对数据进行直观展示。

作为大数据应用“最后一公里”的数据可视化产品，基于“业务主导的自服务模式（business-user-driven）”的设计理念，强调认知、可视化、人机交互的交叉与融合，利用包括文本可视化、网络（图）可视化、时空数据可视化、多维数据可视化、关系图谱数据可视化在内的多种可视化技术，将用户业务体系内部各类多源、异构、海量的数据以图形的方式呈现出来，让抽象的数据变得具象、直观，帮助用户更快地理解数据，更加专注于自有业务，使决策更具时效性和高回报性。

第八节　系统非功能设计

一、非功能性总体设计

（一）易用性设计

界面设计要求为容易理解、学习和使用，并具有一定吸引力。具体要求如下。

1. *人机界面友好*　符合日常办公习惯，采用B/S系统架构，用户工作界面简洁直观、风格统一，各项功能清晰，减少操作层次。

2. *安装易用性*　尽可能降低系统安装和配置的技术门槛。

3. *系统更新易用性*　尽可能提高系统更新升级的方便易用性，提高对数据采集内容变化的适应性。

4. *系统在线帮助*　提供帮助文档下载、在线帮助检索，提供智能提示等。

5. *国家监测报告工具包零培训或接近零培训*　基于B/S架构设计开发应用系统，不使用浏览器插件等扩展技术。

（二）易维护性设计

系统的易维护性要求包括系统的可管理性、持续的系统调优能力两个方面。其中良好的可管理性包括系统的维护、应用开发和产品选型三个方面。

（1）在应用开发上，开发的应用系统必须有集中的管理模块和可视化定制开发工具，必须能够对应用的各个部分进行细致的调整和管理。程序代码必须有良好的结构和设计，尽量能够达到构件和对象重用。

（2）选择的主机软件和服务器软件产品必须具有很好的可管理性，能够进行远程维护和集中维护，且比较容易地进行升级。

（3）持续的系统调优能力包括主机软件、应用服务器软件和应用系统的持续调优能力，以保证系统的运行随着维护时间的增加逐渐趋于稳定和最优化，而不是每隔一段时间，就会出现系统崩溃、运行速度变慢等灾难性的后果。

（三）扩展性

系统在设计时应充分考虑在未来若干年内的发展趋势，具有一定的前瞻性，并充分考虑系统升级、扩容、扩充和维护的可行性；针对耐药监测系统平台未来会涉及用户多、数据量大的特点，充分考虑如何大幅度提高业务处理的响应速度及辅助决策分析的速度和精度；在考虑现有遗留系统的平滑接入的同时，需要在对未来系统建设的适应性方面给出合理的解决方案。

系统对可扩展性设计要求如下。

（1）系统可以适应业务需求优化变动的情况，较易进行系统改动，具有良好的可扩展性。

（2）系统的总体体系架构应该在一定时期内保持相对稳定，但必须还能够满足可扩展的要求，可扩展主要表现在对于业务需求和数据变化要能够适应。

（3）系统应能适应后续应用的添加，而不至于程序大量的修改或推翻重来。

（4）随着用户数的增长及功能应用的增长，软件系统通过硬件性能的调整而保持相对的稳定性，维持正常的运行。

二、性能优化设计

系统性能是系统能力的综合体现，包括系统各个运行部分相关的因素工作作用的结果，影响系统性能的主要因素包括网络、主机、存储、系统软件、应用软件、安全设施、用户规模和数据量等。系统性能优化主要通过应用开发层面性能优化、基础软件层面性能优化、基础运行环境性能优化组成，见图4-12。

（一）性能指标要求

系统性能是系统的能力的综合体现，包括系统各个运行部分相关的因素工作性能的总和，影响系统性能的主要因素包括网络、主机、存储、系统软件、应用软件、安全设施、用户规模和数据量等，为保证性能符合要求需要从用户访问层

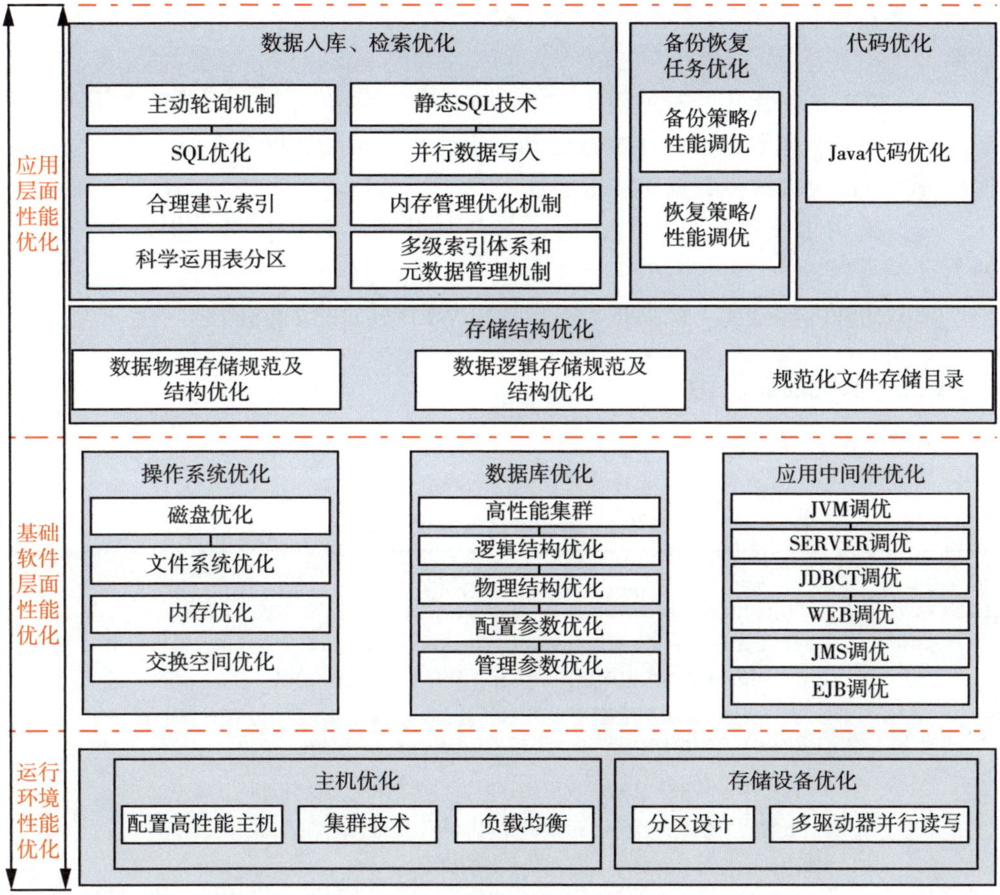

图4-12　系统性能优化设计图

面、系统服务器部署、系统服务、数据库层面和开发层面等进行设计。

系统建设的病原耐药监测支撑平台在处理数据时，要保证不出现内存溢出，且具有较好的响应速度。响应时间指用户按下确认键至系统返回成功信息的时间间隔。

（二）系统性能总体设计

对于系统的优化设计，应当综合考虑各方面的因素，从应用系统、运行环境，数据库优化几个角度分析，重点放在对数据库的优化上。

系统功能优化细化到应用的功能点，针对每个功能点的特点和业务的关键性，合理平衡功能点间的优化力度，具体措施如下。

（1）运用高效的软件框架和模式，提高软件对象间交互的效率。

（2）程序代码编写上减少冗余对象，使用合适的类型，提高代码运行的效率。

（3）SQL语句优化，避免使用“IN”“LIKE”等操作符。

（4）充分利用缓存层，在数据层和应用层之间增加数据缓存层，提供全局数据服务，可以大大减少数据库往返次数。

（5）采用多线程软件设计，通过多任务并行处理的方式，提高系统处理能力。

（6）动静内容分离，该项技术可以提供WEB页面的读取速度。

（三）系统性能设计

系统性能设计见表4-1、表4-2。

表4-1　数据管理性能优化列表

主要功能	优化方法
业务数据	1. 在应用中开辟缓存层。在数据层和应用层之间增加数据缓存层，提供应用全局数据服务。可以减少与数据库之间的交互，减轻数据库负荷； 2. 对于对象的创建做到不重复初始化同一对象，尽可能做到对象的再使用，提高性能； 3. 动静内容分离。在Web网页设计时，将动态和静态文件进行分离； 4. 所对应关键表的设计，建索引及定期索引重建； 5. 附件上传可多点传输，与表单数据分离； 6. 在数据文件上传的时候所用的时间比较长，会占用数据连接资源，因此，系统采取定时连接处理的优化方法，在规定的时间内没有使用的连接会被系统释放让给其他的用户使用，这样就提高了连接池的利用率； 7. 将部分校验逻辑下载到客户端并进行缓存，减少后台校验时间
日志管理	日志表分时分地区存储，提高查询和插入效率
数据交换	定期批处理
文件上传	1. 文件上传在传输之前进行压缩，提高带宽利用效率； 2. 点对点传输或者切割分段传输，提高传输效率
数据查询、报表生成	1. 根据常用查询条件建立索引； 2. 常用报表定期建立，可实现生成或生成到中间表中； 3. 优化SQL语句
系统管理功能	合理利用web界面集成的组件功能

表4-2　用户管理性能优化列表

主要功能	优化方法
用户同步	定期处理用户信息同步，减少实时处理
权限认证	1. 在应用中开辟缓存层。在数据层和应用层之间增加数据缓存层，提供应用全局数据服务。可以减少与数据库之间的交互； 2. 对于对象的创建做到不重复初始化同一对象，尽可能做到对象的再使用，提高性能； 3. 所对应关键表的设计，建索引及定期索引重建
信息交流	1. 建立规则库，通过规则引擎进行数据规整； 2. 常用的规整方法在系统运行时内置到内存中，提高访问效率

（四）开发层面优化

1. *数据入库、检索优化*　通过良好的程序对数据的访问架构、SQL设计、索引设计等工作来提高数据入库及检索的速度。

2. *存储结构优化*　通过良好的数据架构设计，使得数据的存取具有良好的性能。

3. *代码优化*　包括尽量减少浏览器与服务器端的数据传输量，后台适度采用异步操作，缓存的应用等。

（五）软件运行环境优化设计

在软件运行环境的优化设计中，数据库性能优化和应用服务器环境优化是两个至关重要的方面。以下是对这两个方面的详细探讨。

1. *数据库性能优化*　关于数据库性能的优化，系统参考了《病原耐药监测支撑平台的构建项目数据库设计说明书》中的性能优化章节。该章节提供了全面的指导，帮助系统对数据库性能进行精细化的调整和优化，从而确保数据库在高效、稳定的状态下运行，为整个软件系统的顺畅运行提供坚实的支撑。

2. *应用服务器环境优化*　在应用服务器环境优化方面，系统主要聚焦于JDBC调优和WEB调优两个关键点。

（1）JDBC调优：JDBC Connection Pool的调优需要综合考虑应用服务器线程数的设置、数据库进程数及游标的大小。通常，系统会确保每个线程中只使用一个连接，以避免资源的过度消耗。因此，连接数并非越多越好。为了平衡资源利用和性能，应将连接池的最大值设置为等于或略小于线程数。同时，为了减少新建连接所带来的开销，应将连接池的最小值和最大值设为一致，从而确保连接的高效利用。

（2）WEB调优：除了代码层面的优化外，WEB应用的调优还涉及对一些关键描述符的调整。首先，系统会关闭Session Monitoring Enabled功能，以减少不必要的性能开销。在集群环境下，系统会优先使用内存复制来设置Session复制，以确保数据的一致性和高性能。此外，在保证应用正常运行的前提下，系统会设置较短的Session超时时间，以释放不再使用的资源。在生产环境中，为了避免不必要的检查开销，系统会将JSPPage Check Secs和Servlet Reload Check Secs均设为-1。同时，关闭JSPKeep Generated和JSPVerbose也有助于提升WEB应用的性能。

综上所述，通过数据库性能优化和应用服务器环境优化的综合实施，能够显著提升软件运行环境的整体性能，为用户提供更加高效、稳定的服务体验。

（六）系统编码优化

在Java程序里，性能方面的多数问题并非由Java语言导致，而是出自程序自身。针对耐药监测系统，主要从以下3个方面来优化。

1. *增设缓存机制* 因系统检索功能常用，故对数据集、数据文件、数据项及目录的检索均应添加缓存，以提升速度。

2. *优化WebService* 系统整合依靠WebService/MessageQueue传输数据，大数据量传递时先压缩再解压，可增效率与可靠性。

3. *Java编程要点*

（1）减少非必要操作，避免重复创建对象，必要时声明并初始化，用后置null助垃圾回收，通过类实现Cloneable接口、采用工厂模式或用接口可减类创建，类派生时慎初始化成员变量。

（2）重用对象，尤其String对象连接时用StringBuffer替代，过多创建对象影响性能。

（3）多用局部变量，其在栈中速度快，静态、实例变量在堆中慢，局部变量或依编译器/JVM优化。

（4）勿重复初始化变量，调用构造函数时Java有默认初始化值，类派生时用新建对象会自动调用构造函数链。

（5）及时回收过期对象，JVM的GC机制虽减轻开发者负担，但过度创建对象会耗内存致泄漏，故及时回收非常重要。

（6）应谨慎使用异常，抛出异常会创建对象并触发JVM堆栈展开，增加性能开销。异常应仅用于处理错误（如非法参数、资源不可用），而非控制程序流程。滥用异常会降低代码可读性和性能。

第九节　信息安全设计

安全保障体系在各层面为平台提供机密性、完整性、可用性、可鉴别性等安全服务，除了能够实现基础安全体系（如防火墙、防病毒、存储备份等），还要控制用户访问的安全性、数据整合的安全性及完整性、数据查询的准确性、授权信息的安全性、应用的安全性、数据备份及恢复完整性等。安全保障体系包括访问安全、应用安全、服务安全、流程安全、平台安全、存储安全、主机安全及网络安全等安全控制机制。

耐药监测系统建成之后，将汇聚大量的患者隐私数据，安全设计遵循国家标准《信息安全技术网络安全等级保护基本要求》(GB/T 22239—2019)，按照网络安全等级保护第三级及项目实施机构中国疾病预防控制中心的信息安全相关要求进行设计。

信息安全等级保护2.0版本要求，三级系统安全通用要求包含：物理与环境安全、网络与通信安全、设备与计算安全、应用与数据安全、安全策略及管理制度、安全管理机构和人员、安全建设管理和安全运维管理8个方面的内容。系统建设内容不包含硬件资源建设相关内容。系统部署于电信云环境，故在项目建设中，将着重考虑应用与数据安全方面内容，并配合实施机构中国疾病预防控制中心和硬件资源厂商做好网络安全等级保护第三级的安全升级改进工作。

一、应用安全设计

（一）统一身份认证设计

（1）系统在应用门户提供用户单点登录页面，各业务系统使用应用门户提供专用的登录控制模块对登录用户进行身份标识和鉴别。

（2）系统提供用户身份标识唯一和鉴别信息复杂度检查功能，保证应用系统中不存在重复用户身份标识，身份鉴别信息不易被冒用。

（3）系统提供登录失败处理功能，登录失败的用户，系统自动立即结束会话；登录后超时未操作的用户，系统自动检测并强制重新登录。

（4）系统启用身份鉴别、用户身份标识唯一性检查、用户身份鉴别信息复杂度检查及登录失败处理功能，并根据安全策略配置相关参数。

（二）统一权限管理设计

统一权限管理包括2部分：访问控制和权限管理，可实现对系统中的所有权限进行维护，并为系统的使用者设置相应的权限。由权限分配策略将信息分类和机构人员有机挂接，实现对所有用户通过权限分配策略将所有信息有效控制起来。一个单位任何一项工作或全部工作（某一个或全部的信息对象），均是根据该单位内部职责的分配与指定，由1-N个机构的1-N个人员在不同时间范围内完成并有多种可能的权限规定。

在病原耐药监测系统中，将由系统管理员对业务管理员进行用户审核和权限分配，由业务管理员对普通用户进行用户审核和权限分配。通过业务域、功能点和控制权限，对用户权限进行有效控制。

二、系统级访问安全设计

（一）单点登录安全

系统进行统一的用户和权限管理，通过应用门户提供统一的登录入口，实现整个工程应用系统的单点登录功能。

单点登录方式主要是实现用户采用PKI安全体系，基于应用支撑平台单点登录接口进行用户认证和单点登录的能力。

（二）登录时间控制

根据用户角色、访问功能的不同，系统提供针对用户角色的登录时间控制，通过应用服务器完成Session的有效时间配置，并在后台管理功能中实现基于资源的访问控制策略，超时用户自动退出到登录界面。

（三）连接数控制

这里的连接数指的是对于某个角色用户，能够同时获取多少个服务器连接个数，也可以看作是针对一个IP地址（绑定一个特定用户），能够在同一时间打开多少个具有数据库连接功能的页面（如可否同时打开2个查询页面，可否同时下载多个资料等）。

系统将基于应用服务器或HTTP服务器完成对特定角色连接数量的控制，减少因采用多线程下载工具或刷屏软件等工具导致的系统性能线性下降、资源消耗线性增长等引发的安全问题。

（四）限定时间登录次数控制

用于用户在登录系统时，系统对连续登录失败的登录尝试禁止再进行登录，自动封锁用户界面，避免密码恶意程序不断尝试登录所造成的安全隐患。系统用户登录失败的次数为5次，次数用尽之后，2小时之内禁止该用户登录系统。

（五）资源访问控制安全设计

系统涉及的各个角色所能访问的功能不同，职级不同，配置有一套完善的安全权限模型支持。通过分级授权模式与RBAC（基于角色的访问控制）权限模型进行权限验证，可从不同的层面（应用或组织）进行分级授权。

本系统支持权限模型与账号类型的交叉验证机制，有效提升安全性；提供统一且灵活的组织管理功能，可适应组织架构的动态变化；同时配备丰富的接口服务，为应用提供组织人员信息、应用资源配置、权限控制等多维度数据支持，便于系统定制与扩展。此外，系统还提供完备的管理界面，简化管理与配置流程。

三、应用系统功能性安全设计

（一）后端代码安全设计

采用B/S的两层架构模型，因此，作为安装部署应用中间件的服务器来说，必须针对任何可能发生的攻击来防护以保证系统安全，同时需要确保一旦服务器被攻击，对底层数据的攻击性访问就要受到禁止，在进行应用系统设计和安装部署时，至少要做到如下几点：①禁止应用服务器上所有不必提供的网络服务，如打印服务、DNS服务等，只允许HTTPS和网关协议；②检验应用中间件的配置文件，只允许访问所需要的页面集合；③删除任何不需要的CGI-BIN和其他可执行程序；④使用Java Servlet和JSP应用程序替代CGI程序；⑤尽可能限制应用中间件自身功能的特权。如在UNIX系统中，应用服务器可作为具有限制访问权限的普通用户运行。

（二）前端界面安全设计

1. *避免恶意代码注入*　增强前后台的程序判别，杜绝采用jsp小脚本的include方式。定期检查网页代码，判别是否存在恶意代码注入，特别是由iframe方式组成的网页。

2. *预防跨站攻击脚本*　在各业务页面编写时，通过如下方式预防跨站脚本攻击。

（1）过滤或转换用户提交数据里的HTML代码。

（2）限制用户提交数据的长度。

3. 锁定文件、目录和其他系统资源　设定Web服务器或守护进程以最低数量的优先权运行，让应用程序以最少的特权运行。不信任来自用户甚至数据库的任何信息，这有助于防范脚本利用。每当从不可信的源获取信息时，都要确保其不包含任何可执行代码后才能进行相关处理。

4. 防止数据溢出

（1）设置输入域的最大输入长度，如设定文本框的最大长度属性。

（2）加强网页Java Script校验。

（3）核心在于在服务器上进行检查，并依据业务逻辑进行校验。

5. 控制直接访问和浏览　所有网页通过以下3种方式控制用户的直接访问和浏览，如直接复制资料更新URL。

（1）在web.xml文件中配置每个路径的pattern，并为每个pattern设置权限。

（2）在前台web页面添加权限校验代码。

（3）提交时在后台判断操作权限。

（三）访问数据库程序安全设计

（1）禁止在JSP和Servlet中直接获取数据库连接。

（2）通过数据库连接池的ACL访问控制表获取数据库连接权限。

（3）使用数据库专有的JDBC接口获取连接，避免使用通用的数据库驱动。

（四）系统接口安全设计

（1）减少接口参数个数，并尽量避免参数中出现数组、对象等需占用大块内存的数据类型。

（2）减少在循环或递归方法中调用接口。

（3）通过加密算法保障系统接口的安全性。

四、数据安全设计

（一）数据访问安全

为确保数据访问的安全性，系统将通过应用中间件的ACL（访问控制列表）来实现对特定数据库连接池和消息连接池的精细访问控制。对于重要性极高的数据，若表级数据访问控制权限无法满足需求，系统将进一步实施行级数据访问权限管理，具体步骤如下。

1. 建立行级访问控制策略　针对每张需要行级访问控制的数据库表，增加一行级访问控制权限列，用于详细记录每行的访问权限信息。

2. 授予用户行级访问权限　根据需求，为数据库用户精确授予表中特定行的访问权限及访问类型。

3. 行级访问控制　在用户访问数据库表时，结合行级访问控制策略和用户的行级权限，对用户进行精细化的访问控制。

（二）数据存储安全

系统将通过支撑体系的日志管理和行为审核功能，对数据访问日志进行全面查询，以便及时发现并排除潜在的安全隐患。同时，系统利用专业的数据库监控软件对数据库连接状态、磁盘剩余空间、CPU占用率和进程数量等关键参数进行实时监控。为确保数据库中存储的个人隐私数据安全，系统将采用国密SM4加密算法对数据进行加密处理。

（三）数据传输安全

在系统中，所有用户认证和签名数据都将通过加密传输，以确保数据在传输过程中的安全可靠性。

（四）数据安全审计

数据库的安全审计功能能够全面审计业务数据的访问行为，实时分析SQL语句，深入解析并评估对敏感数据表和字段的访问合法性。对于异常或未授权的敏感数据访问，系统将发出警告并进行监管。为防止敏感数据泄露，我们将对系统涉及的个案数据和汇总数据进行加密保护，并详细记录用户操作日志，以防范外部攻击和内部泄露风险。同时，系统提供数据加密配置和算法设置选项，支持对存储数据的加密，特别是对涉密和敏感字段的加密处理。此外，系统还提供数据脱敏处理支持，实现灵活的数据脱敏配置。

（五）数据完整性

系统能够检测并应对系统管理数据、鉴别信息和重要业务数据在传输过程中可能出现的完整性破坏问题。一旦检测到完整性错误，系统将采取必要的恢复措施，确保数据的完整性和准确性。

（六）数据保密性

系统将采用加密技术和其他有效措施，确保系统管理数据、鉴别信息和重要业务数据在传输过程中的保密性。同时，系统将严格按照用户级别来授权数据和资料的访问权限，确保数据的保密性得到严格维护。

（七）备份和恢复

对于系统数据的备份和恢复，系统主要建设内容如下。

（1）提供本地数据备份与恢复功能。

（2）提供异地数据备份功能，利用通信网络将关键数据定时批量传送至备用场地。

（3）采用冗余技术设计网络拓扑结构，避免关键节点存在单点故障。

（4）提供主要网络设备、通信线路和数据处理系统的硬件冗余，保证系统的高可用性。

五、个人隐私保护

个人隐私保护至关重要，因为系统信息涵盖了诸多涉及患者个人隐私的敏感数据，如电子疾病档案中的患者基本信息。为确保系统中个人隐私数据得到妥善保护，系统将从以下几个方面进行精心设计。

（一）访问前准备

系统将对个人的敏感信息实施数据加密存储措施，确保数据在静态状态下的安全性。同时，系统设定个人数据默认为非自由访问状态，以防止未经授权的访问行为。

（二）访问时控制

当系统用户尝试访问个人信息时，系统将在条件允许的情况下，引入身份验证机制，如刷身份证或未来可能建立的CA（证书颁发机构）认证机制。这一举措旨在确保只有经过验证的用户才能访问敏感数据。此外，在与业务系统进行接口对接时，系统将根据个人数据的特性和需求，对其进行匿名化处理，以进一步保护个人隐私。

（三）访问后审计

系统将建立完善的个人数据访问记录系统，对所有访问行为进行详尽的记录。这些记录将包括访问时间、访问用户及访问内容的具体分类等信息。通过定期的审计和分析，系统能够及时发现并应对任何潜在的隐私泄露风险，确保个人隐私数据的持续安全。

系统将通过访问前准备、访问时控制及访问后审计三个环节的紧密结合，构建一个全面、高效的个人隐私保护体系，为系统用户提供安全、可信赖的数据服务。

六、云计算安全

（一）安全框架

云计算的安全框架涵盖了诸多关键组件，如防火墙、IPS、流量清洗系统、网络隔离技术及确保传输安全的相关设备。此外，它还必须符合一系列严格的安全标准和认证，包括但不限于SOX、SAS70，并应提供集中的用户管理与认证、集中的日志记录、自动化的安全补丁管理。数据隔离、数据访问控制及剩余信息保护同样重要，同时，VM隔离、安全补丁的持续管理、系统加固、防病毒措施，以及全面的监控设备，都是这一框架不可或缺的部分。

1. *物理安全*　为确保承载云计算平台的基础设施安全，租用的公有云必须通过等保三级认证。这是保障数据安全的第一步，也是构建稳固云计算环境的基础。

2. *基础安全*　在云计算环境中，大量使用的OS、DB、Web等通用软件常面临病毒入侵、漏洞攻击、木马植入、拒绝服务等多种安全威胁。因此，云数据中心的基础安全能力至关重要。这种安全能力主要通过以下三个方面来提供。

从服务器内部进行安全的监控与分析，最高程度发现问题并第一时间对入侵进行响应与告警，对防护过程中出现的入侵等高危情况进行实时响应处理并以邮件方式通知客户。

（1）系统加固：通过一系列技术手段，增强系统的稳健性和抵御攻击的能力。

（2）防病毒措施：采用先进的防病毒软件和技术，实时检测和清除可能威胁系统的病毒。

（3）安全补丁管理：及时获取并应用最新的安全补丁，以修复已知的软件漏洞。

为了进一步提升云服务器的安全性，系统部署了服务器安全卫士。这款轻量级的Agent安装在服务器端，具备多项安全监测和防护功能，包括但不限于软件漏洞检查、基线检查、弱口令检查，以及暴力破解的监测与拦截。其还能检测异常登录、web后门监控、诊断后门、反弹shell和本地提权等行为。

通过自动化的细粒度风险分析，系统能够识别弱密码、软件漏洞、Web网站风险等安全隐患，并由安全专家定期向客户提交可视化的安全报告。所有安全风险、加固措施和漏洞修复都配备详细的视图和具体的操作指南。系统能扫描超过20 000个漏洞，并提供明确的漏洞验证和处理方法，从而极大地简化了安全运维工作。

服务器安全卫士还能从服务器内部进行安全监控与分析，确保能最大限度地发现问题，并在第一时间对入侵行为作出响应和告警。对于防护过程中出现的入侵等高危情况，系统会实时响应处理，并通过邮件方式及时通知用户，见表4-3。

表4-3 服务器安全卫士功能列表

功能	功能描述
资产清点	自动清点主机内部资产如进程、端口、账号、应用等，实时掌握主机内部资产变化，为安全分析提供数据基础
漏洞检查	精准的本地分析漏洞，支持系统漏洞检测、第三方软件漏洞检测，包含精准POC探测和版本漏洞探测；支持CVSS等漏洞信息详细描述，支持漏洞修复影响检查；提供命令级漏洞修复建议
基线检查	高效基线模版、自动快速检测使基线管理行之有效；命令级修复建议，优化繁琐修复工作
弱口令检查	弱口令自动检测，自动匹配账号名相关易猜解密码，支持弱口令字典自定义
暴力破解监测与拦截	实时暴力破解多层次监控，支持暴力破解拦截功能，支持自动黑名单记录
异常登录检查	实时异常登录监控，发现异常IP、区域、时间等异常登录，支持恶意库匹配，支持自动更新黑名单功能
操作审计	支持系统实时操作命令记录，实时发现危险操作，支持审计规则自定义
web后门监控	多维度web后门识别，支持规则匹配、相似度匹配、沙箱检测、模式分析引擎检测等多种机制检测，具备实时监测能力；具备web后门详细描述展示
后门诊断	精准发现系统内后门木马程序，如rootkit、bootkit，提供详细后门程序分析报告与修复建议
反弹shell监控	支持实时监控黑客反弹shell攻击，支持攻击情况详细记录
本地提权监控	支持实时异常进程提权监测，支持进程提权过程详细记录

3. 虚拟化安全　通过虚拟化技术，实现虚拟机和物理主机之间的安全隔离。同时为预防云内部虚拟机之间的恶意攻击，部署了基于主机的虚拟化云防火墙和IDS等安全设备。

公有云平台的虚拟化安全保障技术如下。

（1）VLAN隔离：处于不同物理服务器上的虚拟机通过VLAN技术可以划分在同一个局域网内，同一个服务器上的同一个VLAN内的虚拟机之间通过虚拟交换机进行通信，而不同服务器上的同一VLAN内的虚拟机之间通过交换机进行通信，确保不同局域网的虚拟机之间的网络是隔离的，不能进行数据交换。

（2）安全组：根据虚拟机安全需求创建安全组，每个安全组可以设定一组访问规则。当虚拟机加入安全组后，即受到该访问规则组的保护。通过在创建虚拟机时选定要加入的安全组来对自身的虚拟机进行安全隔离和访问控制。

同一个安全组中的虚拟机可能分布在多个物理位置分散的物理机上，一个安全组内的虚拟机之间可以相互通信，而不同的安全组之间的虚拟机默认是不允许进行通信的，可配置为允许通信。

安全组规则包括协议、出/入方向、源IP地址段/子网或安全组、允许访问的端口范围。支持配置TCP、UDP、ICMP3种协议。

（3）二层网络安全：二层网络安全策略主要包括防止用户虚拟机IP和MAC地址仿冒，防止用户虚拟机DHCP Server仿冒。

1）防止IP和MAC地址仿冒（IP和MAC绑定）：防止虚拟机用户通过修改虚拟网卡的IP、MAC地址发起IP、MAC仿冒攻击，增强用户虚拟机的网络安全。

2）防止DHCP Server仿冒（DHCP Server隔离）：禁止用户虚拟机启动DHCP Server服务，防止用户无意识或恶意启动DHCP Server服务，影响正常的虚拟机IP地址分配过程。

3）防DoS/DDoS攻击：系统通过限制虚拟端口的连接跟踪数来抵御来自云平台外部或平台内部其他虚拟机的大流量攻击。

4. 网络安全　为了平台可能遭受的各种类型的DOS攻击和用户数据遭窃听和篡改等安全威胁，从“网络隔离、攻击防护、传输安全”等多个角度考虑。

（1）公有云VPC服务：提供用户间逻辑隔离的区域，可根据业务需求定制网络拓扑、部署云计算资源，实现安全、可靠的私有云环境的搭建。

（2）云下一代防火墙：通过部署云下一代防火墙，提供防火墙、入侵防御（IPS）、病毒过滤（AV）等丰富功能。下一代防火墙以虚拟化的形式部署设备，能够克服物理防火墙的限制，在虚拟化环境中可部署于更加靠近VM的位置，对于VM主机内部流量进行过滤，实现同时对于南北向和东西向流量的安全防护。同时，可以根据网络搭建需求，弹性调配和管理网络资源等，并且能够按需进行灵活迁移，充分发挥虚拟化优势，具有丰富的网络安全防护功能，对网络威胁进行防御，具备精细化应用管控，可为用户提供多维的应用风险分析和筛选，以及灵活的安全控制，包括策略阻止、会话限制、应用引流和智能流量管理等。同时，还具备入侵防御、病毒过滤、攻击防护、NAT等功能，满足客户对安全访问、应用识别和控制等需求，详见表4-4。

云下一代防火墙以串联的方式进行部署，将客户业务系统的所有公网服务器或边界服务器的出口和入口汇聚集中到一台云下一代防火墙中，并在防火墙中通过设置SNAT或DNAT策略，使得客户的入方向和出方向流量先经过云下一代防火墙进行安全审查而后转发至客户的指定业务服务器上。

表4-4 云下一代防火墙功能列表

功能	功能描述
应用识别	结合多元应用协议特征库综合判定应用类别
监控统计	对设备数据进行统计，并以柱状图、折线图、表格、报表、日志等方式呈现出来，帮助用户通过统计数据掌握设备状况，排查问题
用户认证	对用户进行识别，通过认证的用户可以访问对应的管理资源
访问控制	划分安全区域和非安全区域，区域之间的访问基于安全策略进行控制
入侵防御	实时监控多种网络攻击并根据配置对网络攻击进行阻断等操作
病毒过滤	探测各种病毒威胁，如恶意软件、恶意网站等，并且根据配置对发现的病毒进行处理
页面访问控制	针对不同用户的权限对页面的访问进行区别
授权管理	集中管理功能授权并可进行不同种类授权的统一下发

（3）DDoS流量清洗服务概述：通过部署Web应用防火墙为网站提供安全防护的服务，通过多维度防御策略，为网站拦截SQL注入、XSS跨站、命令注入；代码注入、敏感文件访问、恶意爬虫等Web类型的攻击，保护网站后台安全稳定运行的。

Web应用服务器通过配置客户的公网IP进而得到防护CNAME地址，而后将客户的域名解析到防护CNAME地址。Web应用防火墙的防护原理是通过DNS牵引的方式，将业务流量牵引至WAF清洗设备，再由WAF清洗设备回源至源站，同时配套提供一个高度管控、灵活使用的管理平台，达到配置简单、服务资源监控方便的目标，具体功能如下。

1）提供自助配置和监控流量清洗服务，通过出口流量监控分析，自动发现攻击并精细处理，同时提供高管控、灵活的管理平台，实现配置简单、监控方便的目标。

2）具备4～7层的全面DDoS攻击防护能力，检测多种常见攻击类型，如SYN Flood、ACK Flood等。

3）支持针对公网IP配置和修改Anti-DDoS相关参数。

4）能够为弹性云主机和负载均衡型设备的公网IP提供防护。

5）可以查看单个公网IP的监控详情，包括防护状态、配置参数、流量情况和异常事件。

6）具有查看安全报告的功能，查看区间为1周，可查询前4周统计数据，如防护流量、攻击次数和攻击排名等。

7）能够接收并分析Anti-DDoS设备上报日志，并将结果展示给用户。

（二）安全域划分

在公有云上计算资源按照业务进行安全域划分，面向公网访问业务与数据库等内网业务通过安全组和ACL策略进行严格访问控制。

在公网部署下一代安全防火墙、DDOS安全防护和WEB应用防火墙进行安全防护。

（三）数据安全

在保障数据安全方面，系统采取了多项严格措施，确保用户数据的安全删除与有效隔离。

1. *用户数据的安全删除*　在数据删除环节，系统实施了以下策略。

（1）物理内存数据删除：为确保内存中的数据不会泄露，当虚拟机准备释放物理内存之前，系统会执行清零操作。这一步骤能够彻底清除内存中的所有数据，从而有效防止任何通过物理内存途径的数据泄露风险。

（2）物理磁盘空间数据删除：当虚拟机需要释放物理磁盘空间时，系统会进行安全的数据删除操作。这不仅能防止数据在物理磁盘层面上的泄露，还能确保数据的完全清除。对于已经加密存储的物理磁盘空间，系统会通过销毁加密密钥的方式，进一步增强数据保护，达到防止数据泄露的目的。

2. *用户数据隔离*　为确保各用户数据之间的严格隔离，系统采用了以下技术方法。

（1）分散存储机制：系统利用分散存储技术，确保每个卷的数据被均匀地分散存储在存储池中的所有硬盘上。这种分散式存储不仅提高了数据的可靠性和容错能力，还有效地实现了用户间的数据隔离。

（2）卷的IO读写与删除机制：系统遵循“未写不读”的原则，这意味着用户只能访问和读取他们自己写入的数据，而无法查看或访问其他用户的残余数据。这一机制从根本上保障了用户数据的私密性和安全性。

通过这些综合措施，系统为用户提供了一个安全、可靠的数据存储环境，确保了数据的完整性和保密性。

第五章

关键技术应用

病原耐药监测构建的平台应用了区块链、云计算、可视化分析、时空预警模型、移动互联网等时下热门技术，本章节分别从应用技术简述、系统实际应用2个方面对平台的关键技术应用进行阐述与介绍。

第一节　可信区块链技术

一、应用技术简述

“区块链”技术是基于密码学中的椭圆曲线数字签名算法（ECDSA）来实现去中心化的P2P系统设计。区块链是一种把区块以链的方式组合在一起的数据结构，它适合存储简单的、有先后关系的、能在系统内验证的数据，用密码学保证了数据的不可篡改和不可伪造。它能够使参与者对全网交易记录的事件顺序和当前状态建立共识。

从数据的角度来看，区块链是一种分布式数据库（或称为分布式共享总账，distributed shared ledger），这里的“分布式”不仅体现为数据的分布式存储，也体现为数据的分布式记录（即由系统参与者来集体维护）。简单来说，区块链能实现全球数据信息的分布式记录（可以由系统参与者集体记录，而非由一个中心化的机构集中记录）与分布式存储（可以存储在所有参与记录数据的节点中，而非集中存储于中心化的机构节点中）。

从效果的角度来看，区块链可以生成一套记录时间先后的、不可篡改的、可信任的数据库，这套数据库是去中心化存储且数据安全能够得到有效保证的。

（一）区块+链

关于如何建立一个严谨数据库的问题，区块链的办法是将数据库的结构进行创新，把数据分成不同的区块，每个区块通过特定的信息链接到上一区块的后面，前后顺连来呈现一套完整的数据，这也是“区块链”这3个字的来源。

1. 区块（block） 在区块链技术中，数据以电子记录的形式被永久储存下来，存放这些电子记录的文件我们就称之为“区块（block）”。区块是按时间顺序一个一个先后生成的，每一个区块记录下它在被创建期间发生的所有价值交换活动，所有区块汇总起来形成一个记录合集。

2. 区块结构（block structure） 区块中会记录下区块生成时间段内的交易数据，区块主体实际上就是交易信息的合集。每一种区块链的结构设计可能不完全相同，但大结构上分为块头（header）和块身（body）两部分。块头用于链接到前面的块并且为区块链数据库提供完整性的保证，块身则包含了经过验证的、块创建过程中发生的价值交换的所有记录。

区块结构有两个非常重要的特点。第一，每一个区块上记录的交易是上一个区块形成之后、该区块被创建前发生的所有价值交换活动，这个特点保证了数据库的完整性。第二，在绝大多数情况下，一旦新区块完成后被加入到区块链的最后，则此区块的数据记录就再也不能改变或删除。这个特点保证了数据库的严谨性，即无法被篡改。

顾名思义，区块链就是区块以链的方式组合在一起，以这种方式形成的数据库被称之为区块链数据库。区块链是系统内所有节点共享的交易数据库，这些节点基于价值交换协议参与到区块链的网络中来。

区块链是如何做到的呢？由于每一个区块的块头都包含了前一个区块的交易信息压缩值，这就使得从创世块（第一个区块）到当前区块连接在一起形成了一条长链。由于如果不知道前一区块的“交易缩影”值，就没有办法生成当前区块，因此每个区块必定按时间顺序跟随在前一个区块之后。这种所有区块包含前一个区块引用的结构让现存的区块集合形成了一条数据长链。

“区块+链”的结构为系统提供了一个数据库的完整历史。从第一个区块开始，到最新产生的区块为止，区块链上存储了系统全部的历史数据。

区块链为系统提供了数据库内每一笔数据的查找功能。区块链上的每一条交易数据，都可以通过“区块链”的结构追本溯源，一笔一笔进行验证。

区块+链=时间戳，这是区块链数据库的最大创新点。区块链数据库让全网的记录者在每一个区块中都盖上一个时间戳来记账，表示这个信息是这个时间写入的，形成了一个不可篡改、不可伪造的数据库。

（二）去中心化协议

有了区块＋链的数据之后，接下来就要考虑记录和存储的问题了。系统应该让谁来参与数据的记录，又应该把这些盖了时间戳的数据存储在哪里呢？在现如今中心化的体系中，数据都是集中记录并存储于中央电脑上。但是，区块链结构设计精妙的地方就在这里，它并不赞同把数据记录并存储在中心化的一台或几台电脑上，而是让每一个参与数据交易的节点都记录并存储下所有的数据。

（1）关于如何让所有节点都能参与记录的问题，区块链的办法是，构建一整套协议机制，让全网每一个节点在参与记录的同时也来验证其他节点记录结果的正确性。只有当全网大部分节点（或甚至所有节点）都同时认为这个记录正确时，或者所有参与记录的节点都比对结果一致通过后，记录的真实性才能得到全网认可，记录数据才允许被写入区块中。

（2）关于如何存储下“区块链”这套严谨数据库的问题，区块链的办法是构建一个分布式结构的网络系统，让数据库中的所有数据都实时更新并存放于所有参与记录的网络节点中。这样即使部分节点损坏或被黑客攻击，也不会影响整个数据库的数据记录与信息更新。

区块链根据系统确定的、开源的、去中心化的协议，构建了一个分布式的结构体系，让价值交换的信息通过分布式传播发送给全网，通过分布式记账确定信息数据内容，盖上时间戳后生成区块数据，再通过分布式传播发送给各个节点，实现分布式存储。

从硬件的角度讲，区块链的背后是大量的信息记录储存器（如电脑等）组成的网络，这一网络如何记录发生在网络中的所有价值交换活动呢？区块链设计者没有为专业的会计记录者预留一个特定的位置，而是希望通过自愿原则来建立一套人人都可以参与记录信息的分布式记账体系，从而将会计责任分散化，由整个网络的所有参与者来共同记录。

区块链中每一笔新交易的传播都采用分布式的结构，根据P2P网络层协议，消息由单个节点被直接发送给全网其他所有的节点。

区块链技术让数据库中的所有数据均存储于系统所有的电脑节点中，并实时更新。完全去中心化的结构设置使数据能实时记录，并在每一个参与数据存储的网络节点中更新，这就极大地提高了数据库的安全性。

通过分布式记账、分布式传播、分布式存储这三大“分布”，我们可以发现，没有任何人、组织甚至国家能够控制这个系统，系统内的数据存储、交易验证、信息传输过程全部都是去中心化的。在没有中心的情况下，大规模的参与者达成共识，共同构建了区块链数据库。可以说，这是人类历史上第一次构建了一个真正意义上的去中心化体系。甚至可以说，区块链技术构建了一套永生不灭的系统——只要不是网络中的所有参与节点在同一时间集体崩溃，数据库系统就可以一直运转下去。

（三）非对称加密算法

简单来说，非对称加密让系统在“加密”和“解密”的过程中分别使用两个密码，这两个密码具有非对称的特点：①加密时的密码（在区块链中被称为“公钥”）是公开全网可见的，所有人都可以用自己的公钥来加密一段信息（信息的真实性）；②解密时的密码（在区块链中被称为“私钥”）是只有信息拥有者才知道的，被加密过的信息只有拥有相应私钥的人才能够解密（信息的安全性）。

简单来说，区块链系统内，所有权验证机制的基础是非对称加密算法。常见的非对称加密算法包括RSA、Elgamal、D-H、ECC（椭圆曲线加密算法）等。在非对称加密算法中，如果一个“密钥对”中的两个密钥满足以下两个条件：①对信息用其中一个密钥加密后，只有用另一个密钥才能解开；②其中一个密钥公开后，根据公开的密钥别人也无法算出另一个，那么就称这个密钥对为非对称密钥对，公开的密钥称为公钥，不公开的密钥称为私钥。在区块链系统的交易中，非对称密钥的基本使用场景有两种：①公钥对交易信息加密，私钥对交易信息解密，私钥持有人解密后，可以使用收到的价值；②私钥对信息签名，公钥验证签名，通过公钥签名验证的信息确认为私钥持有人发出。

（四）脚本

脚本可以理解为一种可编程的智能合约。如果区块链技术只是为了适应某种特定的交易，那脚本的嵌入就没有必要了，系统可以直接定义完成价值交换活动需要满足的条件。然而，在一个去中心化的环境下，所有的协议都需要提前取得共识，那脚本的引入就显得不可或缺了。有了脚本之后，区块链技术就会使系统有机会去处理一些无法预见到的交易模式，保证了这一技术在未来的应用中不会过时，增加了技术的实用性。

一个脚本本质上是众多指令的列表，这些指令记录在每一次的价值交换活动中，价值交换活动的接收者（价值的持有人）如何获得这些价值，以及花费掉自己曾收到的留存价值需要满足哪些附加条件。通常，发送价值到目标地址的脚本，要求价值的持有人提供以下两个条件，才能使用自己之前收到的价值：一个公钥及一个签名（证明价值的持有者拥有与上述公钥相对应的私钥）。脚本的神奇之处在于，它具有可编程性：①它可以灵活改变花费掉留存价值的条件，如脚本系统可能会同时要求两个私钥或几个私钥或无需任何私钥等；②它可以灵活地在发送价值时附加一些价值再转移的条件。

（五）开源自主可控区块链架构设计

1. RepChain特征　是面向工程实践、易于集成的区块链核心组件，全称为responsive permission chain，是采用响应式编程实现自主可控的许可链，具有以下一些主要特征。

（1）适合分布式环境：相对于非响应式实现在分布式环境下具备更好的韧性（包容各类分布式异常）和弹性（通过Actor的集群模式动态伸缩算力）。

（2）工程友好：系统采用成熟的Scala语言作为合约开发语言，支持在ScalaIDE下进行合约的单元测试和在线仿真调试，开源代码覆盖了许可链实施的常用功能，且提供了详尽的功能测试用例；通过RepChain基础应用，项目实施者可以通过复用其密钥对/证书管理、区块/交易检索、区块数据的同步，快速建立新的区块链系统或者整合现有应用系统。

（3）轻量化：系统能够在线程级别运行和测试组网节点，在相同的硬件资源下，可以运行的组网规模高出同类系统一个量级。

（4）模块化：系统组网节点间以消息格式交互，节点内部以状态驱动，方便根据场景需要替换模块。

（5）合规性：系统支持国标和国密两类加密套件，支持集成实名认证。

（6）标准化：系统采用的组件均为规范的标准化开源组件，支持相关组件的平滑升级；内部各模块的调用支持标准格式的日志输出；由于充分使用标准化组件，RepChain自身的代码仅仅1万行左右，是同类平台中代码量最精简的。

（7）可视化：系统通过实时状态图将节点间复杂的交易传播、共识入块的过程直观化。节点内部各模块的日志输出可作为主流实时图表的数据源，直观分析性能细节。

许可链不同于公开链与传统的中心化应用，它在身份准入的基础上建立安全信道，利用区块链的去中心化特征，解决多个对等主体之间信任问题，达到降低共识成本、提高交易实时性和交易通量的目的。大多开源区块链代码体量大、模块耦合度高，在行业应用场景中存在不足，RepChain正是以此为目标诞生的一款区块链核心组件。

2. RepChain系统分层　共分为6层，从底层到上层分别是数据层、网络层、共识层、合约层、API层、监控层，见图5-1。

（1）数据层：负责数据格式定义，数据结构采用Protocol Buffers定义文件，并以此为基础实现数据的交换、验证、存储、读取及检索。

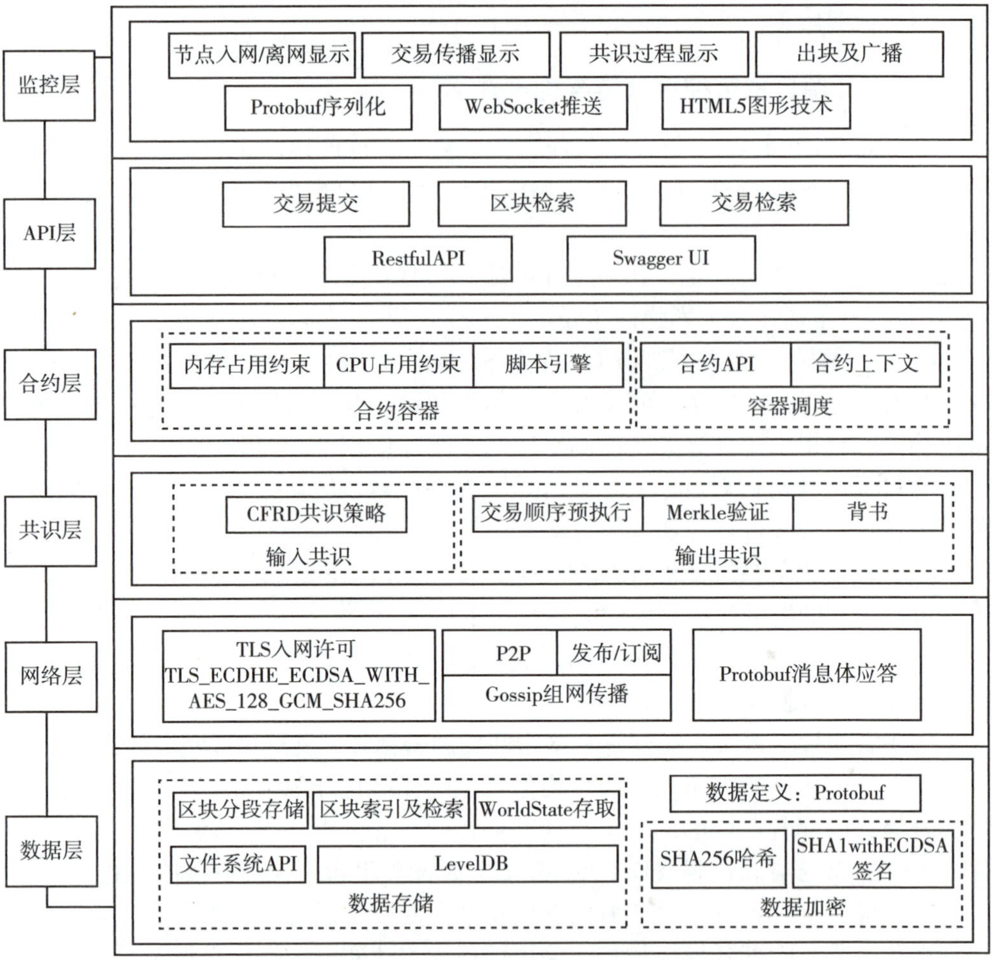

图5-1　开源区块链架构RepChain

（2）网络层：采用JDK内置的TLS实现，支持入网许可验证，在此基础上进行去中心化的gossip组网，网络传播支持P2P和Pub/Sub两种方式。

（3）共识层：完成区块的输入共识和输出共识。采用兼顾实时性和安全性的CFRD算法，既照顾到交易的实时性要求，又能在一定程度防止节点串通作弊；输入共识对入块的交易顺序达成一致，输出共识对交易顺序执行的结果达成一致。

（4）合约层：为合约执行提供上下文环境，支持合约的动态部署、运行时加载和编译执行。

（5）API层：提供外部接口，允许第三方应用以Restful的形式与系统交互，并允许开发者通过Swagger UI进行在线测试。API层提供交易签名提交、区块和交易检索等基本功能。

（6）监控层：在区块链网络中收集事件/日志，并将其以Protocol Buffers的格式推送至Web端，以H5图形技术进行实时状态的可视化展示和日志回放。

（六）区块链公共服务平台

本节介绍了基于响应式编程的许可链基础组件RepChain，它旨在构建一个自主可控的支持国密体系的区块链公共服务平台。

1. *RepChain介绍*　自主可控的区块链平台，RepChain是首个采用响应式编程实现的许可链基础组件，支持国密算法的TLS安全通信。RepChain采用协同性共识算法提高交易的实时性和通量。Scala语言作为智能合约编程语言，集成合约代码检查和形式化证明插件，提升合约安全性。RepChain提供Web方式的实时状态图，增强系统监控性。RepChain为多语言SDK和BaseApp系统，提升企业应用区块链的能力。

2. *自主可控区块链基础平台RepChain*　RepChain是第一款采用响应式编程实现的许可链基础组件，可应用于自主可控的联盟链实施，它在身份准入的基础上建立安全通信信道，采用协同性共识代替竞争性共识，从而提高交易的实时性和交易通量。迄今为止，RepChain已经在存证溯源、供应链升级、消费积分、电子存证、图片版权保护、房地产的租赁与交易、医疗废弃物处理等领域展开尝试。其中，基于RepChain的电子存证应用“区块链存证云”已有1700多万笔交易，1500多万个区块。

RepChain 1.0于2019年10月29日顺利通过了中国通信与信息研究院“2019可信区块链评测”功能测试和性能测试，并且“区块链数字不动产证应用”成功评选为“2019可信区块链潜力案例”。

3. *RepChain技术选型比较*

（1）数据层：数据层负责对数据结构的定义、数据签名与验证、数据的存储、索引检索和读取。

1）数据定义：数据定义是为了在结构体与字节流之间双向转换，服务于后续的数据序列化存储/读取、序列化网络传输，主流区块链系统目前有2种实现方式：固定格式报文（即根据约定的数据格式硬编码实现转换）和采用数据定义描述文件（根据数据描述文件，采用第三方序列化工具实现转换）。

比特币和以太坊采用固定格式的报文数据格式，RepChain和Fabric采用了Protocol Buffers作为数据定义描述文件。相对而言，后者方便协议升级，能够对异构平台的多种开发语言提供支持。

2）数据签名与验证：各主流区块链平台均采用ECC系列的签名验证方案，使用第三方加密库实现对数据的签名与验签。RepChain支持国际标准的ECDSA或国密的SM2实现。

3）数据存储、读取与检索：各主流区块链平台均采用文件系统存储区块数据，同时结合KV数据库支持区块数据检索的方案，例如，比特币使用文件系统存储区块数据，使用LevelDB存储建立对区块数据检索的索引。

对于采用账户余额模型的区块链平台，除了利用KV数据库建立检索索引，还需要在KV数据库中存储和读取智能合约中持久化的账户相关数据。例如，以太坊和Hyperledger Fabric均采用LevelDB作为KV账本的持久化存储。此外，Fabric为了支持Json格式的富查询，引入CouchDB作为KV账本的持久化存储。

RepChain同样默认是采用文件系统存储区块数据，利用LevelDB建立区块数据索引并存储KV账本数据，考虑到区块链数据的不断增长，RepChain对KV存储层进行了抽象，允许使用Rocks DB那样的分布式KV数据库替换LevelDB。

对于KV数据中业务字段的操作，RepChain认为这些操作与区块链平台本身不应当耦合，应隔离在智能合约层面，或者出块之后同步回业务系统，由业务系统自行操作，因此，平台不内置业务字段级别的检索。

（2）网络层：网络层负责区块链节点组网和消息传播。

1）入网许可：比特币和以太坊等公有链无入网许可，任何节点均可加入组网。而联盟链如Fabric的组网通常使用基于TLS信任的准入许可。RepChain 1.0也支持基于TLS1.0的入网许可。此外，RepChain允许通过配置将入网许可切换为基于国密VPN的实现。

2）消息传播：比特币和以太坊等公有链采用Gossip作为消息传播协议，Fabric也实现了Gossip传播协议。Gossip协议的主要特征是——每个组网节点只向自己的邻居节点传播消息，消息是逐层扩散的。这种传播方式有利于实现大规模的去中心化组网。例如以太坊的组网节点数量目前在2000左右，比特币的活跃节点数量目前在9000左右。但是当组网规模较小时，Gossip的传播效率不如星形组网。

RepChain的消息传播采用Gossip协议之上的AKKA Cluster，AKKA集群既支持发布/订阅方式的消息传播，也支持P2P方式的消息传播。AKKA官方曾经在实验环境下实现5000节点的组网规模。

3）消息应答：消息应答过程中，发送之前需要将消息结构体序列化为网络字节流，接收之后需要将网络字节流反序列化为消息结构体。如前所述，比特币和以太坊采用固定报文格式，用硬编码实现序列化/反序列化，而Fabric和RepChain使用第三方的序列化组件Protocol Buffers实现序列化/反序列化。

RepChain对于消息的处理与众不同，其他区块链平台均采用传统的面向对象编程模型，在应对高并发消息处理时存在局限性。例如，多个线程调用同一个方法时，需要用分布式锁保证共享变量的一致性，但加锁严重限制并发、多台机器通信的网络延迟过高且容易导致死锁。RepChain采用的Actor模型是响应式编程的一种实现，在Actor系统中，每个实体都是一个响应消息的Actor，Actor的内部状态是私有的，以消息驱动代替传统的方法调用完成交互。经过验证，采用Akka Actor模型的Scala语言显著降低了通信延迟，且在维持分布式系统中的休眠进程时表现最佳。

Actor模型的分布式透明性使得RepChain能够在单机下以线程级别运行和测试100＋规模的组网节点，相比较而言，Fabric采用Docker实现的进程级别的组网节点，占用资源过多，难以在单机下运行测试较大规模的组网。

（3）共识层：共识层采用的共识算法与场景密切相关，没有普适于所有场景的算法。

比特币和以太坊采用竞争性的POW算法，安全性较高，参与共识的节点数量多，但是其共识代价高，系统的处理能力低下。

Hyperledger Fabric作为企业级的许可链项目，更加注重TPS吞吐量和部署成本，所以，采用的基于Zookeeper（分布式服务框架）的Apache Kafka（分布式消息系统）共识算法。相比于POW共识算法安全性较低，参与共识节点数量少，共识代价低，系统的处理能力高。许可链与公有链的共识算法特征对比如图5-2所示。

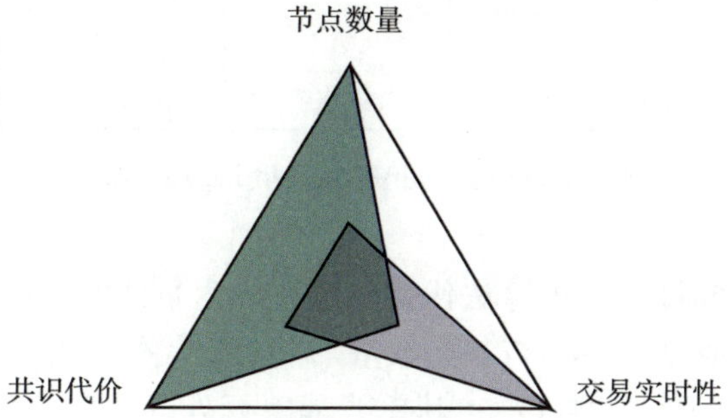

图5-2　公开链与许可链共识特征对比

RepChain采用无协商随机抽签的两阶段共识算法，第一阶段以前一个区块的hash值作为伪随机种子选举出块节点，出块节点确定交易排序和预执行获得输出结果之后，发送候选出块以向背书节点请求背书。第二阶段背书节点在本地重复预执行过程，比对输出结果之后，决定是否背书。当出块节点收集到足够多的背书之后，可以向全网广播正式出块。该共识算法的时序图如图5-3所示。

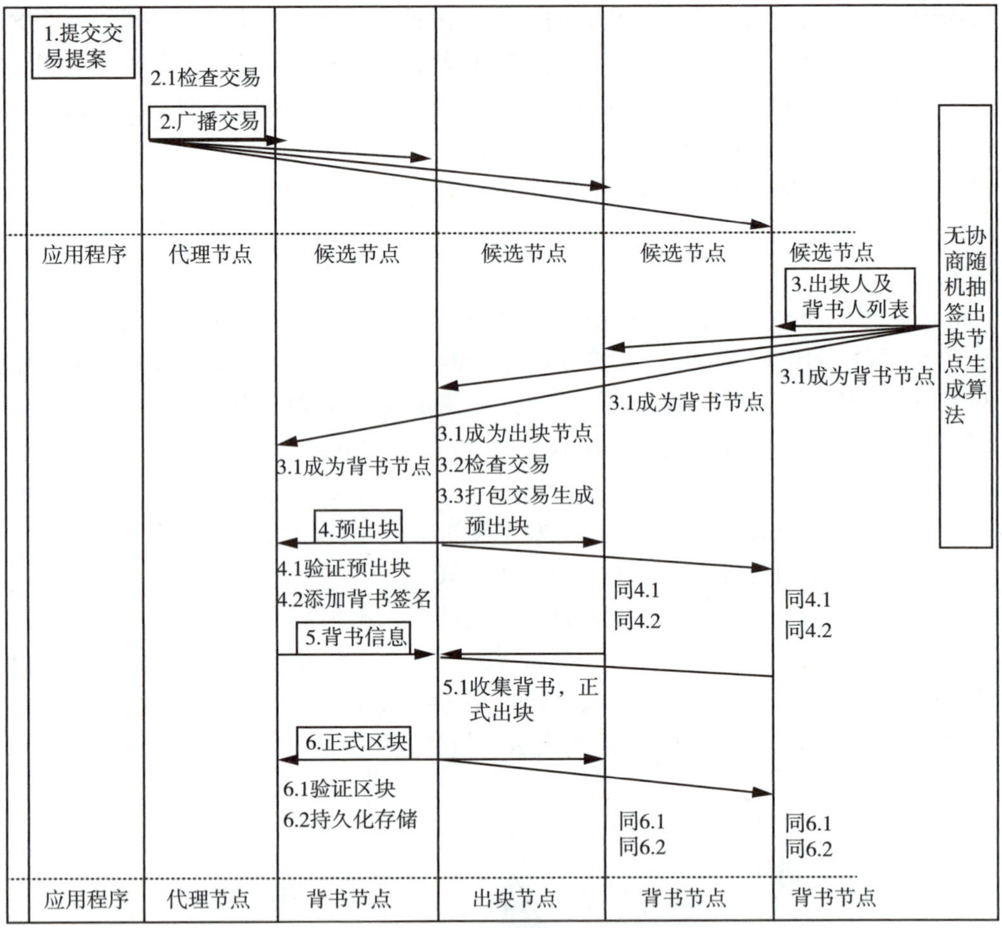

图5-3　RepChain两阶段共识算法时序

RepChain用协同性的共识算法代替公链系统竞争性的共识算法，在保证拜占庭容错的前提下，通过减少参与节点数量降低共识代价，有效提升系统的处理能力。在可信区块链的性能测试中，其单线程串行处理关联交易的TPS超过1000，交易时延在1秒内，见图5-4所示。

（4）合约层：合约层负责合约语言，合约容器实现，以及提供合约调试环境。

1）合约语言：比特币内置了名为Opcodes script的脚本引擎，用于锁定和解锁UTXO。基于栈式模型、无状态的、非图灵完备的语言。Opcodes分为常量、流程控制、栈操作、算术运算、位运算、密码学运算、保留字等若干类，还包括3个内部使用的伪指令。比特币的脚本系统支持有限的智能合约的开发，主要通

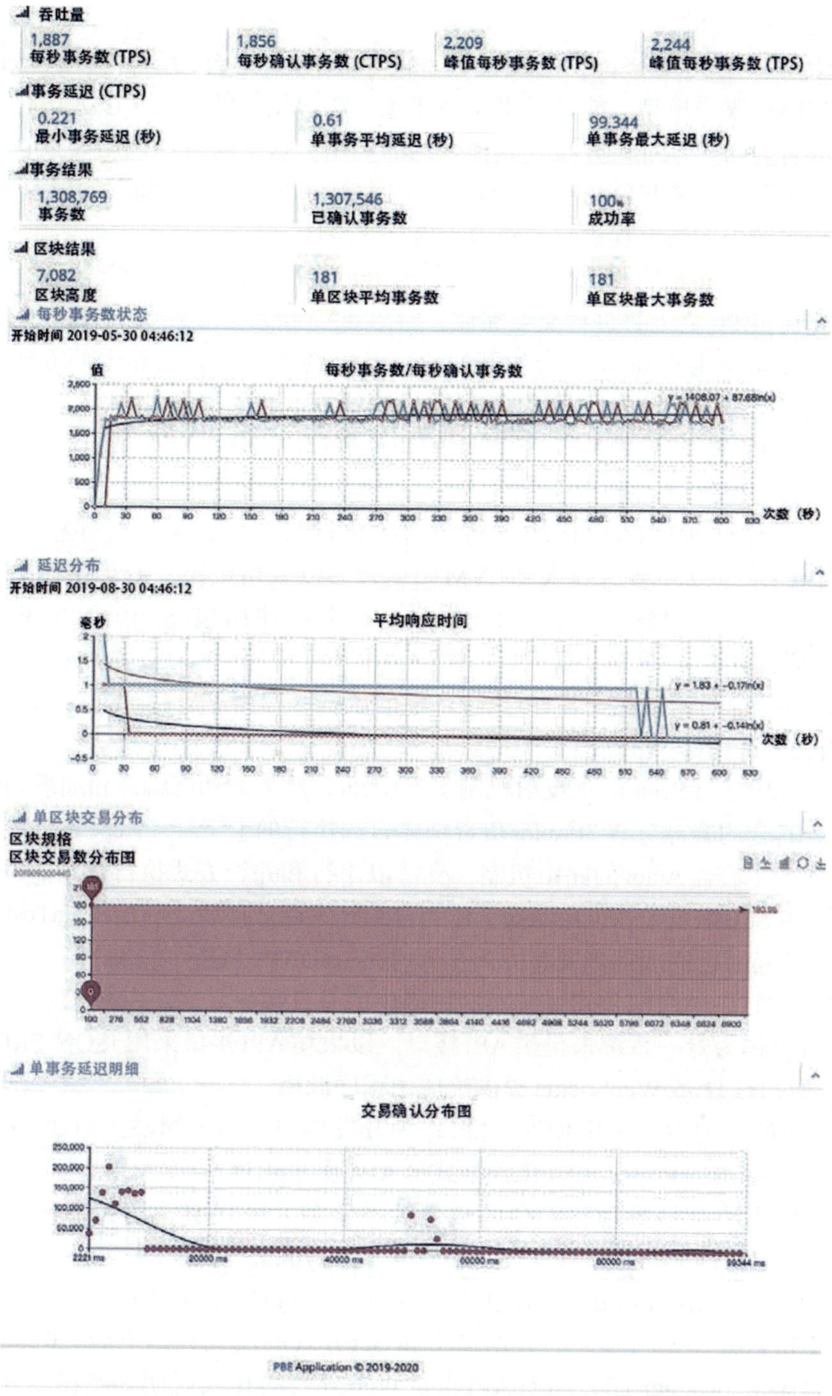

图 5-4　RepChain 性能测试结果

过P2SH交易实现的。

以太坊采用类JavaScript的图灵完备的Solidity作为合约语言，用Account账户代替UTXO账户模型，能够满足记录任意与账户相关的状态。以太坊允许将任意合约部署为账户地址，并接受其他合约的调用，这个跨合约调用导致合约内部方法的可被重入和被非预期顺序调用。是绝大部分以太坊合约漏洞的根源。Vyper基于Python的以太坊编程语言，致力于提升安全性。

Fabric采用Go语言作为合约开发语言，合约仅允许调用其内部方法，跨合约调用需要在gRPC之上跨进程交互完成。

RepChain采用Scala作为合约开发语言，合约仅允许调用其内部方法，只允许通过签名交易发起跨合约调用的渠道。

2）合约容器及调试环境：比特币的合约解释执行内置于全节点程序代码中，没有为其脚本提供调试接口。

以太坊底层通过EVM模块支持合约的执行与调用，调用时根据合约地址获取到代码，生成环境后载入到EVM中运行。以太坊生态下既提供以Truffle为代表的开发环境、测试框架、构建管道，也允许使用包括Visual Studio Code、Remix这样的IDE。

Fabric的合约调试在安装Go执行环境的docker容器下进行。合约调试借用了Go的调试工具。

RepChain通过Scala的类反射机制实现Scala合约类的动态编译和加载到内存并初始化，其合约容器分装为Actor负责构建合约执行的上下文。RepChain在合约容器之上实现了容器Actor的路由机制，支持以串行和并行方式执行合约。RepChain采用开源的ScalaIDE（基于Eclipse）作为合约开发调试环境，利用ScalaTest进行单元测试，支持对已完成部署发布的链上合约在ScalaIDE下进行断点调试。

（5）API层：API层负责系统对应用提供的开发接口。

比特币作为专一系统未提供API接口。以太坊API接口采用JSON-PRC标准，通常是通过HTTP或WebSocket提供给应用程序调用。

Fabric的早期版本采用REST API作为开发接口，1.0版本之后不再推荐这种方式，改为基本的Protocol Buffers格式的API通过gRPC协议作用于区块链网络。这些API包含了交易处理、安全的成员关系服务、区块链遍历和事件处理。在API接口之上，Fabric还为NodeJS、Go、java、Python提供SDK。

RepChain采用Restful API作为开发接口，与Fabric的REST API不同的是，该API支持Post方式的流式的数据提交和Get方式的流式数据下载。RepChain的API还集成了Swagger-UI，所有API支持Web方式的在线说明和测试。在API接口之上，RepChain还为NodeJS、java、Python提供了SDK。

RepChain提供的Swagger-UI的API接口Web页面截图见图5-5。

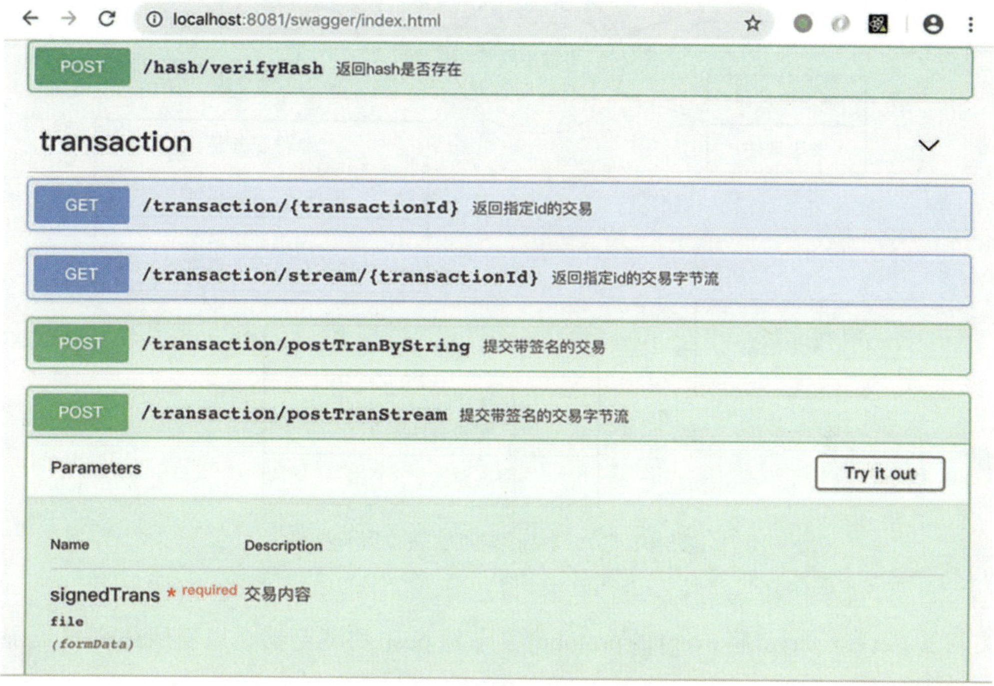

图5-5　RepChain集成Swagger-UI的API

（6）监控层：为了使区块链组网运行的实时状态直观可见，RepChain实现了实时状态收集、推送和图形化展示，其最终形式为Web方式的实时状态图。为了使内部各环节的处理过程直观可见，RepChain允许将标准的过程日志输出第三方图形报表系统，用以分析系统内部的性能瓶颈。

图5-6为区块链运行状态收集传送过程的示意图，具体步骤如下。

1）local actor（本地机）或者remote actor（远程机）将需要可视化的event（事件）通过sub/pub（subscribe/ publish，订阅、发布）的方式，以event topic（事件主题）广播到提供事件服务的event actor。

2）event actor负责订阅event topic并接收event消息，收到消息之后又封装为一个source提供给处理消息的event server。

3）event server将消息序列化为web所支持的web socket字节流，其格式为通用的protobuf字节流。

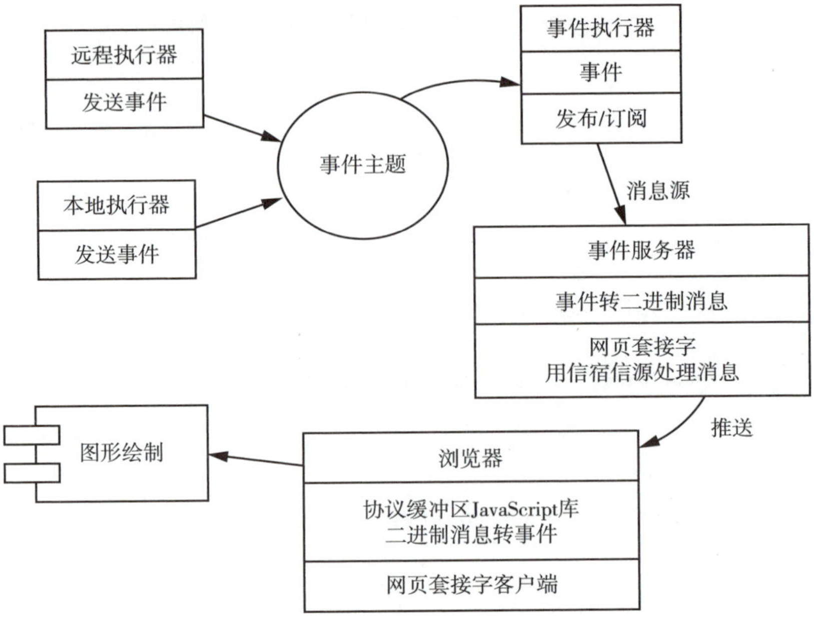

图5-6　RepChain实时状态收集与推送

4）event server将event的protobuf字节流push到浏览器，以使所述浏览器显示区块链的运行状态。

浏览器端的处理过程如下：①浏览器通过Web Socket Client接收到推送的字节流之后，通过第三方的protobuf.js，可以将字节流反序列化为event对象，前提是事先将event类的proto定义灌入protobuf.js；②反序列化获得event对象之后，再交付给浏览器负责绘制图形的模块，用以更新显示区块链的运行状态；③负责绘制图形的模块按照所定义的格式和内容对区块链运行状态予以绘制或更新，其中，Web端采用HTML5图形技术实时增量更新状态，可视化显示的形式包括图形显示、区块显示及日志显示，运行状态显示的形式和内容约定见图5-7。

图形显示区位于左边部分，显示实时状态的图形。显示的内容包括：①显示区块链状态服务的连线或离线状态，节点用不同的颜色分别表示连线成功或连线断开；②实时显示区块链交易的发起方及传播过程，由在线节点与“Transaction”之间的连线表示，可以用不同颜色的连线分别代表发送和接收；③实时显示输入共识过程及当前出块人，以指定颜色表示当前出块节点；④实时显示输出共识过程，背书的发起和接收，由在线节点与“Endorsement”之间的连线表示，分别用不同颜色的连线表示发送和接收；⑤实时显示出块及其广播过程，由在线节点与“Endorsement”之间的连线表示，分别用不同颜色的连线表示发送和接收。

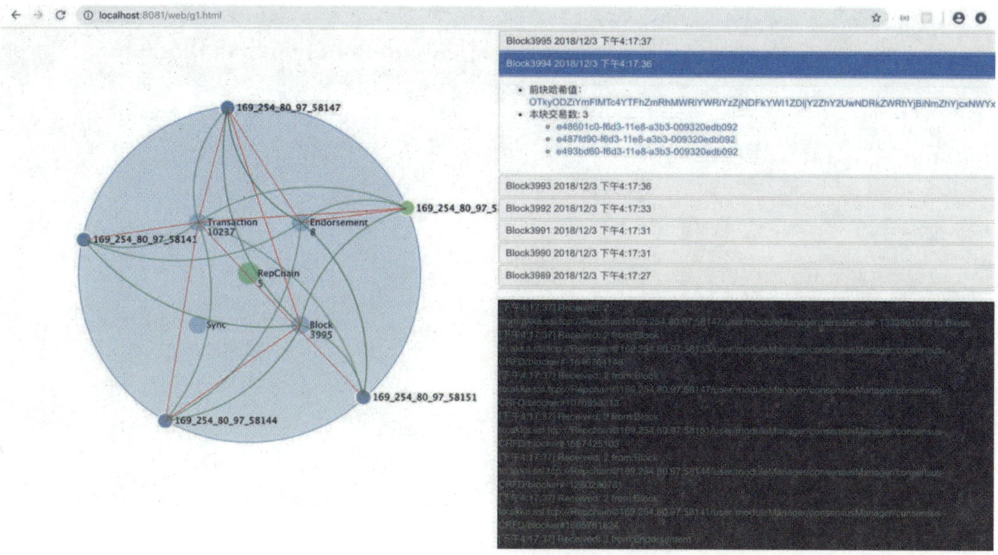

图 5-7　RepChain 实时状态图

区块显示区位于右上部分，以可折叠方式按时间顺序显示区块堆栈，展开内容可以链接到该区块的详细内容，或者该区块包含的交易的详细内容。显示的内容包括：①以可折叠方式显示块堆栈；②树状形式显示块内容（包括块的时间戳、背书节点及其签名、交易列表、交易发起者及签名、交易内容、交易的World State日志及Merkle结果）；③入网、离网节点自动布局。

日志显示区位于右下部分，以控制台滚动方式显示所有收到的状态日志。

（7）内部运行性能分析图：由于RepChain内部模块采用Actor封装和交互，因此，可以通过引入kamon-akka输出标准格式的内部运行日志。然后将这些日志作为标准的图形化报表的数据源，实现可视化的性能分析报告。系统利用可视化套件grafana-graphite定制RepChain内部Actor性能监控见图5-8。利用Zipkin日志分析RepChain的actor之间的调用关系见图5-9，利用Zipkin日志分析Actor之间调用耗时见图5-10。

4. *RepChain基础应用*　在每一个区块链项目的设施中，密钥对生成、证书导出、私钥加密存储与使用、区块及交易数据的同步和检索这些功能都是必不可少的。RepChain提供一个独立的开源组件Linkel BaseApp用以复用这些基础功能，见图5-11。项目实施者可以通过BaseApp，快速实现区块链系统的建立，或者与现有系统的前后端整合。

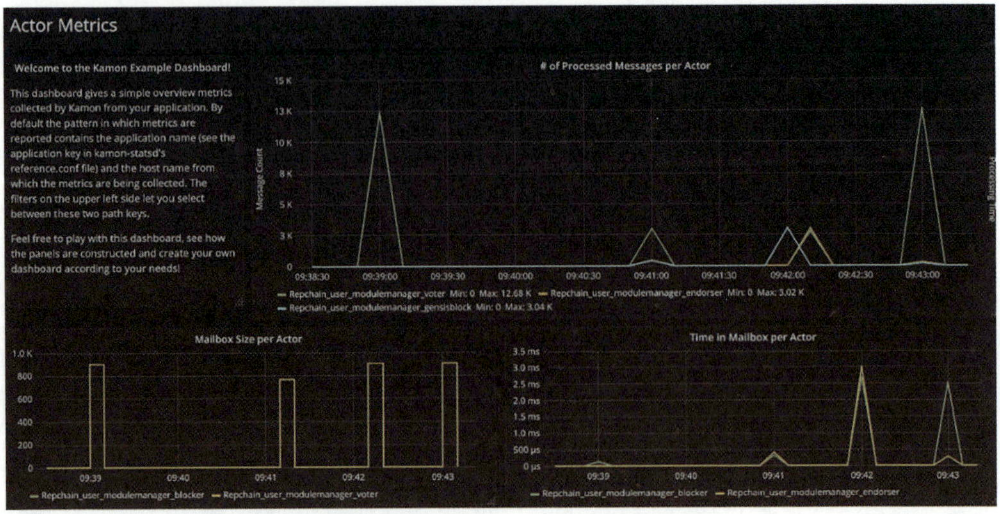

图5-8　RepChain Actor性能监控图

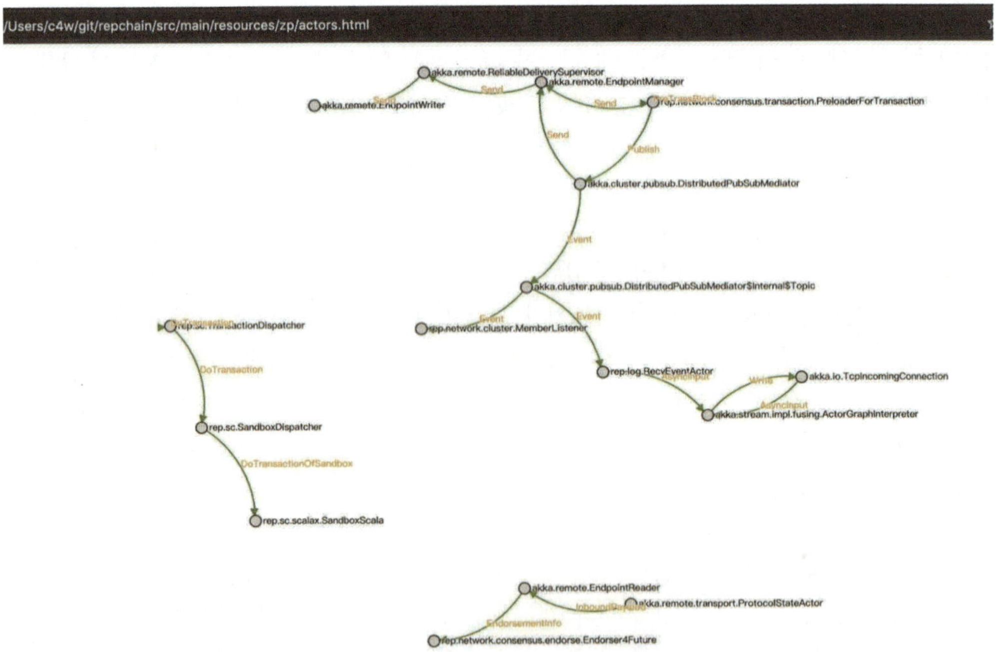

图5-9　RepChain的Actor调用关系

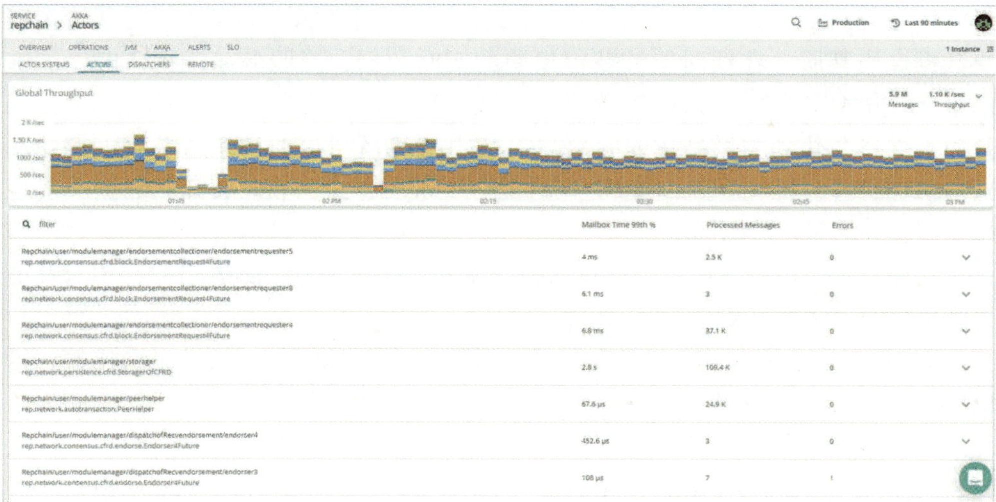

图 5-10　RepChain 的 Actor 调用耗时

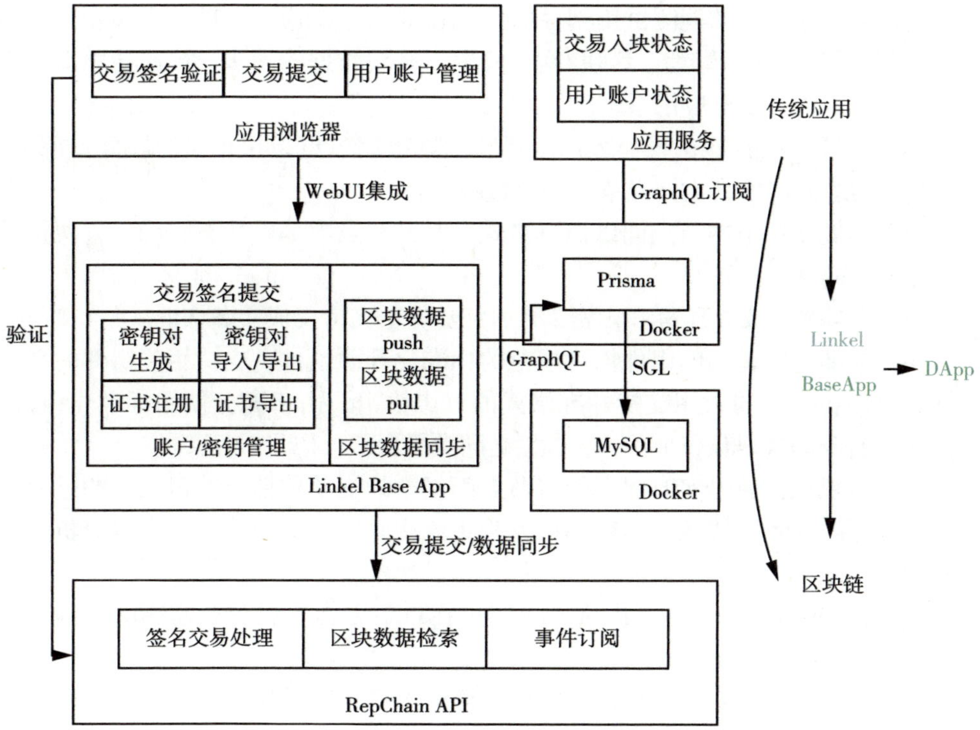

图 5-11　采用 Linkel BaseApp 集成传统应用

BaseApp的服务端通过Push和Pull 2种方式通过RepChain的API向其请求区块数据。当其服务在线时能够获得出块的实时数据，当服务离线再入时，能够通过Pull方式主动同步和补齐所缺少的区块数据。获得的区块数据通过Prisma开源组件持久化到关系型数据库MySQL。开发者既可以通过熟悉的SQL方式从MySQL获取数据，也可以通过更先进的GraphQL方式向Prisma订阅数据，实现从应用服务的区块数据同步。

在前端，应用的界面可以通过WebUI集成的方式复用BaseApp的密钥对及证书管理界面，区块及交易数据的检索界面。

5. RepChain技术特点总结　通过与目前影响力Top3的区块链平台比较，可以看出RepChain具备以下一些主要特征。

（1）适合分布式环境：相对于非响应式实现在分布式环境下具备更好的韧性（包容各类分布式异常）和弹性（通过Actor的集群模式动态伸缩算力）。

（2）工程友好：采用成熟的Scala语言作为合约开发语言，支持在ScalaIDE下进行合约的单元测试和在线仿真调试，开源代码覆盖了许可链实施的常用功能，且提供了详尽的功能测试用例；通过RepChain基础应用，项目实施者可以通过复用其密钥对/证书管理、区块/交易检索、区块数据的同步，快速建立新的区块链系统或者整合现有应用系统。

（3）轻量化：能够在线程级别运行和测试组网节点，在相同的硬件资源下，可以运行的组网规模高出同类系统一个量级。

（4）模块化：组网节点间以消息格式交互，节点内部以状态驱动，方便根据场景需要替换模块。

（5）合规性：支持国标和国密2类加密套件，支持集成实名认证。

（6）标准化：采用的组件均为规范的标准化开源组件，支持相关组件的平滑升级；内部各模块的调用支持标准格式的日志输出；由于充分使用标准化组件，RepChain自身的代码仅仅1万行左右，是同类平台中代码量最精简的。

（7）可视化：通过实时状态图将节点间复杂的交易传播、共识入块的过程直观化。节点内部各模块的日志输出可作为主流实时图表的数据源，直观分析性能细节。

6. RepChain优势分析　RepChain至少在以下方面符合耐药监测的明确要求或潜在要求。

（1）自主且可控：RepChain由申报单位自主研发，采用Apache2.0开源协议，其所使用的第三方组件也均属于标准化，符合Apache2.0开源项目允许包含的开源组件。Apache2.0开源协议包含了可继承的永久专利使用授权。

RepChain1.0的代码在1万行左右，且包含了完整的功能测试用例，使用者相对更容易掌握和根据应用场景进行改造。

（2）成熟且完备：RepChain1.0版已通过中国通信与信息研究院2019可信区块链的功能测试和性能测试，表明其功能和性能都具备用于正式应用实施的成熟度。

在区块链分层技术架构参考系下，RepChain具备所有同类平台所具有的功能，可以用于研究和实践“区块链基础平台服务技术”。

（3）支持大规模组网：RepChain的组网节点采用Actor System在线程级别实现的，而其他区块链平台是在进程级别实现组网节点。即RepChain的组网节点相比同类系统的组网节点，占用的算力资源要小得多。在同等硬件资源下，其组网规模可以超过同类系统一个量级。因此能够在相对较少的硬件资源下，可以达到区块链系统的网络节点不少于1000个的要求。

（4）可视化：RepChain提供的图形化的实时状态，能够直观地展示区块链系统的交易传播、共识出块和传播过程，更容易直观地“分析评估区块链基础平台体系架构、实现机理”；RepChain提供内部模块的性能分析报表，以利于系统内部做性能分析。

二、基于区块链的数据共享技术规范

（一）适用范围

标准规定了病原耐药监测区块链可信数据共享技术的相关术语和定义、应用原则、应用对象、基本条件、应用功能、可靠性校验、安全机制等，基于区块链技术保障数据的来源可信、内容完整、不可篡改的基本应用要求。

标准适用于通过病原耐药监测应用平台交换数据的相关方和参与方，针对在平台进行数据交换实施全程追踪和加密信息管理，并使用区块链技术保障数据的来源可信、内容完整和不可篡改，选择或使用符合本标准的技术应用。

（二）应用原则

1. 完整性　病原耐药监测服务应实现对数据交换、处理和使用全过程管理。并同时保证整个交换过程信息的完整性。

2. 合规性　病原耐药监测区块链可信数据共享技术应用要根据可适用的监管合规要求开展业务，应具备参与方身份识别的能力，严格区分数据所有权和使用权，业务记录需满足合规要求。且病原耐药监测服务中涉及的数据交换、存储、传输、处理、使用等活动应满足相关合规要求。

3. *隐私保护* 应用节点需保护数据隐私，隐私数据的流通须限定在特定的范围内，以防止隐私数据泄露。上链数据应支持授权访问，以防止隐私数据泄露。

（三）应用基本要求

1. *基础链应用选择* 基础链应用选择，以自主可控为原则，即国内自主设计和研发的基础链平台，且核心功能的主要技术方法进行了专利覆盖以规避知识产权风险（自主），使用时不受第三方专利约束。

2. *定义区块链网络* 应用应采用联盟链组网技术。以互联为基础，通过共识机制创建病原耐药监测区块链网络。业务参与方加入区块链网络时，需要完成实名登记信息，确保每个节点交易都是和唯一的组网关联，并明确限定哪些节点能够获知哪些交易信息。组织加入区块链许可链网络时，基础区块链服务提供方要明确服务主体责任，每个组网上都有N个成员共同一个区块链网络的业务链。

（四）区块链数据基础

1. *区块链数据存储* 区块链上的账本数据包括区块链数据和状态数据，区块数据使用块链式的存储模型，区块链由包含N个随时间排序的块串联起来而组成。每个区块由区块头和区块体两部分组成，每个区块头中应包含区块元信息和包含一个指向前一个区块头哈希值（hash）的指针，作为防止区块链被篡改的关键因素。

2. *数据生成和利用* 基于区块链技术应用解决的关键问题是保障数据子集的来源可信、内容完整、不可篡改。

3. *区块链拓展能力* 区块链节点的存储层应能支持按需扩展KV存储容量的能力。区块链网络应具备根据业务压力增长扩充处理能力的机制。

（五）可靠性校验

1. *数据校验参与方* 参与方进行数据交易时需要按照验证规则进行。

2. *私密性处理* 对于私密性数据，应当将访问限定在特定的范围内。

3. *共识机制* 在一组病原耐药监测数据区块链中，多个参与方需各自持有密钥，采用一致的共识算法，共同完成对数据的管理。

（六）接入交换规则

业务系统应为业务参与方提供病原耐药监测信息查询手段。参与方可通过唯一标识txid查询区块链上完整数据的查询。

（七）区块链应用数据安全

1. 安全要求

（1）国密体系产品：在数据加密存储、许可组网、签名/验签、API双向身份认证等方面，允许通过配置选择国标开源加密库或合规的国密体系产品。

（2）制订合约编程规范：避免合约非预期调用导致的安全漏洞或其他问题导致分布式不一致的结果，并针对编程规范提供合约静态化分析，在合约编译期予以告警。提供合约的形式化证明，以保证合约的可终止性及对特质声明断言的正确性证明，在否定其正确性时，至少给出一个反例。

（3）实名注册与认证：在保护私密性的前提下支持实体的实名注册与认证，提供实体证书的管理（新增/注销、锁定与替换）与分级使用机制。在网络层与API层均采用双向身份认证的安全连接，在此基础上实现基于共识的全网一致的权限管理与授权访问。

2. 节点安全性　包括节点身份认证及对异常节点的监控。区块链节点的加入应采用准入机制，可通过数字身份认证等方式验证加入节点的身份。区块链运行过程中，应配备相应的节点监控措施，能够及时发现异常运行的节点。

3. 账本安全性　区块链账本应符合区块链上存储多个全量账本，确保账本数据的完整性。即便超过一定的算力，依然无法篡改账本数据。

4. 账户安全性　区块链账户生成支持国密算法，应配备区块链账户私钥保存和使用过程中的安全措施，具备多重签名的功能，只有账户私钥持有者才能操作对应的账户，同时防止私钥丢失后无法继续使用区块链账户。

5. 防止黑客攻击　区块链本身应具备防止黑客攻击的功能。

6. 病原耐药监测通用凭证安全　包括病原耐药监测通用凭证本身的安全性和管理的安全性，其发行基于安全的密码学算法，确保通证无法被伪造和篡改。

（八）区块链性能要求

病原耐药监测区块链可信数据共享技术应用性能应满足以下要求。

1. 高可靠性　具备组网节点内部局部容错与组网节点之间分布式容错机制，组网节点之间使用异步网络模型，在不依赖消息的可靠达到前提下保证网络活动的确定性，进一步地实现组网节点的离网自动重入并自动恢复工作。

2. 高性能　具备合约的串行/并行判定策略与调度机制；具备合约的分级部署机制，根据其安全级别可动态部署为进程内、跨进程或跨主机执行以兼具合约执行的性能与安全。

3. 可扩展　支持存储容量按需扩展；共识模块可插拔并允许自定义共识算

法实现；共识节点支持在多核单主机高并发，支持在分布式主机实现自适应算力伸缩。

4. 工程友好　采用跨平台跨语言的API，并提供集成API接口方法说明的在线测试，提供不少于两种主流语言的SDK封装；针对平台测试与性能分析、合约开发、内容数据存储、应用实施提供技术成熟、功能完备的配套工具集。

三、系统实际应用

（一）接口说明

1. 接口调用规范（表5-1）

表5-1　接口调用规范

规则项	说明
传输方式	采用HTTP传输协议
数据格式	json格式

2. 接口详细说明（表5-2）

表5-2　接口详细说明

服务/程序名称	涉及接口名称	提供方
交易代理服务(repchain-tx-proxy-service)	提交存证请求接口	本服务
	查询交易上链状态接口	本服务
区块推送服务(repchain-block-courier)	接收区块数据接口	业务端

（1）提交存证请求接口（表5-3）。

表5-3　提交存证请求接口

接口URL	http://{ip}:{port(默认5000)}/transactions
接口说明	请求生成并提交交易以将数据存证到区块链上
请求方式	POST

续 表

编码	UTF-8	
请求类型	application/json	
返回类型	application/json	
请求参数		
参数	类型	说明
txType	字符串	交易类型，固定为：CHAINCODE_INVOKE
contractName	字符串	合约名称，开发完相应合约后，再确定及告知
contractVersion	整型	合约版本，固定为：1
contractFunction	字符串	合约方法名，开发完相应合约后，再确定及告知
Args	json字符串	合约方法参数，要存证的数据，开发完相应合约后在确定及告知其结构及规则

示例	{
	"txType"："CHAINCODE_INVOKE"，
	"contractName"：" MedicineProofTPL"，
	"contractVersion"：1,
	"contractFunction"："proof"，
	"args"："{
	\" **hash**\"：\" ＜value的哈希值(字符串)> \"，
	\" **content**\"：\" ＜对应接口要上传的数据(JSON字符串)> \"
	}"
	}	

返回参数		
参数	类型	说明
txid	字符串	请求所产生交易的唯一标识ID
code	字符串	请求结果(REQUEST_SUCCESS或REQUEST_FAILURE)
message	字符串	请求成功或错误的描述信息
返回示例		
StatusCode	Content	

续 表

200
提交请求成功
	{
	"txid"："43092d22d62eac0e76395aa40dcecfb27e80c61b170e4f0"，
	"code"："REQUEST_SUCCESS"，
	"message"："Post the transaction successfully"
	}

400
请求格式错误
	{
	"code"："REQUEST_FAILURE"，
	"message"："Bad request, with error(s): ***"
	}

500
服务器端处理错误
	{
	"txid"："43092d22d62eac0e76395aa40dcecfb27e80c61b170e4f0"，
	"code"："REQUEST_FAILURE"，
	"message"："Failed to post the transaction, with the error: post timeout"
	}

（2）查询交易上链状态接口（表5-4）。

表5-4　查询交易上链状态接口

接口URL	http://{ip}:{port(默认5000)}/transactions/{id}	
接口说明	查询交易是否已上链	
请求方式	GET	
编码	UTF-8	
返回类型	application/json	
Path类型		
示例	http://{ip}:5000/transactions/43092d22d62eac0e76395aa40dcecfb27e80c61b170e4f0	
返回参数		
参数	类型	说明
txid	字符串	交易ID
code	字符串	请求结果(REQUEST_SUCCESS或REQUEST_FAILURE)
blockHash	字符串	区块ID(已上链时才有该值)
status	字符串	交易的上链状态(CONFIRMED或UNCONFIRMED)
message	字符串	查询结果描述信息

续　表

返回示例	
StatusCode	Content

200
查询请求成功
	暂未上链
	{
	“txid”：“43092d22d62eac0e76395aa40dcecfb27e80c61b170e4f0”，
	“code”：“REQUEST_SUCCESS”，
	“status”：“UNCONFIRMED”，
	“message”：“The transaction is not confirmed in the blockchain”
	}

	上链成功
	{
	“txid”：“43092d22d62eac0e76395aa40dcecfb27e80c61b170e4f0”，
	“blockHash”：“NGU1N2I0YjA3NzU3MjgxZTE3MzFhMWJiYWFjYzkyNzNiNzk3ZjFmOTgyNDk3NjQ2ZDAzNWI2NjU3NzBmMGRmZg==”，
	“code”：“REQUEST_SUCCESS”，
	“status”：“CONFIRMED”，
	“message”：“The transaction has been confirmed in the blockchain”
	}

500
返回查询请求失败信息
	{
	“txid”：“43092d22d62eac0e76395aa40dcecfb27e80c61b170e4f0”，
	“code”：“REQUEST_FAILURE”，
	“message”：“Failed to query the transaction status, with the error: timeout”
	}

（3）接收区块数据接口：该接口需要业务端自行实现，并在区块推送服务（repchain-block-courier）的配置文件（conf/default.js）中给出该接口的相应信息，以接收区块推送服务所推送的区块数据，对其要求描述如下（表5-5）。

表5-5　接受区块数据接口

接口URL	业务端自行决定并在区块推送服务配置文件中提供
接口说明	业务端接收区块推送服务推送的区块数据
请求方式	POST
编码	UTF-8
请求类型	application/json

续　表

返回类型	application/json
请求参数	
结构	参考区块推送服务配置文件中的描述https://gitee.com/linkel/repchain-block-courier/blob/master/config/default.js#L75
示例	{ "stateHash":"OTg2NGM1ODZlMWIzMTE4MzZmZmMyYmVlNGE2M2ZiYzhmODg0YTM4YTVmOGJlNTZiMTRlNDg3NjQxMTBiZTJhYg==", "timestamp":"2020-12-17T08:35:06.000Z", "transCount":1, "prevHash":"ZDcxNTk1OTkzN2M1NGRjYTcxMTVlYWQzYzYzNDkzOTBkYTg3MzA1Yjk3YjBhNjk1MDdhM2Q4ODFjYzY2ZWVhYg==", "height":12, "endorsements":[{"cert":{"creditCode":"921000005k36123789","name":"node4"}, "timestamp":"2020-12-17T08:35:06.000Z",
	"signature":"MEUCIDwBmzMX6x5iLxgcPm3/npe3/3M6j8i1dbEvH+ESIWBhAiEAuBvNHzPLa1Sk4ham91DQTHMAXWo/vXozLaoPerqFINY=" }, {"cert":{"creditCode":"122000002n00123567","name":"node3"}, "timestamp":"2020-12-17T08:35:06.000Z", "signature":"MEQCIHN7c9HDrs4TyDLxpAQNdh3PLonHYLmKTCye7r7QsbM4AiB2Ef3BxDaqjf3fo4Q4uY606/wqHBu05s+vjGuAyL3X6A==" }, {"cert":{"creditCode":"921000006e0012v696","name":"node5"}, "timestamp":"2020-12-17T08:35:06.000Z", "signature":"MEUCIQDjVmOVKCZEIovwzbUaPgyhfhyvs3ph22j6HHQ24UiA+QIgc8S7ejxS6jusOWIQp/kTXzgat091cVcrdmb75L1N4FI=" }],

续 表

<table>
<tr><td></td><td colspan="2">“version” :1,
“hash”:”Y2ZlNTk1NzM2YWJkMjNhZjY1MjMzYmE4ZTgwZTc3N2Y2MmE3NjFlYTU5YWU5ZmMxNmUyYjYxOWQxNGU3YjkwZA==” ,
“transactions” :[
{ “timestamp” :” 2020-12-17T00:35:06.000Z” ,
“chaincodeID” :{ “chaincodeName” :” ContractAssetsTPL” ,” version” :1},
“txid” :” 6b9ca5fda0b8bbad0f73c483a9a85b0a66c5e778a2ed26f8a92f31dc8370dbab” ,
“signature”:{“cert”:{“creditCode”:”121000005l35120456”,”name”:”node1”},”timestamp” :” 2020-12-17T00:35:06.000Z” ,” signature” :” MEQCIBGsbTQPAIUKqb4QWZFI-sbnHDGwvOcW5E69IyPLETg/QAiApwzuVMP0VOcpjNjwLVdXqd+nhyjk0fx87ollpQnISaA==” },
“chaincodeInvokeParams” :{ “function” :” putProof” ,” args” :[“{ \” keytestb\” : \” value1\” }”]},
“chaincodeSetStateParams” :null,
“type” :” CHAINCODE_INVOKE” ,
“orderInBlock” :1,
“chaincodeDeployParams” :null
}
]
}</td></tr>
<tr><th colspan="3">返回参数</th></tr>
<tr><td>参数</td><td>类型</td><td>说明</td></tr>
<tr><td>result</td><td>字符串</td><td>推送结果，表示业务端是否认可推送的该区块数据(SUCCESS或FAILURE)</td></tr>
<tr><th colspan="3">返回示例</th></tr>
<tr><td>StatusCode</td><td colspan="2">Content</td></tr>
<tr><td>200
推送接收成功</td><td colspan="2">{
“result” :“SUCCESS”
}</td></tr>
</table>

第二节 云计算技术

一、应用技术简述

“云”实质上就是一个网络，狭义上讲，云计算就是一种提供资源的网络，使用者可以随时获取“云”上的资源，按需求量使用，并且可以看成是无限扩展的，只要按使用量付费就可以，“云”就像自来水厂一样，我们可以随时接水，并且不限量，按照自己家的用水量，付费给自来水厂就可以了。

从广义上说，云计算是与信息技术、软件、互联网相关的一种服务，这种计算资源共享池叫作“云”，云计算把许多计算资源集合起来，通过软件实现自动化管理，只需要很少的人参与，就能让资源被快速提供。也就是说，计算能力作为一种商品，可以在互联网上流通，就像水、电、煤气一样，可以方便地取用，且价格较为低廉。

总之，云计算不是一种全新的网络技术，而是一种全新的网络应用概念，云计算的核心概念就是以互联网为中心，在网站上提供快速且安全的云计算服务与数据存储，让每一个使用互联网的人都可以使用网络上的庞大计算资源与数据中心。

云计算是继计算机、互联网之后在信息时代又一种新的革新，云计算是信息时代的一个大飞跃，未来的时代可能是云计算的时代。虽然目前有关云计算的定义有很多，但概括来说，云计算的基本含义是一致的，即云计算具有很强的扩展性和需要性，可以为用户提供一种全新的体验，云计算的核心是可以将很多的计算机资源协调在一起。因此，用户通过网络就可以获取到无限的资源，同时获取的资源不受时间和空间的限制。

云计算的可贵之处在于高灵活性、可扩展性等，与传统的网络应用模式相比，其具有以下优势与特点。

1. *虚拟化技术* 必须强调的是，虚拟化突破了时间、空间的界限，是云计算最为显著的特点，虚拟化技术包括应用虚拟和资源虚拟两种。众所周知，物理平台与应用部署的环境在空间上是没有任何联系的，正是通过虚拟平台对相应终端操作完成数据备份、迁移和扩展等。

2. *动态可扩展* 云计算具有高效的运算能力，在原有服务器基础上增加云计算功能可以使计算速度迅速提高，最终实现动态扩展虚拟化的层次达到对应用进行扩展的目的。

3. 按需部署 计算机包含了许多应用、程序软件等，不同的应用对应的数据资源库不同，所以用户运行不同的应用需要较强的计算能力对资源进行部署，而云计算平台能够根据用户的需求快速配备计算能力及资源。

4. 灵活性高 目前市场上大多数IT资源、软件、硬件都支持虚拟化，如存储网络、操作系统和开发软件、硬件等。虚拟化要素统一放在云系统资源虚拟池当中进行管理，可见云计算的兼容性非常强，不仅可以兼容低配置机器、不同厂商的硬件产品，还能够外设获得更高性能计算。

5. 可靠性高 即使服务器出现故障也不影响计算与应用的正常运行。因为单点服务器出现故障可以通过虚拟化技术将分布在不同物理服务器上面的应用进行恢复或利用动态扩展功能部署新的服务器进行计算。

6. 性价比高 将资源放在虚拟资源池中统一管理在一定程度上优化了物理资源，用户不再需要昂贵、存储空间大的主机，可以选择相对廉价的PC组成云，一方面减少费用，另一方面计算性能不逊于大型主机。

7. 可扩展性 用户可以利用应用软件的快速部署条件来更为简单快捷地将自身所需的已有业务及新业务进行扩展。如计算机云计算系统中出现设备故障时，对于用户来说，无论是在计算机层面上，亦或是在具体运用上，均不会受到阻碍。系统可以利用计算机云计算具有的动态扩展功能来对其他服务器开展有效扩展，这样一来就能够确保任务得以有序完成，在对虚拟化资源进行动态扩展的情况下，同时又能够高效扩展应用，提高计算机云计算的操作水平。

二、系统实际应用

（一）云计算系统架构

云计算系统架构主要由基础设施层、云资源池层和云管理层组成（图5-12）。

1. 基础设施层 服务器、网络设备、存储设备、安全设备等物理设备，构成云资源的基础设施。

2. 云资源池层 虚拟化软件，对基础设施层的物理设备进行虚拟化，为应用提供可运行的虚拟机、裸机等资源。

3. 云管理层 云管软件，提供多个资源池的虚拟资源和硬件资源的统一管理，提供统一运维和运营管理。

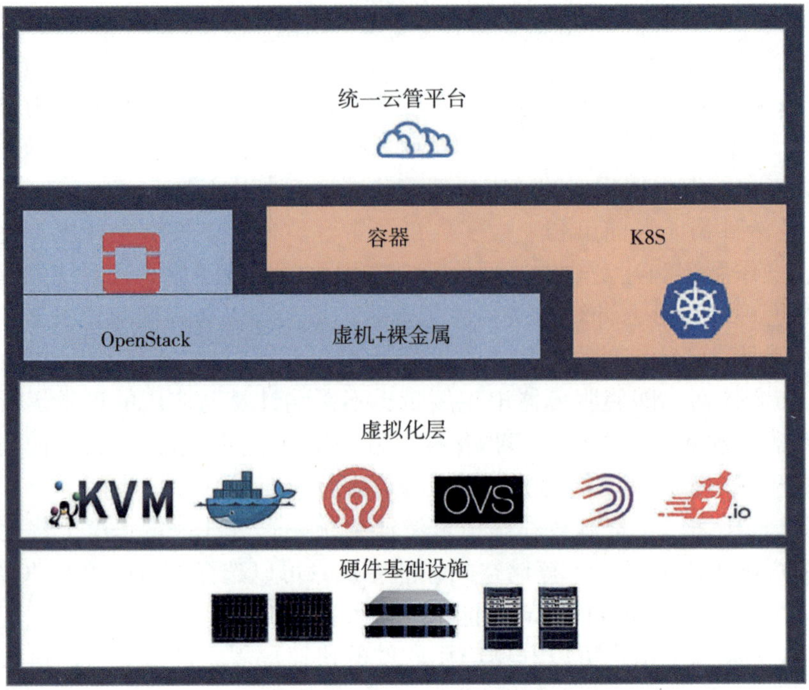

图5-12　云计算系统架构

（二）云计算服务设计基础

1. *计算服务*　云平台计算服务分别为云主机、裸机，以下阐述资源池的计算服务能力设计。

（1）虚拟机资源服务：云资源池计算虚拟化管理是通过调用计算虚拟化层（hypervisor，如KVM）提供的接口，通过计算虚拟化软件（如OpenStack产品组件Nova）实现对计算资源虚拟化的管理。虚拟机资源管理主要指虚拟机启动之后，在线对虚拟机的CPU、内存、磁盘及网卡资源进行调整的能力，同时也支持对虚拟机进行查询、操作、划分域等管理。虚拟机资源管理包含如下主要功能。

1）虚拟机信息查询：查询虚拟机的基本信息，包括虚拟机运行状态信息、具体规格信息、IP地址信息、所在物理主机信息、安全组信息、所属域信息等。

2）虚拟机按域管理：支持按域管理虚拟机。

3）虚拟机QoS：虚拟机CPU、IO、网络带宽等服务质量的灵活控制。

4）在线调整虚拟机资源：支持在虚拟机运行的情况下调整CPU个数和内存大小，虚拟机下次重启后生效。对于少量支持在线生效的操作系统，可以不用重启实时生效。

5）离线调整虚拟机资源：在虚拟机离线状态下修改虚拟机的属性，包括CPU个数、内存大小、磁盘大小。

6）Resize虚拟机：通过resize操作修改虚拟机的flavor模板，实现用户根据业务的需求来灵活的配置虚拟机。

7）USB设备透传给虚拟机：把物理主机的USB透传给虚拟机使用。

8）虚拟机生命周期管理：支持虚拟机基本的生命周期管理动作，包括创建、删除、启动、关闭、重启、休眠、唤醒、锁定、解锁等。

9）虚拟机热迁移：将使用同一共享存储的主机之间处于运行态的虚拟机由当前所在的主机迁移到另一台主机上，在迁移的过程中不影响用户对虚拟机的使用。

10）虚拟机冷迁移：在关机的状态下，把虚拟机从一个计算节点迁移到另一个计算节点。

11）虚拟机启动方式可选：支持虚拟机的BIOS选择legacy或者uefi方式引导启动。

12）虚拟机按主机集合进行亲和/互斥部署：将虚拟机以主机集合为单位进行亲和/互斥部署，满足特定虚拟机的要求（如虚拟机按照整框来进行分散部署）。

13）虚拟机和物理机时钟同步：定时同步虚拟机和物理机的时钟，和物理机保持一致。

14）PCI物理设备透传功能：支持将PCI物理设备（如GPU子卡）直接透传给虚拟机使用。

15）服务器本地SSD硬盘透传：支持将服务器本地SSD硬盘透传给该节点上的虚拟机使用。

16）高性能转发：支持高性能DPDK转发和SR-IOV网络。

（2）裸金属资源服务：云资源池裸金属资源管理是通过调用ironic组件提供的接口，实现对裸金属资源的管理。

裸金属资源管理主要是将物理裸机服务器当做虚拟化平台的虚拟机来管理，包括裸金属的生命周期管理、变更等。裸金属资源管理包含如下主要功能。

1）裸机部署操作系统：支持自动探测，并支持通过ironic部署裸机，用户可以根据自身业务需求选择部署虚拟机还是裸机。

2）裸金属生命周期管理：包括发现、创建、修改、启动、关闭、重启等。

3）虚拟机和物理裸机同系统共管：支持通过一套云平台同时管理虚拟机及裸机。

4）裸金属设备的管理：支持裸金属网络bond模式设置，支持裸金属硬盘

raid设置。

5）裸机挂载云硬盘：支持将云硬盘挂载在裸机上进行使用。

2. *存储服务* 云平台的存储服务涉及镜像服务、云硬盘服务。

（1）镜像服务：云资源池镜像管理是通过OpenStackGlance组件提供的接口，实现的对镜像资源的管理。镜像资源的管理包含如下主要功能。

1）镜像生命周期管理：支持创建、修改、查询和删除镜像。

2）从云盘创建镜像：支持将云盘中的数据上传成一个镜像文件，存放到镜像库中，以便用户使用。

3）从镜像创建云盘：支持将虚拟机的启动文件系统注入云盘里，可通过云盘启动虚拟机。

（2）云硬盘服务：云资源池云硬盘管理是通过OpenStackCinder组件提供的接口，实现对云硬盘资源的管理。云硬盘资源的管理包含如下主要功能。

1）云硬盘生命周期管理：支持对虚拟机磁盘（卷）的基本生命周期管理操作，包括创建卷、删除卷、挂载卷和卸载卷等。

2）云硬盘快照：支持对云硬盘（卷）做快照备份和通过快照创建一个新卷的方式恢复数据。

3）云硬盘容量调整：对已经存在云硬盘（卷）进行扩容或者缩容。

4）存储多后端：支持一个（或多个）存储节点连接多个存储后端。

5）卷类型管理：支持卷类型的创建、删除和设置卷类型对应的特性等管理操作。

6）云硬盘迁移：支持云硬盘从一个存储后端迁移到另外一个存储后端。

7）双机共存储：支持超过两台以上虚拟机共用同一个云硬盘。

8）裸磁盘映射虚拟机：虚拟机直接访问物理存储子系统（IPSAN或FCSAN）上的LUN的能力。

9）云盘总线类型可选：在创建云盘时可以选择云盘的总线类型，如scsi、virtio、ide。

3. *网络服务*

（1）虚拟私有云服务：虚拟私有云（virtualprivatecloud，VPC），为弹性云服务器构建隔离的、用户自主配置和管理的虚拟网络环境，提升用户资源的网络的安全性，简化用户的网络部署。

1）场景一：VPC间隔离，支持VPC内部地址复用，VPC内包含子网、掩码、虚拟路由和虚拟防火墙。

2）场景二：VPC间互通，不同VPC之间可以通过三层网络互通。

主要包含如下功能：①不同VPC用户可以分配相同地址段地址，IP地址可以在不同VPC之间复用。②支持在VPC内定义子网、掩码等网络需要的配置参数。③支持创建SR-IOV和DPDK的虚拟机，支持DPDK虚拟机热迁移功能。④支持弹性IP绑定VPC能力，提供业务应用外部网络访问能力。

（2）安全组服务：安全组（securitygroup，SG），为弹性云服务器构建了基于虚拟机端口的对网络报文进行限制安全策略的虚拟网络环境，提升用户资源的网络的安全性。安全组的主要功能如下。

1）虚拟交换机支持安全组功能：Network产品组件可以支持安全组功能，可以根据设置的安全组规则，并对于入向和出向的报文根据设置的规则做过滤，从而保护同一个用户之间的虚拟机的流量安全。

2）网络安全：通过虚拟机安全组功能，虚拟机IP/MAC过滤，防止虚拟机受到网络攻击。

（3）弹性IP服务：弹性IP（elasticIP），为弹性云服务器构建了资源池内部虚拟机访问外部网络的通道，实现业务应用访问Internet的方法。

1）场景一：弹性IP直接绑定云主机实现Internet的访问。

2）场景二：弹性IP绑定负载均衡设备。

用户可以申请弹性IP资源，用于与虚拟机或裸机等进行地址映射绑定，主要包含如下功能：①弹性IP可以与子网中关联的弹性云服务器、裸金属服务器、弹性负载均衡等资源灵活地绑定及解绑。②支持弹性IP地址的QoS控制，限制弹性IP所能使用的带宽，优化网络服务质量。

4. 资源统一管理服务

（1）统一管理服务：支持对虚拟机、裸机资源进行统一管理和灵活协调，为用户屏蔽资源池的差异，提供统一的基于资源的调度，满足不同虚拟业务应用对资源的需求。

（2）可视化服务：支持可视化Web界面，实时展现任务执行情况，提供端到端的平台部署和配置中心，支持平台组件升级和灰度升级功能；提供集中可视化安装工具，用户UI体验好，简化安装步骤，提升部署效率。

5. 运维服务方案 为运维人员提供集中的告警和日志分析等故障定位手段，为管理员提供仪表盘来监视云平台的运行状态；为运营人员提供统计报表，为容量规划和资产审计提供能力支撑；为电信其他系统提供北向的集成能力。

运维管理基于告警、性能、日志基础运维数据，使用AI智能算法和对象建模等方法，提供动态阈值、容量预测、告警根因分析等智能运维手段。

（1）集中告警管理：资源池上有物理服务器、磁阵、交换机和路由器网络设备，有不同类型的虚拟资源池。在云管理平台提供集中的告警管理功能，云运维人员在网络运维中心可以查看到当前出现的告警，提醒相关人员去排障。

告警信息包括告警码、告警描述、告警对象名称、附加信息、告警时间/恢复时间、对象类型、告警位置、告警ID、恢复原因等信息，方便用户追踪告警。

（2）集中性能管理：通过统一运维运营管理平台采集来自各个资源池的性能数据，反映整个平台管理的虚拟资源和物理资源的性能指标。用户通过定制指标公式，可以把原始性能指标处理生成KPI，通过查看KPI报表可了解云环境的性能趋势。

（3）集中日志管理：日志记录重要的用户操作、用户安全活动、系统运行状态。日志管理系统将该类用户访问平台的操作日志、系统日志、安全日志全程自动化采集到中央日志服务器上，用于运维监控、安全审计、业务数据分析等方面。

（4）统一监控视图：提供仪表盘展示当前系统的运行状况，使得用户能快速获取系统概况、存在问题，并提供解决问题的快速入口。

提供拓扑管理，拓扑管理以可视化的方式呈现系统资源的连接关系，以及服务和资源的依赖关系，为管理员提供实时的图形化监控视图。

（5）自动化运维：自动化运维深入运维的各个领域，从日常巡检、故障定位、版本升级、资源池容量管理等方面提高运维效率。自动化运维基于工作流的作业自动化，将大量重复性、效率低的工作自动化，满足日常运维场景，提供对物理设备、虚拟资源的可用性检测；提供系统等网络安全性检测，并且可以灵活自定义工作流，满足用户特殊的运维场景需求。

第三节　可视化分析技术

一、应用技术简述

数据可视化，是关于数据视觉表现形式的科学技术研究。数据可视化技术包含以下几个基本概念。

1. 数据空间　是由n维属性和m个元素组成的数据集所构成的多维信息空间。

2. 数据开发　指利用一定的算法和工具对数据进行定量的推演和计算。

3. 数据分析　指对多维数据进行切片、块、旋转等动作剖析数据，从而能多角度、多侧面观察数据。

4. 数据可视化　指将大型数据集中的数据以图形图像形式表示，并利用数据分析和开发工具发现其中未知信息的处理过程。

数据可视化已经提出了许多方法，这些方法根据其可视化的原理不同可以划分为基于几何的技术、面向像素技术、基于图标的技术、基于层次的技术、基于图像的技术和分布式技术等。

二、系统实际应用

（一）可视化分析指标

基于安全可控的多元数据资源中心，系统提供数据统计分析工具集，实时收集、处理个人基本信息、样本基本信息、菌株基本信息、标菌株耐药表型及基因型基本信息等数据，开展各类监测数据的无缝衔接和综合分析。

系统支持的统计分析指标包括但不限于检出病原菌标本构成比、多重耐药菌检出率、病原菌构成比、多重耐药菌构成比、特定革兰阳性细菌构成比、特定革兰阴性细菌构成比、病原菌对抗菌药物的耐药率、多重耐药菌病原菌对抗菌药物的耐药率、病原菌总体耐药率、病原菌MIC值分布、病原菌MIC值百分比、病原菌MIC50、病原菌MIC90、病原菌耐药性指数、特定病原菌耐药基因检出率等。

表5-6提供可视化分析指标具体计算规则及相关说明，为可视化展示提供设计基础。

（二）分析模型设计

本章设计了支持趋势分析、聚集性分析和相关性分析等多种分析模型，为决策支持模块提供分析模板和规则。这些模型的具体计算过程及相关说明将为可视化展示提供设计基础。

1. *趋势模型分析设计*　趋势模型分析采用空间坐标法进行多项式回归，以估计最佳回归模型。假设在观察点（X，Y）处，传染性疾病的患病率为Z，通过n阶多项式函数拟合，可以得到：

Z＝G \cdot B＋\epsilon ∈＝G · B＋∈

式中，Z和\epsilon ∈是N阶向量，N为观测点数。G是N x Q阶矩阵。B是Q阶向量。Q与多项式阶数n的关系为：$$。

Q＝\frac{（n＋1）\cdot（n＋2）\cdot（n＋3）}{6}

2. *聚集性分析*　使用时空扫描模型（St服务组件n）和累计和模型（CuSum）的模拟演算，制订病原耐药监测早期预警的数学模型选择策略，实现早期预警功能。

表5-6 可视化分析指标

指标名称	定义	计算公式	分析维度	统计规则
检出病原菌标本构成比	确定时间段内，特定病原菌在各个不同标本的检出的分布情况	检出病原菌标本构成比=确定时间段内检出的一种病原菌在特定的标本中检出的例次数/同期内一种病原菌在所有标本中检出的例次数×100%	地区（省、市、县、乡镇）、时间（年、月）、样本来源、细菌种类	检出病原菌归属时段确定以“病原菌检验标本采集日期时间”为准； 纳入群体：所有在区域内检验机构接收的检验标本； 排除群体：病原菌检验标本类型为污染
多重耐药菌检出率	多重耐药菌检出菌株数与同期该病原菌检出菌株数总数的比例，每种多重耐药菌分别计算	多重耐药菌检出率=确定时间段内检出特定多重耐药菌的例次数/同期检出特定细菌的例次数×100%	地区（省、市、县、乡镇）、时间（年、月）、样本来源、细菌种类	分子：分别统计“多重耐药菌”定义的九种多重耐药菌；检出病原菌归属时段确定以“病原菌检验标本采集日期时间”为准； 分母：分别统计“多重耐药菌”中定义的9种多重耐药菌对应的病原菌，如统计MRSA的多重耐药菌检出率时，分母为统计时段检出金黄色葡萄球菌的例次数；检出病原菌归属时段确定是以“病原菌检验标本采集日期时间”为准； 纳入群体：所有在区域内检验机构接收的检验标本； 排除群体：病原菌检验标本类型为污染
病原菌构成比	特定病原菌数量占总病原菌数量的比例	病原菌构成比=检出的特定病原菌的例次数/同期检出病原菌的总例次数×100%	地区（省、市、县、乡镇）、时间（年、月）、样本来源、细菌种类	分子：检出病原菌归属时段确定是以“病原菌检验标本采集日期时间”为准； 分母：检出病原菌归属时段确定是以“病原菌检验标本采集日期时间”为准； 纳入群体：所有在区域内检验机构接收的检验标本； 排除群体：病原菌检验标本类型为污染

续 表

指标名称	定义	计算公式	分析维度	统计规则
多重耐药菌构成比	特定多重耐药菌数量占所有多重耐药菌总数量的比例	多重耐药菌构成比=检出的特定病原菌的多重耐药菌的检出例次数/同期检出该病原菌的总例次数×100%	地区（省、市、县、乡镇）、时间（年、月）、样本来源、细菌种类	分子：检出病原菌归属时段确定是以“病原菌检验标本采集日期时间”为准； 分母：检出病原菌归属时段确定是以“病原菌检验标本采集日期时间”为准； 纳入群体：所有在区域内检验机构接收的检验标本； 排除群体：病原菌检验标本类型为污染
特定革兰阳性细菌构成比	特定革兰阳性细菌数量占总革兰阳性细菌病原菌数量的比例	革兰阳性细菌构成比=特定革兰阳性细菌检出例次数/同期革兰阳性细菌检出例次数×100%	地区（省、市、县、乡镇）、时间（年、月）、样本来源、细菌种类	分子：统计革兰阳性细菌病原菌；检出病原菌归属时段确定是以“病原菌检验标本采集日期时间”为准； 分母：检出病原菌归属时段确定是以“病原菌检验标本采集日期时间”为准； 纳入群体：所有在区域内检验机构接收的检验标本； 排除群体：病原菌检验标本类型为污染
特定革兰阴性细菌构成比	特定革兰阴性细菌数量占总革兰阴性细菌病原菌数量的比例	革兰阴性细菌构成比=特定革兰阴性细菌检出例次数/同期革兰阴性细菌检出例次数×100%	地区（省、市、县、乡镇）、时间（年、月）、样本来源、细菌种类	分子：统计革兰阴性细菌病原菌；检出病原菌归属时段确定是以“病原菌检验标本采集日期时间”为准； 分母：检出病原菌归属时段确定是以“病原菌检验标本采集日期时间”为准； 纳入群体：所有在区域内检验机构接收的检验标本； 排除群体：病原菌检验标本类型为污染

续 表

指标名称	定义	计算公式	分析维度	统计规则
病原菌对抗菌药物的耐药率	特定细菌的抗菌药物敏感实验结果为耐药的检测所占的比例	病原菌对抗菌药物耐药率=特定细菌对特定抗菌药物药敏试验结果为耐药的例次数/同期特定细菌对特定抗菌药物进行药敏试验的例次数×100%	地区（省、市、县、乡镇）、时间（年、月）、样本来源、细菌种类、抗菌药物种类	分子：统计特定细菌对特定抗菌药物药敏试验结果为耐药的情况；检出病原菌归属时段确定是以“病原菌检验标本采集日期时间”为准； 分母：检出病原菌归属时段确定是以“病原菌检验标本采集日期时间”为准； 纳入群体：所有在区域内检验机构接收的检验标本； 排除群体：病原菌检验标本类型为污染
多重耐药菌病原菌对抗菌药物的耐药率	多重耐药菌的病原菌的抗菌药物药敏试验结果为耐药的检测所占的比例，每种多重耐药菌分别计算	多重耐药菌病原菌对抗菌药物的耐药率=特定多重耐药菌对特定抗菌药物药敏试验结果为耐药的例次数/同期特定多重耐药菌对特定抗菌药物进行药敏试验的例次数×100%	地区（省、市、县、乡镇）、时间（年、月）、样本来源、细菌种类、抗菌药物种类	分子：统计细菌的特定多重耐药菌对特定抗菌药物药敏试验结果为耐药的情况；检出病原菌归属时段确定是以“病原菌检验标本采集日期时间”为准； 分母：检出病原菌归属时段确定是以“病原菌检验标本采集日期时间”为准； 纳入群体：所有在区域内检验机构接收的检验标本； 排除群体：病原菌检验标本类型为污染
病原菌总体耐药率	特定病原菌对所有抗菌药物药敏试验结果为耐药的检测所占的比例，每种病原菌分别计算	病原菌总体耐药率=特定病原菌对所有抗菌药物药敏试验结果为耐药的例次数/同期特定病原菌对所有抗菌药物进行药敏试验的例次数×100%	地区（省、市、县、乡镇）、时间（年、月）、样本来源、细菌种类、抗菌药物种类	分子：统计特定病原菌对所有抗菌药物药敏试验结果为耐药的情况；所有抗菌药物是指对病原菌做药敏试验的所有种类抗菌药物；检出病原菌归属时段确定是以“病原菌检验标本采集日期时间”为准；不限定标本类型； 分母：统计特定病原菌对所有抗菌药物药敏试验例次数；所有抗菌药物是指对病原菌做药敏试验的所有种类抗菌药物；检出病原菌归属时段确定是以“病原菌检验标本采集日期时间”为准； 纳入群体：所有在区域内检验机构接收的检验标本； 排除群体：病原菌检验标本类型为污染

续 表

指标名称	定义	计算公式	分析维度	统计规则
病原菌MIC值分布	特定病原菌对特定抗菌药物药敏试验且药敏试验方法为MIC试验的不同药敏试验结果值的分布，每种病原菌对每种抗菌药物分别计算	病原菌MIC值分布=特定病原菌对特定抗菌药物药敏试验（MIC试验）的结果值的次数	地区（省、市、县、乡镇）、时间（年、月）、样本来源、细菌种类、抗菌药物种类	统计特定病原菌对特定抗菌药物药敏试验（MIC试验方法）的结果值的次数，如大肠埃希菌对替加环素的药敏试验（MIC试验方法）的结果值为：＜2，则结果值“＜2”的计数为1； 特定抗菌药物是指对病原菌做药敏试验（MIC试验方法）的抗菌药物，如大肠埃希菌的替加环素药敏试验； 检出病原菌归属时段确定是以“病原菌检验标本采集日期时间”为准；不限定标本类型； 纳入群体：所有在区域内检验机构接收的检验标本； 排除群体：病原菌检验标本类型为污染
病原菌MIC值百分比	特定病原菌对特定抗菌药物药敏试验且药敏试验方法为MIC试验的不同药敏试验结果值占药敏试验总数的百分比，每种病原菌对每种抗菌药物分别计算	病原菌MIC值百分比=特定病原菌对特定抗菌药物药敏试验（MIC试验）的同一结果值的次数/同期特定病原菌对特定抗菌药物进行药敏试验（MIC试验方法）的次数×100%	地区（省、市、县、乡镇）、时间（年、月）、样本来源、细菌种类、抗菌药物种类	分子：统计特定病原菌对特定抗菌药物药敏试验（MIC试验方法）的同一结果值的频次数，如大肠埃希菌对替加环素的药敏试验（MIC试验方法）的结果值为：＜2，则结果值“＜2”的分子计数为1；特定抗菌药物是指对病原菌做药敏试验（MIC试验方法）的抗菌药物，如大肠埃希菌的替加环素药敏试验；检出病原菌归属时段确定是以“病原菌检验标本采集日期时间”为准；不限定标本类型； 分母：统计特定病原菌对特定抗菌药物药敏试验（MIC试验方法）的次数，如大肠埃希菌对替加环素的药敏试验（MIC试验方法）的结果值为：＜2，则结果值”＜2”的分母计数为1；特定抗菌药物是指对病原菌做药敏试验的特定种类抗菌药物，如大肠埃希菌的替加环素药敏试验；检出病原菌归属时段确定是以“病原菌检验标本采集日期时间”为准； 纳入群体：所有在区域内检验机构接收的检验标本； 排除群体：病原菌检验标本类型为污染

续　表

指标名称	定义	计算公式	分析维度	统计规则
病原菌MIC50	特定病原菌对特定抗菌药物药敏试验（MIC试验）结果的50分位，每种病原菌对每种抗菌药物分别计算	病原菌MIC50=特定病原菌对特定抗菌药物药敏试验（MIC试验）的50分位的MIC值	地区（省、市、县、乡镇）、时间（年、月）、样本来源、细菌种类、抗菌药物种类	特定抗菌药物是指对病原菌做药敏试验（MIC试验方法）的抗菌药物，如大肠埃希菌的替加环素药敏试验； 检出病原菌归属时段确定是以“病原菌检验标本采集日期时间”为准；不限定标本类型； 纳入群体：所有在区域内检验机构接收的检验标本； 排除群体：病原菌检验标本类型为污染
病原菌MIC90	特定病原菌对特定抗菌药物药敏试验（MIC试验）结果的90分位，每种病原菌对每种抗菌药物分别计算	病原菌MIC90=特定病原菌对特定抗菌药物药敏试验（MIC试验）的90分位的MIC值	地区（省、市、县、乡镇）、时间（年、月）、样本来源、细菌种类、抗菌药物种类	特定抗菌药物是指对病原菌做药敏试验（MIC试验方法）的抗菌药物，如大肠埃希菌的替加环素药敏试验； 检出病原菌归属时段确定是以“病原菌检验标本采集日期时间”为准；不限定标本类型； 纳入群体：所有在区域内检验机构接收的检验标本； 排除群体：病原菌检验标本类型为污染
病原菌耐药性指数	治疗特定病原菌使用的抗菌药物占比对病原菌抗菌药物的耐药性的影响变化情况，衡量抗菌药物使用占比变化（下降或升高）对病原菌耐药性的有效性	病原菌耐药性指数=特定病原菌对抗菌药物的耐药性比例与抗菌药物使用量占比的乘积之和	地区（省、市、县、乡镇）、时间（年、月）、样本来源、细菌种类、抗菌药物种类	特定病原菌对抗菌药物的耐药性占比：确定时段内同期检出的特定病原菌对某种抗菌药物的药敏试验结果为非敏感的次数占该病原菌对该种抗菌药物的药敏试验总次数的比值； 抗菌药物使用量占比：确定时段内该抗菌药物使用量占全部治疗本病原菌的抗菌药物使用量的比例； 特定病原菌对抗菌药物的耐药性占比说明：病原菌对某种抗菌药物药敏试验的结果为耐药的情况；抗菌药物是指对病原菌做药敏试验的所有种类抗菌药物；检出病原菌归属时段确定是以“病原菌检验标本采集日期时间”为准；不限定标本类型； 纳入群体：所有在区域内检验机构接收的检验标本；有药敏试验的病原菌；

续　表

指标名称	定义	计算公式	分析维度	统计规则
				排除群体：病原菌标本的类型为污染；未作药敏试验的病原菌。 抗菌药物使用量占比说明：抗菌药物使用量是指抗菌药物的使用量（抗菌药物的累计DDD数）；抗菌药物的DDD数是指实际使用的抗菌药物量。在较短的时期内，特定抗菌药物的使用量可以用固定的常数；全部治疗病原菌的抗菌药物是指所有用于治疗本病原菌的抗菌药物种类；统计时间段以抗菌药物的实际使用时间为准； 纳入群体：所有在区域内检验机构接收的检验标本；全身性给药的抗菌药物，局部或外用的不计算在内； 排除群体：病原菌标本的类型为污染；局部或外用的抗菌药物
特定病原菌耐药基因检出率	特定病原菌检出特定耐药基因/元件的比例，每种病原菌分别计算	特定病原菌耐药基因检出率=特定病原菌检出特定耐药基因的次数/同期特定病原菌对特定耐药基因进行检测的次数×100%	地区（省、市、县、乡镇）、时间（年、月）、样本来源、细菌种类、耐药基因/元件种类	分子：统计特定细菌对特定耐药基因检测结果为阳性的情况；检出病原菌归属时段确定是以“病原菌检验标本采集日期时间”为准； 分母：检出病原菌归属时段确定是以“病原菌检验标本采集日期时间”为准； 纳入群体：所有在区域内检验机构接收的检验标本； 排除群体：病原菌检验标本类型为污染

3. 相关性分析

相关分析方法：计算协方差，协方差用来衡量2个变量的总体误差，如果2个变量的变化趋势一致，协方差就是正值，说明2个变量正相关。如果2个变量的变化趋势相反，协方差就是负值，说明2个变量负相关。如果2个变量相互独立，那么协方差就是0，说明2个变量不相关。以下是协方差的计算公式。

$$\mathrm{cov}(X,\ Y)=\frac{\sum_{i=1}^{n}(X_i-\overline{X})(Y_i-\overline{Y})}{n-1}$$

（三）可视化组件研制

支持图形化组件，提供分析结果的可视化展现功能，支持可视化图表，如柱状图、散点图、交叉图、雷达图等各种常规图表及热力图、动态分布图等非常规图表，通过配置、拖拽可实现报表的快速生成，支持可视化大屏展示。

1. 模型选取及设置　从分析模型库中选择合适模型，设置分析模型实例的基本属性，如名称、创建者，输出数据名称，展示模式设置（GIS展示），设置分析方法的参数。

2. 输入数据加载设置　支持2种方式加载分析数据。

（1）从主数据管理平台的数据服务获取元数据，设置输入数据表名。

（2）设置输入excel文件。

3. 输出数据设置　分析的结果可以作为二次分析的输入数据，因此需要把分析结果保存到数据中，或则导出到excel文件中。

4. 转化编辑　将原始表转变成标准模型输入数据格式的表结构，建立中间表与原始表之间的影射和作相应的转换函数处理。

5. 输出数据浏览　实现原始数据到输入数据转换，并浏览转换结果。如果结果满足要求，就可以运行分析算法。

（四）可视化专题建设

按人群、野生动物、环境场所、食品等类别建立4类病原耐药监测数据资源专题库，支持统一的分地区分析、分人群分析、分年龄分析等基础分析。

第四节　时空预警模型

一、概述

提供风险矩阵分析法、德尔菲评估法及专家会商分析法等多种分析手段，提高风险识别准确度，并对风险评估最终结果以图表形式直观展现。

二、应用分析

（一）数据探索性分析

数据探索性分析（exploratory data analysis，EDA），是指对已有的数据（特别是调查或观察得来的原始数据）在尽量少的先验假定下进行探索，通过作图、制表、方程拟合、计算特征量等手段探索数据的结构和规律的一种数据分析方法。特别是当分析者对这些数据中的信息没有足够的经验，不知道该用何种传统统计方法进行分析时，探索性数据分析就会非常有效。探索性数据分析在20世纪60年代被提出，由美国著名统计学家约翰·图基（John Tukey）命名的。

EDA的出现主要是针对在对数据进行初步分析，往往还无法进行常规的统计分析时。这时候，如果分析者先对数据进行探索性分析，辨析数据的模式与特点，并把它们有序地发掘出来，就能够灵活地选择和调整合适的分析模型，并揭示数据相对于常见模型的种种偏离。在此基础上再采用以显著性检验和置信区间估计为主的统计分析技术，就可以科学地评估所观察到的模式或效应的具体情况。

所以，概括来说，分析数据可以分为探索和验证两个阶段。探索阶段强调灵活探求线索和证据，发现数据中隐藏的有价值的信息，而验证阶段则着重评估这些证据，相对精确地研究一些具体情况。在验证阶段，常用的主要方法是传统的统计学方法，在探索阶段，主要的方法就是EDA。

EDA的特点有三个：一是在分析思路上让数据说话，不强调对数据的整理。传统统计方法通常是先假定一个模型，如数据服从某个分布（特别常见的是正态分布），然后使用适合此模型的方法进行拟合、分析及预测。但实际上，多数数据（尤其是实验数据）并不能保证满足假定的理论分布。因此，传统方法的统计结果常常并不令人满意，使用上受到很大的局限。EDA则可以从原始数据出发，深入探索数据的内在规律，而不是从某种假定出发，套用理论结论，拘泥于模型的假设。二是EDA分析方法灵活，而不是拘泥于传统的统计方法。传统的统计方法以概率论为基础，使用有严格理论依据的假设检验、置信区间等处理工具。EDA处理数据的方式则灵活多样，分析方法的选择完全从数据出发，灵活对待，灵活处理，用何种方法可以达到探索和发现的目的就使用该方法。这里需要特别强调的是，EDA更看重的是方法的稳健性、耐抗性，而不刻意追求概率意义上的精确性。三是EDA分析工具简单直观，更易于普及。传统的统计方法相对比较抽象和深奥，一般人难于掌握，EDA则更强调直观及数据可视化，更强调方法的多样性及灵活性，使分析者能一目了然地看出数据中隐含的有价值的信息，显示出其遵循的普遍规律及与众不同的突出特点，促进发现规律，得到启迪，满足分析者的多方面要求，这也是EDA对于数据分析的主要贡献。

（二）数据可视化

1. 数据的不同类型　按照所采用的计量尺度不同，可以将统计数据分为分类数据、有序分类数据和数值型数据。分类数据是只能归于某一类别的非数字型数据，它是对事物进行分类的结果，数据表现为类别，用文字来表述的，如人口按性别分为男、女。有序分类数据是只能归于某一有序类别的非数字型数据。有序分类数据虽然也是类别，但这些类别是有序的。例如，尺寸有时分为大、中、小3类，产品分为一等品、二等品、三等品和次品等。数值型数据是按数字尺度测量的观测值，其结果表现为具体的数值。

按照统计数据的收集方法，可以将其分为观测数据和实验数据。观测数据是通过调查或观测收集到的数据。这类数据是在不对研究对象进行主动干预或控制的条件下，在自然或实际状态中记录下来的。例如，通过市场调研收集的消费者偏好数据、通过人口普查收集的人口信息、通过气象站记录的气温数据等。社会经济领域的数据绝大部分属于观测数据。实验数据则是在实验中，通过主动控制实验对象和环境（如设置对照组、施加特定处理或条件）而收集到的数据。例如，在药物临床试验中，给不同组别的患者服用不同剂量药物或安慰剂后收集的疗效数据。

按照被描述的现象与时间的关系，可以将统计数据分为截面数据和时间序列数据。截面数据是在相同或近似相同的时间点（或时间段）收集到的数据。这类数据通常反映了不同个体、单位或空间位置在某一特定时刻（或时期）的状态或特征。例如，2023年全国各省份的GDP数据、某一天全国所有上市公司的股票收盘价数据。时间序列数据是在不同时间点（或连续时间段）对同一现象（个体、单位或空间位置）进行观测或记录所收集到的数据，用于描述现象随时间变化的动态特征。例如，某城市过去20年的年度平均气温数据、某公司过去5年每个季度的销售额数据。

2. 数据的概括性量度 利用图表展示数据，可以对数据分布的形状和特征有一个大致的了解。但想要全面把握数据分布的特征，还需要找到反映数据分布的各个代表值。数据分布的特征可以从3个方面进行测度和描述：一是分布的集中趋势，中心值，反映各数据向其中心值靠拢或聚集的程度；二是分布的离散程度，反映各数据远离其中心值的趋势；三是分布的形状，反映数据分布的偏态和峰态。这3个方面分别反映了数据分布特征的不同侧面。

（1）中心值：指一组数据向某一中心值靠拢的程度，它反映了一组数据中心点的位置所在。对分类数据，一般使用众数，众数是一组数据中出现次数最多的变量值。有序分类数据一般使用中位数和分位数描述数据的集中趋势，中位数是一组数据排序后处于中间位置上的值，用Me表示，数值型数据一般使用平均数来描述数据的中心，它是一组数据相加后除以数据的个数得到的结果。

（2）离散程度：是数据分布的另一个重要特征，它反映的是各数值远离其中心值的程度。数据的离散程度越大，该组数据偏离中心值的程度就越大；离散程度越小，中心值的代表程度就越好。

描述数据离散程度采用的测度值，根据所依据数据类型的不同主要有异众比率、四分位差、方差和标准差。

分类数据一般使用异众比率，异众比率是指非众数组的频数占总频数的比例，用V_r表示。其计算公式为：

$$V_r=\frac{\sum f_i - f_m}{\sum f_i}=1-\frac{f_m}{\sum f_i}$$

式中，f_i为该变量取值i的观测频数，$\sum f_i$为观测值的总频数；f_m为众数组的频数。

异众比率主要用于衡量众数对一组数据的代表程度。异众比率越大，说明非众数组的频数占总频数的比重越大，众数的代表性就越差；异众比率越小，说明非众数组的频数占总频数的比重越小，众数的代表性越好。

顺序数据主要用四分位差，它是上四分位数与下四分位数之差，用Q_d表示。其计算公式为：

$$Q_d = Q_U - Q_L$$

四分位差反映了中间50%数据的离散程度，其数值越小，说明中间的数据越集中；其数值越大，说明中间的数据越分散。

数值型数据离散程度的描述方法主要有极差、平均差、方差和标准差，其中，最常用的是方差和标准差。方差是各变量值与其平均数之差的平方的平均数。方差的平方根称为标准差。

（3）分布形状：中心值和离散程度是数据分布的重要特征，但想要全面了解数据分布的特点，还需要知道数据分布的形状是否对称、偏斜程度及分布的扁平程度等。偏态和峰态就是对分布形状的测度。

“偏态”是对数据分布对称性的测度，测度偏态的统计量是偏态系数，记作SK。偏态系数的计算方法很多，在根据数值型数据计算偏态系数时，通常采用下面的公式：

$$\mathrm{SK}=\frac{n\sum(x_i-\bar{x})^3}{(n-1)(n-2)s^3}$$

式中，s^3是样本标准差的3次方。

如果一组数据的分布是对称的，则偏态系数等于0，如果偏态系数明显不为0，表明分布是非对称的。若偏态系数大于1或小于−1，被称为高度偏态分布；若偏态系数在0.5～1或−1～−0.5，被认为是中等偏态分布；偏态系数越接近0，偏斜程度就越低。

“峰态”是对数据分布平峰或尖峰程度的测度。测度峰态的统计量则是峰态系数，记作K。在根据数值型数据计算峰态系数时，通常采用下式：

$$\mathrm{K}=\frac{n(n+1)\sum(x_i-\bar{x})^4-3\left[\sum(x_i-\bar{x})^2\right]^2}{(n-1)(n-2)(n-3)s^4}$$

用峰态系数说明分布的尖峰和扁平程度，是通过与标准正态分布的峰态系数进行比较而言的。由于正态分布的峰态系数为0，当K＞0时为尖峰分布，数据的分布更集中；当K＜0时为扁平分布，数据的分布越分散。

3. 可视化展示　一张好的统计图表，往往胜过冗长的文字表述，统计图的类型有很多，多数统计图除了可以绘制二维平面图外，还可以绘制三维立体图，图形的制作均可由计算机来完成。

（1）分类数据和有序分类数据的图示：分类数据和有序分类数据的图示方法主要包括条形图、帕累托图和饼图等。

1）条形图：条形图用相同宽度的条形，其高度或长短来表示数据多少的图形。图形可以横置或纵置，纵置时也称为柱状图。当分类变量在不同时间或不同空间上有多个取值时，为对比分类变量的取值在不同时间或不同空间上的差异或趋势变化，可以绘制对比条形图。

2）帕累托图：该图是按各类别数据出现的频率排序后绘制的柱状图。

3）饼图：用圆形及圆内扇形的角度来表示各类别所占比例大小的图形，它主要用于表示一个样本（或总体）中，各类别的数据占全部数据的比例，对于研究结构性问题十分有用。

（2）数值型数据的图示：上面介绍的条形图、饼图都适用于显示数值型数据。此外，对数值型数据还有如下表示方法：直方图、茎叶图、箱线图、线图、散点图、三维散点图、气泡图和雷达图等。

1）直方图：直方图可显示分组数据的频数分布特征。直方图是用于展示分组数据分布的一种图形，它用矩形的面积来表示频数分布。直方图的高度表示每一组的频数或频率，宽度则表示各组的组距，因此其高度与宽度均有意义。

2）茎叶图：茎叶图是反映原始数据分布的图形，它由茎和叶两部分构成，其图形是由数字组成的。通过茎叶图可以看出数据的分布形状及数据的离散状况。绘制茎叶图的关键是设计好树茎，制作树茎时，首先把一个数字分成两部分，通常是以该组数据的高位数值作为树茎，而且叶上只保留该数值的最后一个数字。

3）箱线图：箱线图是由一组数据的最大值、最小值、中位数、两个四分位数，这5个特征值绘制而成的，它主要用于反映原始数据分布的特征，还可以进行多组数据分布特征的比较。箱线图的绘制方法是：先找出一组数据的最大值、最小值、中位数和两个四分位数，然后连接两个四分位数画出箱子；再将最大值和最小值与箱子相连，中位数在箱子中间。

4）线图：线图可显示时间序列数据的分布特征，主要用于反映现象随时间变化的特征。

（3）多变量数据的图示

1）地图：地图是将某变量的值在地图上标注出来，值的大小用气泡的大小来表示。

2）雷达图：雷达图是显示多个变量的常用图示方法，也称为蜘蛛图。设有n组样本，每个样本测得P个变量，要绘制这P个变量的雷达图，首先做一个圆，然后将圆P等分，得到P个点，令这P个点分别对应P个变量，再将这P个点与圆心相连，得到P个辐射状的半径，这P个半径分别作为P个变量的坐标轴，每个变量值的大小由半径上的点到圆心的距离表示，再将同一个样品的值在P个坐标上连线。这样，n个样品形成的n个多边形就是一个雷达图。

（三）空间数据分析

1. 空间自相关分析　空间自相关分析是指邻近空间区域单位上某变量的同一属性值之间的相关程度，主要用空间自相关系数进行度量并检验区域单位的这一属性值在空间区域上是否具有高高相邻、低低相邻或者高低间错分布，即有无聚集性。若相邻区域间同一属性值表现出相同或相似的相关程度，即属性值在空间区域上呈现高（低）的地方邻近区域也高（低），则称为空间正相关；若相邻区域间同一属性值表现出不同的相关程度，即属性值在空间区域上呈现高（低）的地方邻近区域低（高），则称为空间负相关；若相邻区域间同一属性值不表现任何依赖关系，即呈随机分布，则称为空间不相关。

空间自相关分析分为全局空间自相关分析和局部空间自相关分析，全局自相关分析是从整个研究区域内探测变量在空间分布上的聚集性；局域空间自相关分析是从特定局部区域内探测变量在空间分布上的聚集性，并能够得出具体的聚集类型及聚集区域位置，常用的方法有Moran's I、Gear's C、Getis、Morans散点图等。

（1）全局空间自相关分析：全局空间自相关分析主要用Moran's I系数来反映属性变量在整个研究区域范围内的空间聚集程度。首先，全局Moran's I统计法假定研究对象之间不存在任何空间相关性，然后通过Z-score得分检验来验证假设是否成立。

Moran's I系数公式为：

$$\mathrm{I}=\frac{n\sum_{i=1}^{n}\sum_{j=1}^{n}w_{ij}\left(x_i-\bar{x}\right)\left(x_j-\bar{x}\right)}{\left(\sum_{i=1}^{n}\sum_{j=1}^{n}w_{ij}\right)\sum_{i=1}^{n}\left(x_i-\bar{x}\right)^2}$$

式中，n为研究对象空间的区域数；x_i为第i个区域内的属性值（如发病率），x_j为第j个区域内的属性值，$\bar{x}$为所研究区域的属性值的平均值（如平均发病率）；w_{ij}为空间权重矩阵，一般为对称矩阵，其中$w_{ij}=0$。

在零假设条件下，Moran's I的期望值为：

$$\mathrm{E}\left(\mathrm{I}\right)=\frac{-1}{n-1}$$

Moran's I的方差有2个假设：空间对象正态分布假设和空间对象随机分布假设。

正态分布假设条件下，Moran's I的方差为：

$$\mathrm{Var}(I)=\frac{1}{s_0^2(n-1)(n+1)}(n^2s_1-ns_2+3s_0^2)-E(I)^2$$

随机分布假设条件下，Moran's I的方差为：

$$\mathrm{Var}(I)=\frac{n[(n^2-3n+3)s_1-ns_2+3s_0^2]-k[(n^2-n)s_1-2ns_2+6s_0^2]}{s_0^2(n-1)(n-2)(n-3)}-E(I)^2$$

式中，$s_0=\sum_{i=1}^{n}\sum_{j=1}^{n}w_{ij}$，$s_1=\frac{1}{2}\sum_{i=1}^{n}\sum_{j=1,\,j\neq i}^{n}(w_{ij}+w_{ji})^2$，$s_2=\sum_{i=1}^{n}(\sum_{j=1}^{n}w_{ij}+\sum_{j=1}^{n}w_{ji})$，$k=\frac{n\sum_{i=1}^{n}(x_i-\bar{x})^4}{[\sum_{i=1}^{n}(x_i-\bar{x})^2]^2}$。

Moran's I的Z-score得分检验为：

$$Z=\frac{I-E(I)}{\sqrt{Var(I)}}$$

当$|Z|>1.96$，$p<0.05$时，拒绝无效假设，认为总体Moran's I$\neq 0$，存在空间自相关。Moran's I系数的取值为［−1，1］。当其取值大于0时，表明所研究区域存在空间正相关，且取值越接近1，表明空间正自相关性越强，研究对象呈聚集分布；当其取值小于0时，表明所研究区域存在空间负相关，取值越接近−1，表明空间负自相关性越强，研究对象呈均匀分布；当其取值接近于0，研究对象呈随机分布，不存在自相关性。

（2）局部空间自相关分析：全局空间自相关分析只能得出研究对象是否存在空间聚集性，而不能得到具体的聚集区域，因此，需要进一步借助局部空间自相关进行分析。局部空间自相关主要用局部Moran's I系数（local indicators of spatial autocorrelation，LISA）和局部Getis系数（G_i）来反映属性变量在局部区域范围内的空间聚集程度。

局部空间Moran's I系数提供了每个空间单元相关性的判定，对于第i个区域单元来说，Moran's I的LISA定义为：

$$I_i=\frac{x_i-\bar{x}}{S^2}\sum_{j=1}^{n}w_{ij}(x_j-\bar{x})$$

式中，$S^2=\frac{1}{n}\sum_{i=1}^{n}(x_i-\bar{x})^2$，$\bar{x}=\frac{1}{n}\sum_{i=1}^{n}x_i$，且$i\neq j$。

在随机分布假设下，I_i的期望值和方差分别为：

$$E(I_i)=\frac{-w_i}{n-1}$$

$$Var(I_i)=\frac{(n-b_2)w_{i(2)}}{n-1}+\frac{(2b_2-n)}{(n-1)(n-2)}\sum_{k=1,\ k\neq i}^{n}\sum_{h=1,\ h\neq i}^{n}w_{ik}w_{ih}-[E(I_i)]^2$$

式中，$w_i=\sum_{j=1,\ j\neq i}^{n}w_{ij}$，$w_{i(2)}=\sum_{j=1,\ j\neq i}^{n}w_{ij}^{\ 2}$，$b_2=\frac{\sum_{j=1}^{n}(x_i-\bar{x})^4}{[\sum_{j=1}^{n}(x_j-\bar{x})^2]^2}$，$w_{ij}$为空间权重矩阵，n为研究对象空间的区域数，$x_i$为第i个区域内的属性值（如发病率），$x_j$为第j个区域内的属性值，$\bar{x}$为所研究区域的属性值的平均值（如平均发病率）；同样利用Z-score得分检验对Moran's I的LISA统计量进行假设检验，即：

$$Z=\frac{I_i-E(I_i)}{\sqrt{Var(I_i)}}$$

当$|Z|>1.96$时，$p<0.05$，拒绝无效假设，认为Moran's $I_i\neq 0$，存在局部空间自相关。

LISA系数用于解释疾病空间是否存在聚集性。LISA＞0时表明局部空间单元与相邻空间单元之间存在空间正相关性，表现为“高－高”或“低－低”聚集，LISA＜0时表明局部空间单元与相邻空间单元之间存在空间负相关性，表现为“低－高”或“高－低”聚集。“高－高”聚集区域，表示本单元某种属性值高，其相邻空间单元的某种属性值也高；“低－低”聚集区域表示本单元某种属性值低，其相邻空间单元的某种属性值也低；同理，“高－低”聚集区域表示本单元某种属性值高，而相邻空间单元的某种属性值低；“低－高”聚集区域表示本单元某种属性值低，而相邻空间单元的某种属性值高，并且局域空间自相关聚集区域相对应于LISA系数进行了显著性检验，对具有统计学意义的空间单元进行了可视化展示。

Getis系数（G_i）用于探测疾病空间聚集性的“热点”或“冷点”区域。局部Getis系数（G_i^*）定义为：

$$G_i^*=\frac{\sum_{j=1}^{n}w_{ij}x_j-w_i^*\bar{x}}{s\sqrt{(ns_{1i}-w_i^{*2})/(n-1)}}$$

式中，$w_i^*=\sum_{j=1}^{n}w_{ij}$，$s_{1i}=\sum_{j=1}^{n}w_{ij}^2$，$x_j$为空间区域内的属性值，s为标准差，$w_{ij}$为空间权重。$G_i^*>0$时表示聚集区域为高值区即发病的热点区域，$G_i^*<0$时表示聚集区域为低值区即为发病的冷点区域，$G_i^*$接近或等于0时表明该区域没有发生聚集。

2. 时空聚集性分析　空间自相关分析具有一定的局限性，其没有纳入时间因素故而不能判断地理空间上聚集区域随时间变化的趋势。而时空聚集性分析很好地解决了这一难题，不仅能够揭示地理空间上聚集区域随时间变化的规律，同时还能得出聚集区域的相对危险度，更加精确的对空间聚集区域位置进行了定位。

时空聚集性分析同时考虑了时间和空间两个因素，主要采用移动窗口法（moving windows），如图5-13所示，在地理空间上创建扫描窗口（圆柱体），圆柱体的底面对应研究的地理区域，圆柱体的高对应扫描时间间隔，圆柱体的半径对应扫描的风险人口。扫描窗口的大小和位置在地理空间上不断的变化，其过程为：随机选取地理空间上任一地理位置作为扫描窗口的底面中心，相应的地理区域（扫描窗口的底面积）不断变化，对应时间间隔（扫描窗口的高）也不断变化，直到达到预先规定的上限为止。然后对每一个扫描窗口，根据实际属性值（如发病数）和人口数可计算出预期属性值（发病数），然后利用扫描窗口内外的实际值和预期值构造对数似然比（log likelihood ratio，LLR）检验统计量。最终选取LLR值最大的窗口为高聚集窗口，也即是最不可能由随机变异造成。

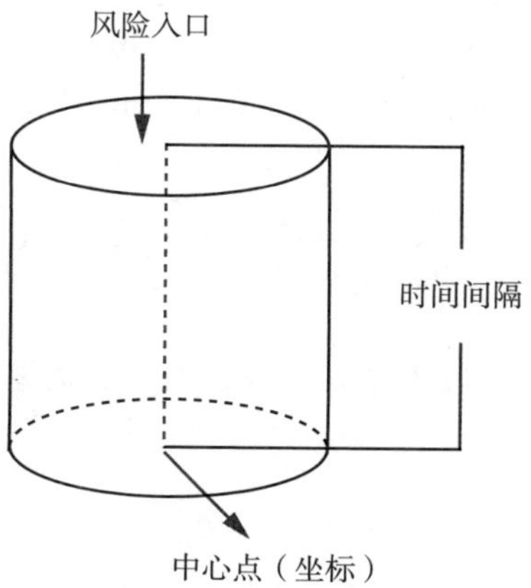

图5-13　移动窗口法

另外，时空扫描分析还需要考虑一个重要的基本特征，即基于无效假设的概率分布类型，通常包括二项分布模型、泊松分布模型、时空重排模型和指数概率模型。泊松分布模型适用于各种形状的潜在聚集区域，因此，主要采用基于泊松分布模型的时空扫描统计量进行分析，具体建模过程如下。

n_Z为扫描窗口Z中的实际发患者数，m_Z为扫描窗口Z中的总人口数，μ（Z）为基于泊松分布无效假设得到的扫描窗口Z中的预期发患者数；n_G为所有区域中的总发患者数，m_G为总的人口数，μ（G）为所有区域的预期发患者数。则：

$$\mu(Z)=\frac{n_G}{m_G}\times m_z$$

$$\mu(G)=\sum\mu(Z)$$

区域x的概率密度函数为：

$$\begin{cases} f(x)=\dfrac{p\mu(x)}{p\mu(Z)+q[\mu(G)-\mu(Z)]} & 若x\in Z \\ f(x)=\dfrac{q\mu(x)}{p\mu(Z)+q[\mu(G)-\mu(Z)]} & 若x\in Z \end{cases}$$

式中，p为扫描窗口Z内的实际发病数与预期发病数的比值，q为扫描窗口Z外的实际发病数与预期发病数的比值。

建立扫描窗口的对数似然函数值：

$$L(Z)=\frac{e^{-n_G}}{n_G!}\left(\frac{n_Z}{\mu(Z)}\right)^{n_Z}\left(\frac{n_G-n_Z}{\mu(G)-\mu(Z)}\right)^{n_G-n_Z}\prod_{x_i\in Z}\mu(x_i)$$

$$L_0=\frac{e^{-n_G}}{n_G!}\left(\frac{n_G}{\mu(G)}\right)^{n_G}\prod_{x_i\in Z}\mu(x_i)$$

式中，L（Z）为扫描窗口Z的似然函数值，L_0为基于泊松分布无效假设所得到的似然函数值。

故：

$$\frac{L(Z)}{L_0}=\frac{\left[\dfrac{n_Z}{\mu(Z)}\right]^{n_Z}\left[\dfrac{n_G-n_Z}{\mu(G)-\mu(Z)}\right]^{n_G-n_Z}}{\left[\dfrac{n_G}{\mu(G)}\right]^{n_G}}$$

对上式两边取对数得到对数似然比LLR为：

$$LLR=n_z\log\left(\frac{n_Z}{\mu(Z)}\right)+(n_G-n_Z)\log\left(\frac{n_G-n_Z}{\mu(G)-\mu(Z)}\right)-n_G\log\left(\frac{n_G}{\mu(G)}\right)$$

则时空扫描窗口Z中最大的似然比可表示为：

$$\max LLR=\frac{\max\left[L(Z)\right]}{L_0}=\max\left[\frac{L(Z)}{L_0}\right]$$

$$=\max\left[n_z\log\left(\frac{n_Z}{\mu(Z)}\right)+(n_G-n_Z)\log\left(\frac{n_G-n_Z}{\mu(G)-\mu(Z)}\right)-n_G\log\left(\frac{n_G}{\mu(G)}\right)\right]$$

然后对窗口进行统计学检验，计算每个聚集区域属性值的相对危险度（relative risk，RR），其表示在该聚集区域内研究对象发生的风险是其他区域在相同人口半径、相同时间间隔下扫描结果的倍数。

3. 应用案例

（1）目的：探索某疾病发病情况在地理空间上分布的规律。

（2）数据形式：以某疾病发病率的空间分析为例，数据形式见表5-7。

表5-7 示例数据

地理编码	时间	地名	总人口	发病数	发病率
×××	201301	×××	53.92	24	0.445103858
×××	201302	×××	48.74	8	0.164136233
×××	201303	×××	81.89	82	1.001343265
×××	201304	×××	59.50	8	0.134453782
×××	201305	×××	75.50	28	0.370860927
×××	201306	×××	56.21	4	0.071161715
×××	201307	×××	103.78	5	0.04817884
×××	201308	×××	121.84	10	0.082074852
×××	201309	×××	129.77	154	1.186714957
×××	201310	×××	30.83	38	1.232565683

（3）全局空间自相关分析：进行全局空间自相关分析，得到结果见表5-8。

表5-8　全局空间自相关分析结果

Moran's I	Z	*P*
0.256073	3.7927	0.00769

由于$P < 0.05$，因此认为从全局来看，该疾病发病率有显著的空间自相关性。

第六章

病原耐药监测平台技术实现

耐药监测依属艾滋病和病毒性肝炎等重大传染病防治专项下《病原菌耐药性检测、监测关键技术及传播规律研究》课题。基于此课题，设计建造了病原耐药监测应用平台，平台包含病原耐药监测APP、数据交换前置客户端和病原耐药监测信息系统等应用。平台承载多类传染病相关的多源大数据的融合汇聚，全面支持各类用户对大数据进行分析利用，同时也肩负着各类传染病病原耐药监测信息的传输流转，是课题的项目的核心研发内容。

第一节　工 程 实 现

一、平台概述

本案例工程构建的平台从大公共卫生视角出发，从医院、社区、畜牧各个链条分析超耐药菌的流行状况，明晰了链条中超耐药菌产生、传播特点，探索了多种阻断超耐药菌传播的技术方法。在实践中发现，我国耐药监测中尚存在如下不足：各领域非标准化、低通量的耐药性检测方法难以满足大样本检测、监测需求；耐药监测数据跨行业、跨地区的整合、分析和利用度不够。据此，在“十二五”的基础上，紧紧围绕病原耐药监测新型技术能力研究的目标，融合我国多领域病原耐药监测网络数据，构建了多领域耐药监测信息动态可视化病原菌耐药数据监测共享云平台，标准化多领域耐药检测、监测关键技术，为掌握我国病原菌耐药传播规律，制订有效防控措施提供依据。

二、技术架构

系统技术架构遵循JavaEE规范，采用B/S结构模式，基于SOA体系结构进行设计，见图6-1，详细内容参见上文平台概要设计章节。

三、技术路线

（一）以面向服务架构为基础搭建应用支撑平台

面向服务的体系结构或面向服务架构（service-oriented architecture，SOA）是指为了解决在Internet环境下业务集成的需要，通过连接能完成特定任务的独立功能实体实现的一种软件系统架构。SOA是一个构件模型，它将应用程序的不同功能单元（称为服务）通过这些服务之间定义良好的接口和契约联系起来。接口是采用中立的方式进行定义的，它应该独立于实现服务的硬件平台、操作系统和编程语言。这使得构建在这种系统中的各种服务可以以一种统一和通用的方式进行交互。

针对总体设计主要技术路线的选择，系统将搭建一个以可信的消息管控为核心，以SOA架构为基础的应用支撑平台。可信的消息管控，旨在构建一个统一应用服务基础架构和安全管理基础架构，将电子政务网络基础设施、政务信息资源目录服务与数据交换、应用服务与信息安全基础设施和SOA应用支撑平台有组织地、按统一标准、有序地连接在一起，是应用服务的可信枢纽，并以安全互联互通、安全信息共享和安全运行业务应用的可信消息管控总线方式提供应用服务的调用。

在架构设计上，系统建设基于SOA思想和方法进行建设。尽量使应用功能模块化，做到高内聚、松耦合，系统构架层次化，降低信息数据层、业务应用层、用户交互层资源间的耦合度（同层间及不同层间），成为松耦合的三个层面，打破以前业务应用系统铁板一块的设计模式，使得任何资源的变化（数据、处理逻辑、展示）不会影响到系统中其他模块，从而使应用功能能够灵活地被组合和封装，摆脱面向技术的解决方案的束缚，轻松应对业务服务的变化、发展需要。

同时，基于SOA思想和方法，通过多层次的整合技术和方法，满足项目对数据时效性和准确性、灵活适应业务变化能力的要求，使客户专注于业务逻辑的开发，而无需考虑各层次资源整合、交换（如数据、应用等）的问题，可以保证整个系统运行的高可用性、可扩展性、灵活性、安全性、易维护性等。

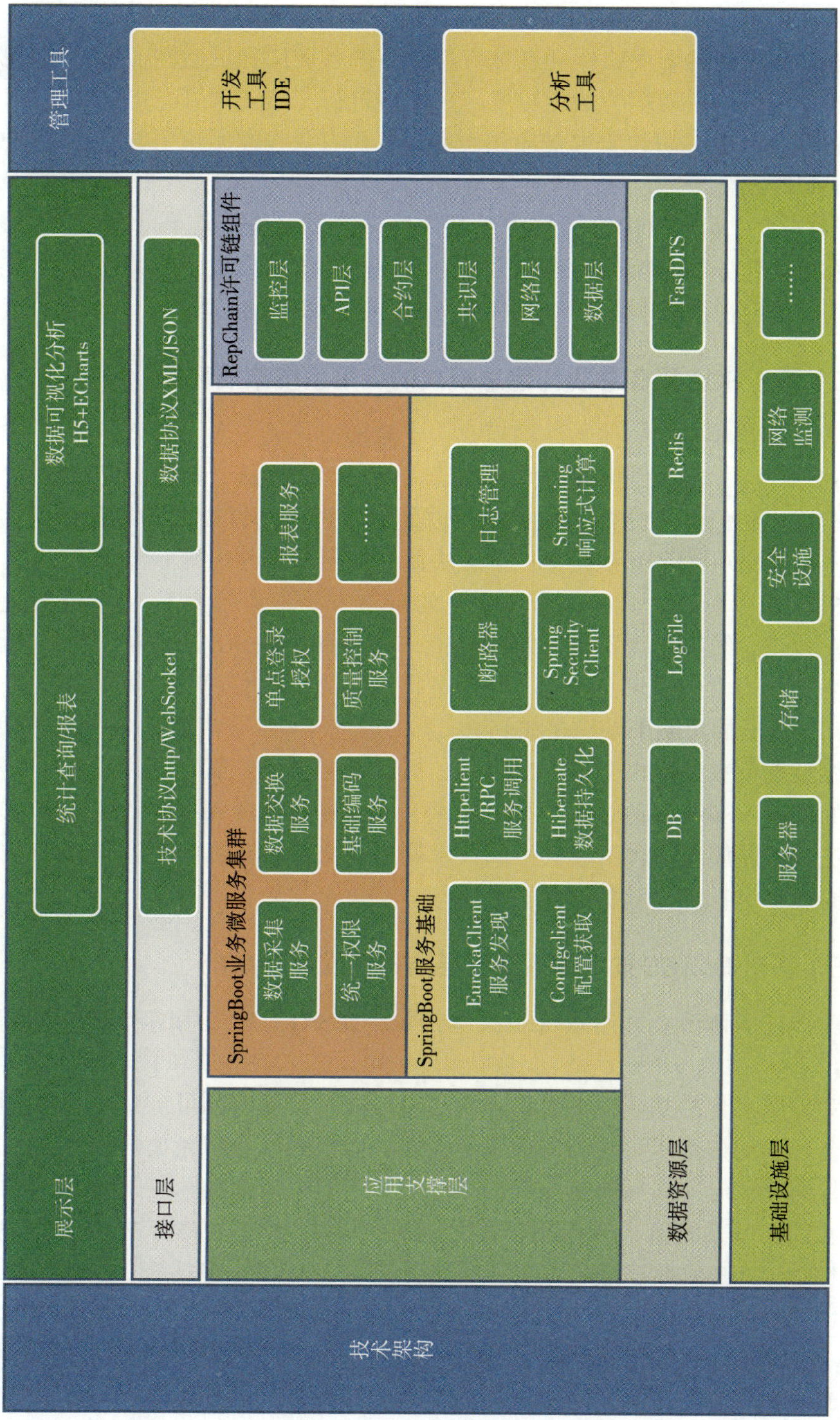
管理工具
开发工具IDE
分析工具
展示层
数据可视化分析 H5+ECharts
统计查询/报表
接口层
数据协议XML/JSON
技术协议http/WebSocket
应用支撑层
RepChain许可链组件
监控层
API层
合约层
共识层
网络层
数据层
SpringBoot业务微服务集群
报表服务
......
单点登录授权
质量控制服务
数据交换服务
基础编码服务
数据采集服务
统一权限服务
SpringBoot服务基础
日志管理
Streaming响应式计算
断路器
Spring Security Client
Httpclient/RPC服务调用
Hibernate数据持久化
EurekaClient服务发现
Configclient配置获取
数据资源层
FastDFS
Redis
LogFile
DB
基础设施层
......
网络监测
安全设施
存储
服务器
技术架构

图 6-1　技术架构设计

此外，系统的松耦合架构可以从容应对各方面变化（内部、外部）的影响，并且可以规范应用的开发，保证系统应用资源的可重用和灵活性，它可以根据具体需求通过网络对松散耦合的粗粒度应用组件进行分布式部署、组合和使用。服务层是SOA的基础，可以直接被应用调用，从而有效控制系统中与软件代理交互的人为依赖性。

基于SOA的系统架构将屏蔽由于开发商选择的开发环境和手段不同带来的风险，而是将业务需求拆分到基本服务单元，做到了最大限度地柔性面对需求变化，不仅满足现在的需求，同时也增强了系统在未来的抗风险性。

（二）基于SOA服务总线构建总线式的应用系统集成环境

SOA服务总线是一种体系结构模式，支持虚拟化通信参与方之间的服务交互并对其进行管理。它提供服务提供者和请求者之间的连接，即使它们并非完全匹配，也能够使它们进行交互，此模式可以使用各种中间件技术和编程模型实现。另外，连接到SOA服务总线是集成部署决策，应用程序源代码不会受到影响。

在SOA服务总线模式中，服务交互的参与方并不直接交互，而是通过一个总线交互，该总线提供虚拟化和管理功能来实现和扩展SOA的核心定义。因此，SOA服务总线模式使请求者不用了解服务提供者的物理实现——从应用程序开发人员和部署人员的角度来看均是如此。

总线负责将服务请求交付给提供者，提供者接收他们要响应的请求，而不知道消息的来源。SOA服务总线本身对使用它的服务请求者和提供者均不可见。应用程序逻辑可以使用各种编程模型和技术调用或交付服务，而无需考虑是直接连接还是通过SOA服务总线传递的。

（三）基于JavaEE技术体系及三层结构开发应用系统

从整体技术体系上选用JavaEE技术，采用B/S/D三层应用结构进行应用系统的开发。

作为系统平台的基础，平台必须具有很好的可移植性和可扩充性。为了可移植，平台开发的技术尽可能与操作系统无关。而与操作系统无关的开发技术，首推Java。要使系统具有可扩充性就必须采用通用的组件标准。在国际上公认的三大组件（EJB、CORBA、COM/DCOM）标准中，无论在发展前景，还是在应用的广泛性上，EJB标准都是最好的。因此，选用JavaEE（包括EJB）规范来建立系统平台也就是必然之举。

JavaEE是多层的分布式体系结构，使系统的操作和运行具有很好的灵活性。先进的Java计算方案如面向对象、独立于平台、快速集成、代码重用等，使系统具有良好的可移植性和可扩展性，所以系统选择JavaEE作为系统的应用服务平台。JavaEE为搭建具有可伸缩性、灵活性、易维护性的系统提供了良好的机制。

1. 支持异构环境　JavaEE能够开发部署在异构环境中的可移植程序。基于JavaEE的应用程序不依赖任何特定操作系统、中间件或硬件。因此，设计合理的基于JavaEE的程序只需开发一次就可部署到各种平台。这在典型的异构计算环境中是十分关键的。JavaEE标准也允许使用与JavaEE兼容的第三方的现成组件，把它们部署到异构环境中，节省了由自己制订整个方案所需的费用。

2. 可伸缩性　基于JavaEE平台的应用程序可被部署到各种操作系统上，为消除系统中的瓶颈，允许多台服务器集成部署，实现可高度伸缩的系统，满足未来业务系统的需要。

3. 稳定的可用性　一个服务器端平台必须能全天候运转以满足业务运行的需要。将JavaEE部署到可靠的操作环境中，将支持长期的可用性。

4. 强大的应用开发能力　JavaEE框架中的多种技术提供了应用开发的手段，如XML、JMS、RMI/IIOP、JCA，从数据级、组件级、应用级等层次支持集成。

系统基于JavaEE，采用浏览器/服务器结构或客户机/服务器结构。界面设计采用JSP/Servlet技术。JSP技术支持可重用的基于构件的设计，并可以与任何Web服务器或应用服务器工作。Servlet是HTTP服务器的扩展API，它提供了很强的安全策略支持，可以用来访问数据库，并动态产生查询结果页面返回给浏览器。JSP/Servlet简化了开发Web-based应用的过程，从而使得基于Java计算内核的应用程序的开发和调试变得非常容易。

JavaEE提供了多种形式的分布式对象计算环境，客户端与服务器之间以及服务器之间可以通过RMI（remote method invocation）、HTTP、IIOP（Internet InterORB protocol）、JMS（Java message service）等多种协议进行消息和数据交换。

使用JavaEE可以简化企业解决方案的开发、部署和管理等复杂问题，为企业应用提供了良好的可伸缩性、灵活性和易维护性。JavaEE已经成为企业级开发的工业标准和首选平台。

（四）采用轻量级微服务的分布式服务技术框架

采用开源的轻量级微服务的分布式服务技术框架，具备：服务发现和注册、负载均衡与容错、REST客户端、动态路由、集群配置管理、服务总线、分布式消息队列（支持Kafka和MQ）、安全控制、任务调度、服务治理和日志管理等功能。

微服务架构是一种将单应用程序作为一套小型服务开发的方法，每种应用程序都在其自己的进程中运行，并与轻量级机制（通常是HTTP资源的API）进行通信。这些服务是围绕业务功能构建的，可以通过全自动部署机制进行独立部署。这些服务的集中化管理已经是最少的，它们可以用不同的编程语言编写，并使用不同的数据存储技术。

微服务架构有很多重要的优点。

首先，它解决了复杂性问题。它将单体应用分解为一组服务。虽然功能总量不变，但应用程序已被分解为可管理的模块或服务。这些服务定义了明确的RPC或消息驱动的API边界。微服务架构强化了应用模块化的水平，而这通过单体代码库很难实现。因此，微服务开发的速度要快很多，更容易理解和维护。

其次，这种体系结构使得每个服务都可以由专注于此服务的团队独立开发。只要符合服务API契约，开发人员可以自由选择开发技术。这就意味着开发人员可以采用新技术编写或重构服务，由于服务相对较小，所以这并不会对整体应用造成太大影响。

再次，微服务架构可以使每个微服务独立部署。开发人员无需协调对服务升级或更改的部署。这些更改可以在测试通过后立即部署。所以微服务架构也使得CI/CD成为可能。

最后，微服务架构使得每个服务都可独立扩展。只需定义满足服务部署要求的配置、容量、实例数量等约束条件即可。例如，可以在EC2计算优化实例上部署CPU密集型服务，在EC2内存优化实例上部署内存数据库服务。

（五）利用容器技术实现应用快速部署和统一管理

运行环境搭建和应用部署，利用Docker容器技术实现应用的快速部署和统一运行与管理，见图6-2。

Docker是一种轻量虚拟化的容器技术，提供类似虚拟机的隔离功能，并使用了一种分层的联合文件系统技术管理镜像，能极大简化环境运维过程。相比其他技术，Docker能让更多数量的应用程序在同一硬件上运行；让开发人员易于快速构建可随时运行的容器化应用程序；它大大简化了管理和部署应用程序的任务。

Docker使用客户端-服务器（C/S）架构模式，使用远程API来管理和创建Docker容器。Docker容器通过Docker镜像来创建。容器与镜像的关系类似于面向对象编程中的对象与类。

Docker采用C/S架构Docker daemon作为服务端接受来自客户的请求，并处理这些请求（创建、运行、分发容器）。客户端和服务端既可以运行在一个机器上，也可通过Socket或者RESTful API来进行通信。

Docker daemon一般在宿主主机后台运行，等待接收来自客户端的消息。Docker客户端则为用户提供一系列可执行命令，用户用这些命令实现跟Docker daemon交互。

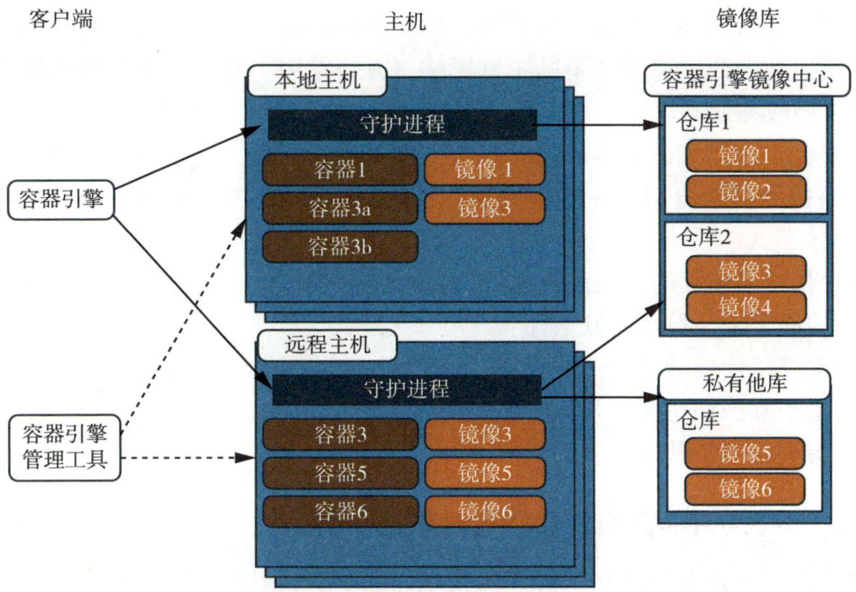

图6-2　利用Docker容器技术实现应用快速部署和统一管理

Docker核心解决的问题是利用LXC来实现类似VM的功能，从而利用更加节省的硬件资源提供给用户更多的计算资源。与VM的方式不同，LXC并不是一套硬件虚拟化方法，无法归属到全虚拟化、部分虚拟化和半虚拟化中的任意一个中，而是一个操作系统级虚拟化方法。

（六）采用模块化设计

项目开发采用模块化设计，各功能模块符合高内聚、低耦合的特征。

模块化设计，简单地说就是程序的编写不是开始就逐条录入计算机语句和指令，而是首先用主程序、子程序、子过程等框架把软件的主要结构和流程描述出来，并定义和调试好各个框架之间的输入、输出链接关系。逐步求精的结果是得到一系列以功能块为单位的算法描述。以功能块为单位进行程序设计，实现其求解算法的方法称为模块化。模块化的目的是为了降低程序复杂度，使程序设计、调试和维护等操作简单化。

模块化设计将产品的某些要素组合在一起，构成一个具有特定功能的子系统，将这个子系统作为通用性的模块与其他产品要素进行多种组合，构成新的系统，产生多种不同功能或相同功能、不同性能的系列产品。模块化设计是绿色设计方法之一，它已经从理念转变为较成熟的设计方法。将绿色设计思想与模块化设计方法结合起来，可以同时满足产品的功能属性和环境属性，一方面可以缩短产品研发与制造周期，增加产品系列，提高产品质量，快速应对市场变化；另一方面，可以减少或消除对环境的不利影响，方便重用、升级、维修和产品废弃后的拆卸、回收和处理。

模块化程序设计的基本思想是自顶向下、逐步分解、分而治之，即将一个较大的程序按照功能分割成一些小模块，各模块相对独立、功能单一、结构清晰、接口简单。

模块化程序设计的其他优点如下。

1. 控制了程序设计的复杂性。

2. 提高了代码的重用性。

3. 易于维护和功能扩充。

4. 有利于团队开发。

（七）界面在不同浏览器和终端设备上的适配性

系统前端采用HTML5/JavaScript技术，能够支持IE8及以上和其他国内主流浏览器，自动适配PC（windows）和平板电脑、智能手机的显示器。

系统将应用HTML5，用于前端界面设计。

1. 网络标准　HTML5本身是由W3C推荐出来的，它是通过谷歌、苹果、诺基亚、中国移动等几百家公司一起酝酿的技术，这个技术最大的优势在于它是一个公开的技术。换句话说，每一个公开的标准都可以根据W3C的资料库找寻根源。另外，W3C通过的HTML5标准也就意味着每一个浏览器或每一个平台都会去实现。

2. 多设备跨平台　用HTML5的优点主要在于，这个技术可以进行跨平台的使用。例如，一个人开发了一款HTML5的游戏，他可以很轻易地将游戏移植到UC的开放平台、Opera的游戏中心、Facebook应用平台中，甚至可以通过封装的技术发放到App Store或Google Play上，所以它的跨平台性非常强大，这也是大多数人对HTML5感兴趣的主要原因。

3. 自适应网页设计　很早就有人设想，能不能“一次设计，普遍适用”，让同一张网页自动适应不同大小的屏幕，根据屏幕宽度，自动调整布局（layout）。

2010年，Ethan Marcotte提出了“自适应网页设计”这个名词，指可以自动识别屏幕宽度、并做出相应调整的网页设计。

这就解决了传统的一种局面——网站为不同的设备提供不同的网页，如专门提供一个mobile版本，或者iPhone / iPad版本。这样做固然保证了效果，但是维护比较复杂，因为需要同时维护好数个版本，而且，如果一个网站有多个portal（入口），会大大增加架构设计的复杂度。

4. *即时更新*　一般的游戏客户端每次都要更新，很耗时。可是更新HTML5游戏就好像更新页面一样，是马上的、即时的更新。

总结概括HTML5有以下优点。

（1）提高可用性和改进用户的友好体验。

（2）有几个新的标签，这将有助于开发人员定义重要的内容。

（3）可以给站点带来更多的多媒体元素（视频和音频）。

（4）可以很好地替代FLASH和Silverlight。

（5）当涉及网站的抓取和索引时，对于SEO很友好。

（6）将被大量应用于移动应用程序和游戏中。

（7）可移植性好。

（八）统一的元数据技术

采用统一的元数据技术进行设计，在系统建设和运行过程，也必须严格参照元数据标准。

元数据（metadata）是描述其他数据的数据（data about other data），或者说是用于提供某种资源的有关信息的结构数据（structured data）。元数据是描述信息资源或数据等对象的数据，其使用目的在于：识别资源；评价资源；追踪资源在使用过程中的变化；实现简单高效地管理大量网络化数据；实现信息资源的有效发现、查找、一体化组织和对使用资源的有效管理。元数据的基本特点如下。

（1）元数据一经建立，便可共享。元数据的结构和完整性依赖于信息资源的价值和使用环境；元数据的开发与利用环境往往是一个变化的分布式环境；任何一种格式都不可能完全满足不同团体的不同需要。

（2）元数据首先是一种编码体系。元数据是用来描述数字化信息资源，特别是网络信息资源的编码体系，这导致了元数据和传统数据编码体系的根本区别；元数据的最为重要的特征和功能是为数字化信息资源建立一种机器可理解框架。

元数据体系构建了电子政务的逻辑框架和基本模型，从而决定了电子政务的功能特征、运行模式和系统运行的总体性能。电子政务的运作都基于元数据来实现。其主要作用有描述功能、整合功能、控制功能和代理功能。

由于元数据也是数据，因此，可以用类似数据的方法在数据库中进行存储和获取。如果提供数据元的组织同时提供描述数据元的元数据，将会使数据元的使用变得准确而高效。用户在使用数据时可以首先查看其元数据以便能够获取自己所需的信息。

（九）采用分层体系架构模型设计

系统应采用分层的数据架构，通常分表现层、业务逻辑层和持久层，各层良好分离，保证数据模型的扩展性和适应性。系统的业务处理功能（OLTP）和数据统计分析（OLAP）功能应设计为相对独立的系统，分别使用独立的云服务器、各自的数据库/数据存储系统，避免互相干扰。业务处理系统产生的数据，根据具体要求的不同，通过分布式消息队列和ETL工具同步或批量导入到数据统计分析系统。

基于平台整体框架的组件化、面向对象的设计开发模式，实现组件化的分层架构模型设计，使应用组件具有预制性、封装性、透明性、互操作性、通用性等特征，便于快速地组装成新的应用。

为做到非常强的可扩展性，因此，系统框架层次必须非常清晰，层和层之间应该避免直接依赖，便于每一层的升级和部署。为了能够快速、准确、清晰地设计出软件体系架构，需要依据上述总体建设原则，参考国家电子政务整体架构设计参考模型建设指南，并借鉴其他电子政务工程架构设计实践经验，对工程涉及的工作内容进行层次划分，建立工程系统规划设计的层次结构模型，在此基础上分层设计，分解项目，逐步实施，确保整个工程的建设可以稳步、有序地进行。

通过对项目的理解，在系统总体设计中需要考虑到界面、应用、应用支撑、数据资源及基础网络设施之间的集成，通过多方面满足软件体系架构的需要，通过分层设计，层级之间完全满足“高内聚、松耦合”的原则。

（十）分类存取与分级加工的总体数据架构设计

在数据架构的设计方面，从数据本身的特点进行分类，如是关系型数据还是非关系型数据，是原始数据还是加工的数据，从而可以针对不同类型的数据库进行针对性的优化，对操作性的数据库主要强调并发性和事务的控制，对查询性的数据主要强调数据访问的并行性、数据缓存的处理等。

在统计分析数据的设计中，采用分级逐层加工和处理的办法，对数据进行不同粒度的合并和加工，形成专门的用于统计分析的数据集市。

（十一）基于标准与重视接口的开放性体系设计

为了保障应用软件的建设能够长足发展，在系统设计中建议采用基于标准接口的开放性体系设计。在整体架构设计中，采用业界标准的JavaEE架构，在服务集成方面，消息传输使用JMS接口，采用基于Web Service标准。在采用业界标准的基础上，强调应用系统开放标准的做法，在应用系统的接口方面，采用基于领域模型的接口设计，这样便于外部的系统进行衔接。

（十二）基于可扩展标记语言技术的数据交换标准设计

利用可扩展标记语言（extensible markup language，XML）作为系统接口的数据交换标准，进行信息资源整合。

随着信息时代的不断发展，不同部门、不同地区间的信息交流逐步增加，计算机网络技术的发展为信息传输提供了保障。当大量的数据出现在网络上，面对多种多样的数据格式，怎样才能有效地利用它们呢？这其实就是数据共享与数据转换的问题。简单地说，数据共享就是让在不同地方使用不同计算机、不同软件的用户能够读取他人数据并进行各种操作运算和分析。

XML的出现突破了EDI的发展瓶颈。XML是一种界定文本数据简便而标准的方法，它曾经被称为“Web上的ASCII码”。与HTML不同，XML不关心任何视觉表现形式而只关心数据本身。XML的标记用来说明要描述的概念，而属性则用来控制它们的结构。在这样的描述机制下，XML的数据是开放的，其自描述的特征使之对于B to B和企业内部网解决方案来说是一种有效的选择，并且无需实现协调就可以在程序之间共享数据。为了使用XML文档，W3C还标准化了一套API。而XML的特性则昭示了其将成为互联网共享信息的主要途径。

在业务活动中，系统必须能够满足频繁的内容更新，保持信息的一致性，即时动态内容的刷新和数据安全性等方面的需要。使用XML在数据解析的时候遵循文档类型定义（document type definition，DTD），保证了文档结构的一致性。XML能够在电子政务应用之间存储、转换和传送数据，应用平台与软件相对独立，数据不必因软件或平台的变化而改变。此外，XML数据容易转换，可以将数据从一种模式（Schema）规范转换为另一种，并且可以有多种输出的格式，如HTML和PDF等。XML同时使动态文档成为可能，通过操纵XML的片段，可以将信息重新包装来满足个人的需求。

（十三）采用虚拟化和云计算技术优化资源配置

虚拟化技术很早就在计算机体系结构、操作系统、编译器和编程语言等领域得到了广泛应用。该技术实现了资源的逻辑抽象和统一表示，在服务器、网络及存储管理等方面都有着突出的优势，大大降低了管理复杂度，提高了资源利用率，提高了运营效率，从而有效地控制了成本。由于在大规模数据中心管理和基于互联网的解决方案交付运营方面有着巨大的价值，服务器虚拟化技术受到人们的高度重视，人们普遍相信虚拟化将成为未来数据中心的重要组成部分。

虽然虚拟化技术可以有效地简化数据中心管理，但是仍然不能消除企业为了使用IT系统而进行的数据中心构建、硬件采购、软件安装、系统维护等环节。云计算是这种构想的代名词，它采用创新的计算模式使用户通过互联网随时获得近乎无限的计算能力和丰富多样的信息服务，它创新的商业模式使用户对计算和服务可以取用自由、按量付费。目前的云计算融合了以虚拟化、服务管理自动化和标准化为代表的大量革新技术。云计算借助虚拟化技术的伸缩性和灵活性，提高了资源利用率，简化了资源和服务的管理和维护。

采用虚拟化技术实现应用系统资源的动态优化和配置，以保证数据中心实时处理接受数据系统的高性能和稳定性，具体体现在数据中心的主干业务系统，以及各子系统部署需要采用部署在虚拟机之上，并能够进行动态资源分配和动态服务迁移，在关键子系统计算资源紧张时能够自动从空闲的子系统分配的资源中调动CPU、内存等资源，防止关键系统宕机或超负载运行。

虚拟化技术包含多种技术，包括创新的面向大数据、大用户访问和大量集群应用背景下的软件基础组件，如NoSQL、消息队列、分布式查询和归并、存储服务等新的软件技术。

采用基于云计算的NoSQL数据库统一管理操作日志和系统监控日志，防止数据库负载过大殷勤的超负载运行等危险运行状态；使用内存数据缓存技术保存会话（session）数据，减少集群间session复制的消费；采用内存缓存技术存储业务规则和经常使用的代码数据。

该项目将采用应用和数据大集中的模式，适合于使用SAAS云计算服务模式，实现对主干业务系统的统一管理和监控，提供统一接口服务、数据交换服务、统一认证服务等。

（十四）采用集群数据库模式

集群数据库模式，采用高级别开源关系数据库系统，支持云架构部署的主流数据库，利用数据读写分离、数据分区、并行查询、Redis缓存等技术提高系统性能和可伸缩性。

由于数据库系统是任何一个信息系统的核心，因此，除了业务逻辑之外，用户还关心系统性能、数据可靠性、服务可用性等问题，使用集群数据库模式，对提升性能、可靠性和服务可用性有很大帮助。

1. *系统性能* 系统性能涉及硬件、软件、网络、应用设计架构、代码质量等多方面问题。而数据库集群如果能提供负载均衡能力和自动优化能力，则对整个系统性能具有莫大的好处。

2. *数据可靠性* 指在系统发生任意故障（包括操作系统、数据库引擎、硬盘或磁盘阵列或存储网络等故障）条件下数据丢失的可能性。有的系统从设计原理上注定了其必然会存在理论上的数据丢失可能性，而有的系统因为冗余设计原理，可以保证理论上的数据零丢失。用容灾领域的术语来讲，这类似于RPO（recovery point objective），但是不完全等同于RPO。

3. 服务可用性 指在系统发生任意故障（包括操作系统、数据库引擎、硬盘或磁盘阵列或存储网络等故障）条件下整个系统停止对外提供数据服务的可能性。与数据可靠性紧密关联，如果一个系统从理论上存在数据丢失的可能性，那么这样的系统必然会导致整个系统的服务停止。同样地，用容灾领域的术语来讲，这类似于RTO（recovery time objective），但是也同样不能完全等同于RTO。

（十五）跨平台运行

服务器端可以为Linux或Unix等主流平台中的一种且支持集群部署，客户端支持跨平台。

开发语言：JAVA EE、R或Python。

（十六）二维码识别技术应用

二维码又称二维条码，常见的二维码为QR Code，QR全称Quick Response，是一个近几年来移动设备上非常流行的一种编码方式，它比传统的Bar Code条形码能存更多的信息，也能表示更多的数据类型。

二维条码/二维码（2-dimensional bar code）是用某种特定的几何图形按一定规律在平面（二维方向上）分布的黑白相间的图形记录数据符号信息的；在代码编制上巧妙地利用构成计算机内部逻辑基础的“0”“1”比特流的概念，使用若干个与二进制相对应的几何形体来表示文字数值信息，通过图象输入设备或光电扫描设备自动识读以实现信息自动处理。它具有条码技术的一些共性：每种码制有其特定的字符集；每个字符占有一定的宽度；具有一定的校验功能等。同时还具有对不同行的信息自动识别及处理图形旋转变化点等功能。

2016年8月3日，支付清算协会向支付机构下发《条码支付业务规范》（征求意见稿），意见稿中明确指出支付机构开展条码业务需要遵循的安全标准。这是央行在2014年叫停二维码支付以后首次官方承认二维码支付地位。

二维码技术有如下特性。

（1）高密度编码，信息容量大。可容纳多达1850个大写字母或2710个数字或1108个字节，或500多个汉字，比普通条码信息容量约高几十倍。

（2）编码范围广。该条码可以把图片、声音、文字、签字、指纹等可数字化的信息进行编码，用条码表示出来；可表示多种语言文字；可表示图像数据。

（3）容错能力强，具有纠错功能，这使得二维码因穿孔、污损等引起局部损坏时，照样可以正确得到识读，损毁面积达50%仍可恢复信息。

（4）译码可靠性高，它比普通条码译码错误率百万分之二要低得多，误码率不超过千万分之一。

（5）可引入加密措施。保密性、防伪性好。

（6）成本低，易制作，持久耐用。

（7）条码符号形状、尺寸大小比例可变。

（8）二维码可以使用激光或CCD阅读器识读。

第二节　平台功能与业务流程实现

一、平台功能

系统通过建设耐药菌监测区块链可信数据交换网络平台进行数据采集。通过建设应用门户实现各系统的统一访问和单点登录；建设基础支撑平台为耐药菌监测区块链可信数据交换网络平台、病原耐药监测信息系统、用户和权限管理系统等业务系统的运行保驾护航，并提供重要的应用和服务。

具体应用建设如下。

（1）病原耐药监测信息系统。

（2）耐药菌监测区块链可信数据交换网络平台。

（3）基础支撑平台

1）统一用户权限管理。

2）基础数据管理。

（4）应用门户。

二、业务流程实现

病原耐药监测流程见图6-3。

采集交换流程分析如下。

（1）系统由各病原耐药监测网定期进行数据上报和交换。

（2）中国疾控中心对上报的信息进行统一管理。

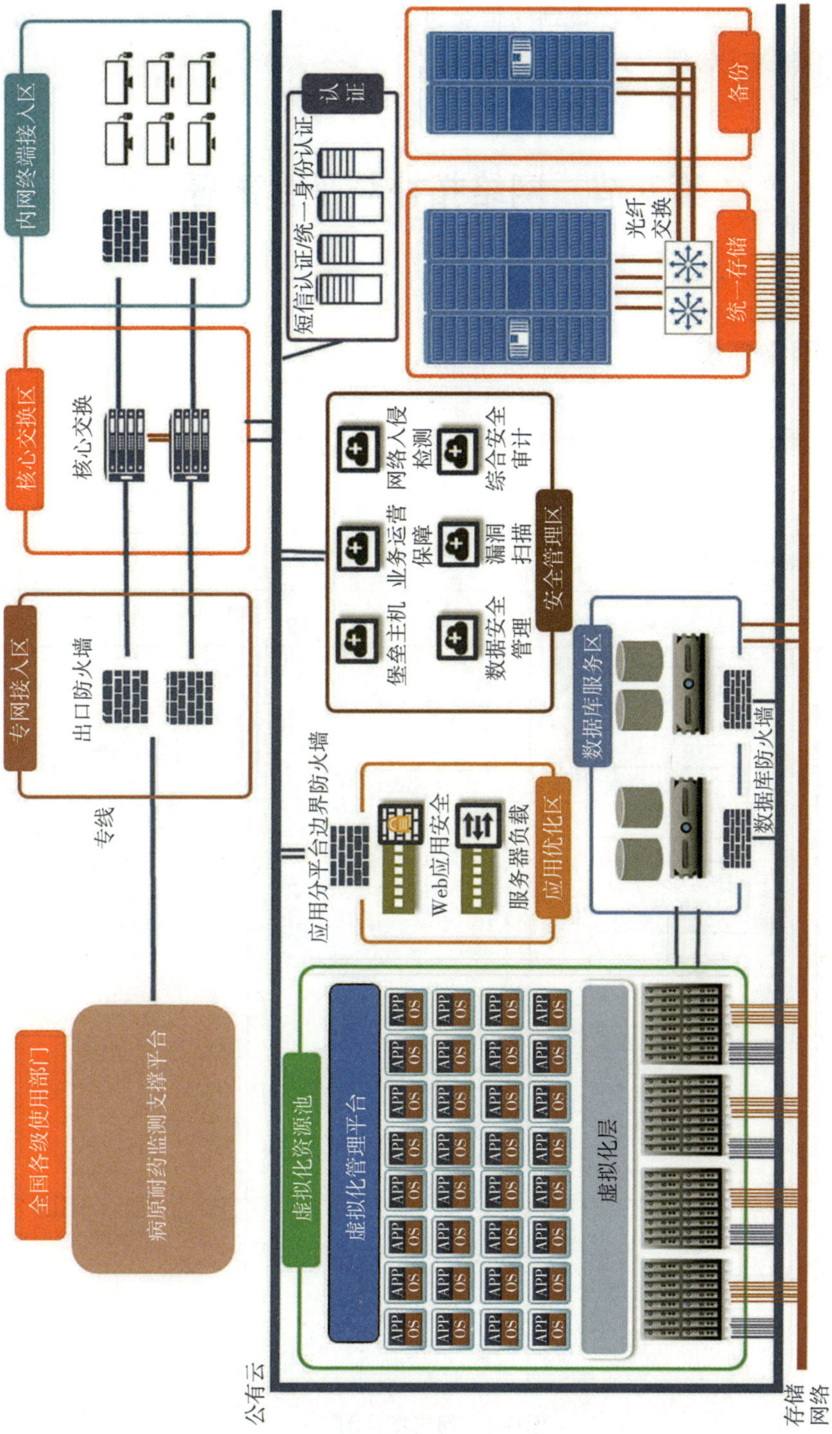

图 6-3　病原耐药监测流程图

（3）中国疾控中心对收集到的信息进行数据分析，使用系统的统计分析结果，反馈给相关主管部门。

第三节　网络拓扑与平台部署

一、网络环境

具体实现的网络架构见图6-4。

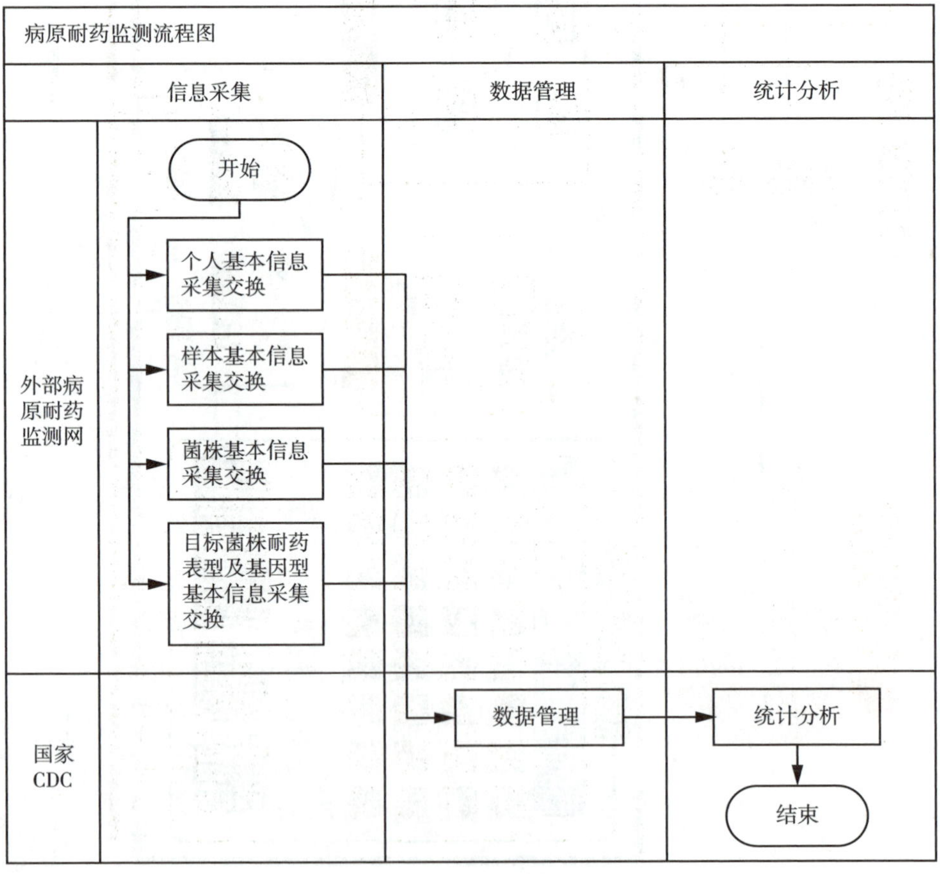

图6-4　网络拓扑图

二、系统运行环境

系统的部署利用技术先进、安全可靠的云架构、云资源、云安全等基础设施，一方面满足业务需求，可根据实际业务发展进行资源扩展，另一方面旨在降低平台建设成本，降低技术管理上的难度，减轻管理人员负担。

（一）总体环境

系统采用电信云进行系统部署。云平台环境符合信息系统安全等保三级要求。

（二）计算资源环境

云主机的计算能力、内存和存储容量需要满足系统运行的要求和数据增加的扩展要求。

云计算资源满足使用要求并且资源使用率不超过60%，峰值不超过80%。

云计算资源可满足资源弹性调配。系统根据访问量伸缩应用所占的计算、存储、网络带宽等资源。当云主机现有配置不满足要求时，用户可自主进行云主机配置快速升级，可升级配置包括CPU、内存和网络带宽等。

（三）安全环境

系统部署环境符合信息系统安全等保三级要求，具体安全设计如下。

（1）云平台提供基础网络安全服务，包含网络防火墙、IDS、防病毒服务等基础网络安全服务内容。

（2）安全等级保护三级支持，提供等保三级的基础设施环境，确保达到等保三级备案及检查标准。

（3）数据库审计，针对用户实际数据库的访问行为进行记录、分析和汇报，用来帮助用户事后生成合规报告、事故追根溯源。加强内外部数据库网络行为记录，提高数据资产安全。

（4）云平台VPN支持SSL、ipsec协议，支持穿越NAT。

（5）云平台提供虚拟私有云服务，可为系统平台提供一个逻辑隔离的区域。

（四）存储环境

云平台可以根据系统用户数、数据量和性能要求计算并提供合理的存储空间，并满足数据增量的扩展需求。

（五）网络环境

云平台可以为系统提供公有IP地址，确保联通、电信、移动不同网络运营商用户的高速访问。

（六）软件环境

系统基础软件可以按照功能类别划分为Web服务器软件、应用服务器软件、数据库服务器软件等，部署情况见表6-1。

表6-1　系统软件基本情况

序号	系统软件名称	版本	软件厂商
1	Tomcat	8.0.42	Apache软件基金会
2	JDK	1.8	Oracle甲骨文公司
3	Nginx	1.17.4	开源产品
4	Centos	8.0	Redhat
5	Redis	5.0.5	红帽
6	Mysql	5.7	Oracle甲骨文公司

三、系统部署

平台整体部署结构见图6-5。

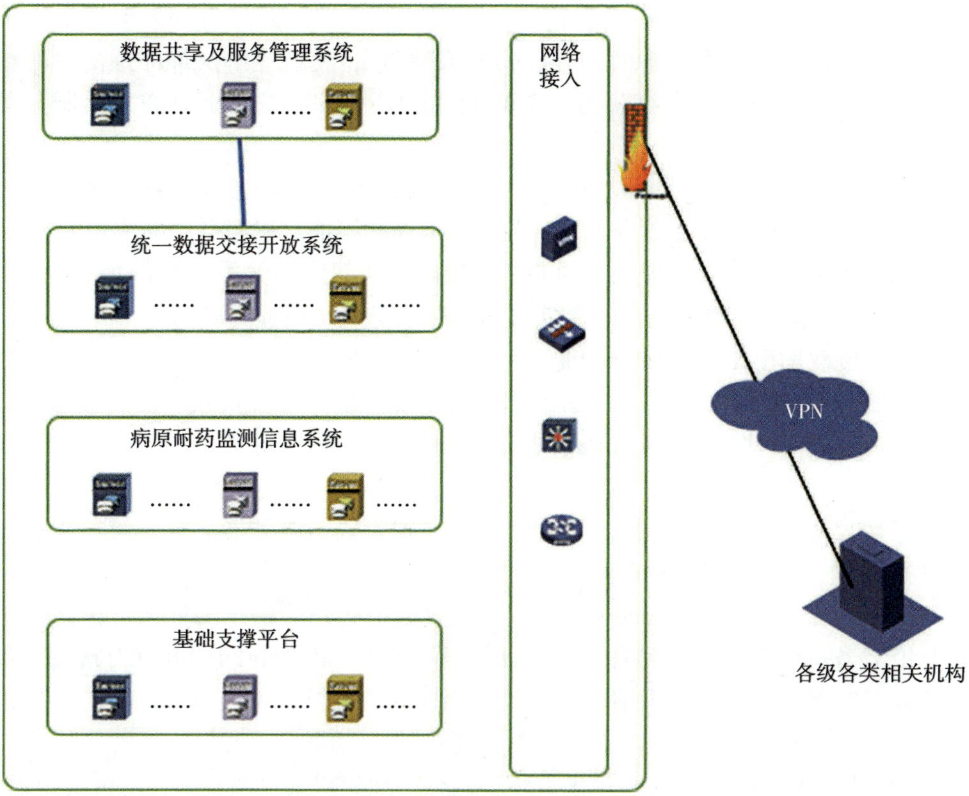

图6-5 平台整体部署示意图

部署说明：系统部署在电信云环境。

总体部署资源需求见表6-2。

表6-2 总体部署资源需求

部署位置	CPU（个）	内存(G)	存储(G)
电信云	128	256	2400

（一）系统部署的关键技术和策略

1. 高可用性和可扩展性技术 设计高可用性和可扩展的系统必须实现以下目标。

（1）伸缩性（scalability）：大型系统很难预测终端用户的数量与行为，伸缩性是指系统可以支持用户的快速增长。提高服务器同时处理并发会话最直接的方式就是增加服务器资源（内存、CPU或硬盘），集群是解决伸缩性的另一种可选方式。它允许一组服务器分担处理繁重的任务，而逻辑上就像一台服务器一样。

（2）高可用性（high availability）：提高伸缩性的单服务器解决方案（添加内存和CPU）可能会存在单点失效，关键任务应用不能容忍服务中断哪怕1分钟。它要求任何时候都可以合理地可预期的响应时间访问这些服务，集群可以通过提供额外的服务器使其在一台服务器实效时提供服务，从而提高可用性。

（3）负载均衡（load balancing）：负载均衡是集群技术之后的一个关键技术，通过分发请求到不同的服务器来提高可用性和更好的性能。负载均衡器可以是一个Servlet或插件（如a linux box using ipchains），除分发请求之外，负载均衡器应负责其他一些重要的任务，如"会话黏附"，使得某个用户会话始终在一台服务器上存活，还有"心跳检测"，防止分发请求到失效的服务器。有时候负载均衡器也参与到"失效转移"处理。

（4）容错（fault tolerance）：高可用性数据不必是严格正确数据。在JavaEE集群中，当一个服务器实例失效时，服务仍然可用，因为新的请求可由其他冗余的服务器实例处理。但如果请求正在处理当中时服务器实例失效，则不能得到正确的数据。然而容错服务则总是保证严格正确的行为。

（5）失效转移（failover）：失效转移是另一项使得集群实现容错的关键技术。通过选择集群中另一个节点，原始节点失效时处理将继续下去。失效转移可以显式地编码也可以由低层平台自动执行。

2. 虚拟化技术提供高可靠性和扩展性 在大部分的时间内，大部分服务器的处理资源使用效率都低于10%，这是由于在选型的时候，服务器必须满足应用的峰值处理需要，因此造成大量处理资源被闲置起来形成极大的浪费。但是，采用了虚拟化技术之后，就可以突破这个障碍，将多台服务器部署整合到一台服务器上去。

例如，有5台四路服务器在运行时，其大部分时间处理资源占用率都在10%以下，那么可以把这5台服务器整合到一台服务器上去，这样在大部分时间内，这台整合后的服务器处理资源使用率就可以提高到50%。而这5个应用的负载高峰不一定都在同一时间，会有一定的时间差，当这个应用处在负载高峰时候可能剩下的几台服务器还保持在10%处理利用率以下，这样多台服务器就可以轮流使用服务器的处理余量，避免造成浪费，并且，云计算平台中的计算资源还可实现动态分配调整，有空余资源的服务器可以随时支援处理资源紧张的服务器，见图6-6。

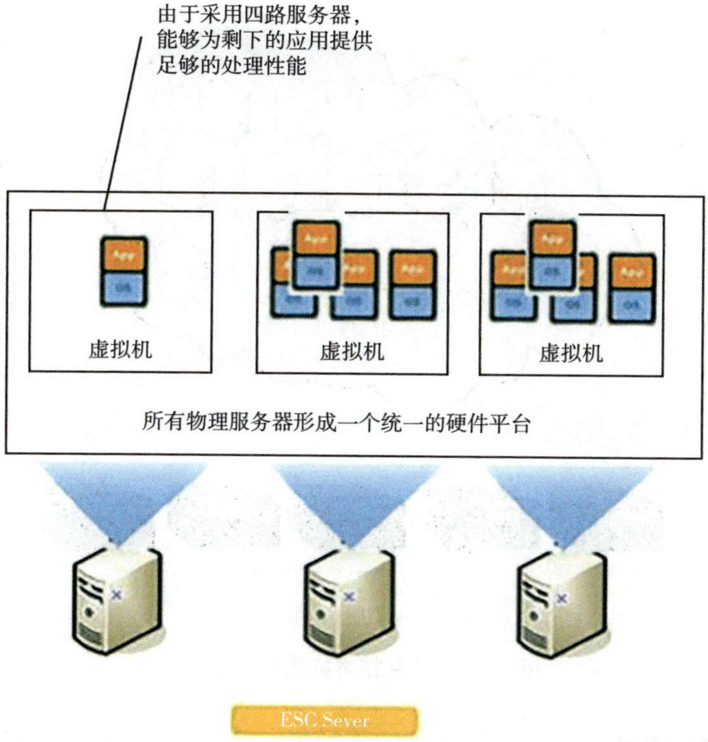

图6-6　虚拟化技术

通过虚拟化技术，所有真实服务器的硬件资源形成一个统一的硬件平台，虚拟服务器可以综合调度整个硬件平台的资源。

当某一个应用对资源的消耗突然增大时，可以在线将正在运行的虚拟机无中断的移动到其他服务器上，从而为这个应用留出足够的处理资源，以实现资源的动态调度，有闲置处理资源的服务器可以随时援助处理资源过于繁忙的服务器，如图6-7所示。

采用了虚拟化技术构建云计算平台后，所有的服务器就构建成了一个统一的硬件处理平台，任何一台服务器的故障不会对整个系统造成任何影响，运行在其上的虚拟机及运行在虚拟机上的业务不会因为一台服务器的故障而停机，从而获得全面的高可靠性保护。

3. JavaEE集群　集群工作方式如图6-8所示，有很多客户端对象同时发送请求到目标对象。负载均衡器则位于调用者和被调用者之间，分发请求到冗余的拥有同样功能的对象上。用此方法可以实现高可用性和高性能。

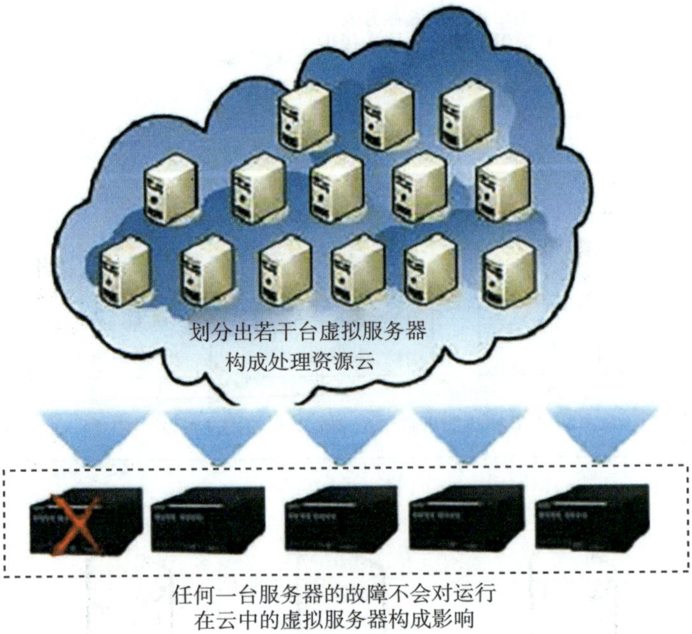

图6-7　虚拟化技术构建云计算平台

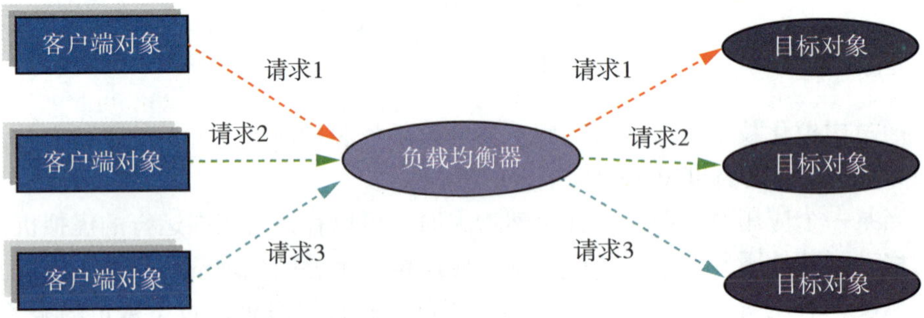

图6-8　负载均衡

失效转移与负载均衡不同。有时候客户端对象对目标对象发起连续的方法请求。如果目标对象请求失效，失效转移系统应该检测到并将后续请求转向导另一个可用的对象，容错也可用此途径实现，见图6-9。

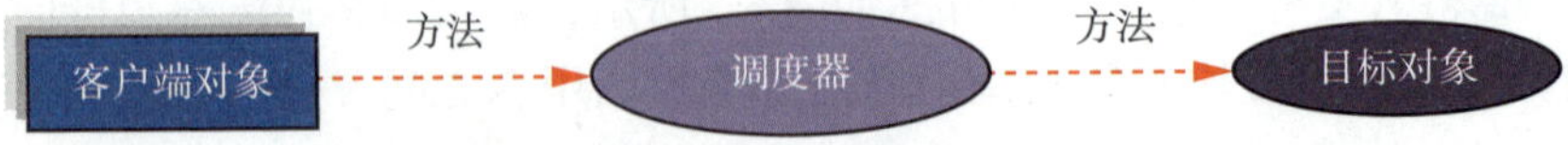

图6-9　失效转移

4. 分布式对象　在分布式环境，如图6-10所示，调用者和被调用者被分离为不同边界的运行容器，边界是JVM、进程或机器。

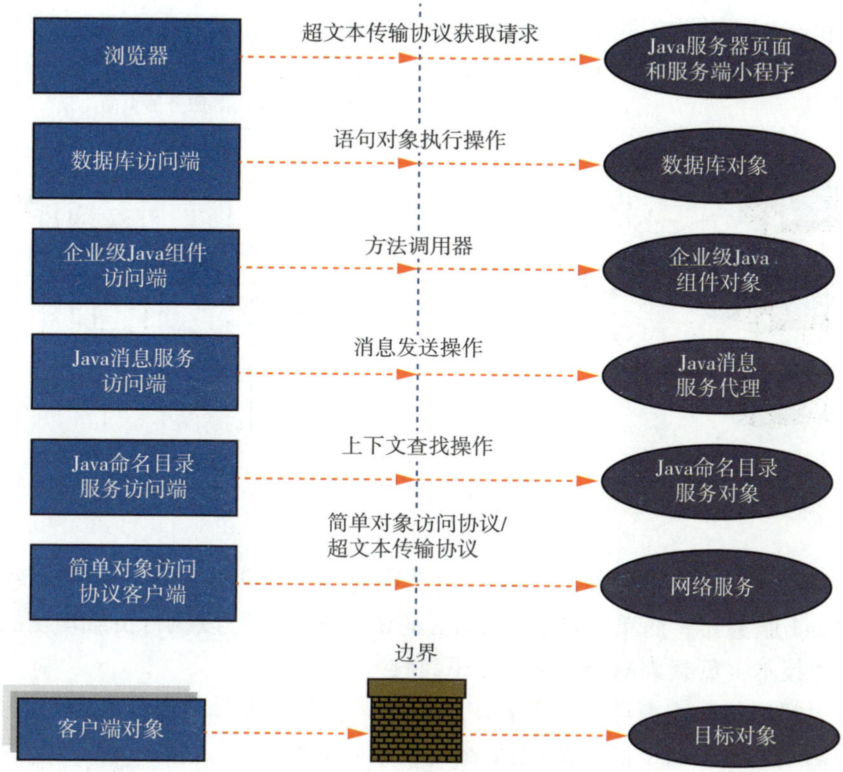

图6-10　分布式对象

当客户端发起对目标对象的调用时，该目标对象在容器内部执行其特定功能，而客户端与目标对象之间的通信则是基于标准的网络协议进行的。为了优化这种通信机制，可以在方法调用的路由过程中融入负载均衡和失效转移的功能。

以浏览器通过HTTPS协议远程调用JSP对象为例，JSP实际在Web服务器上执行，而对于浏览器而言，它并不关注具体的执行细节，仅关注最终的结果。在这样的应用场景下，可以在浏览器与Web服务器之间部署一些中间件，以实现负载均衡和失效转移的功能，从而确保系统的高可用性和性能。

在JavaEE的广阔领域中，涵盖了多种分布式技术，如JSP（及其底层的小服务程序）、JDBC、EJB、JNDI、JMS、Web Services等。当这些分布式组件被调用时，正是实现负载均衡和失效转移的理想时机。接下来，本节将深入探讨这些技术的具体细节及其在实现负载均衡和失效转移中的应用。

5. *Web层集群实现*　Web层集群是JavaEE集群中最重要和基础的功能。Web层集群技术包括Web负载均衡和HTTPSession失效转移。

6. *Web负载均衡*　JavaEE有很多方法实现Web负载均衡，基本的方法是在浏览器和web服务器之间放置负载均衡器，见图6-11。

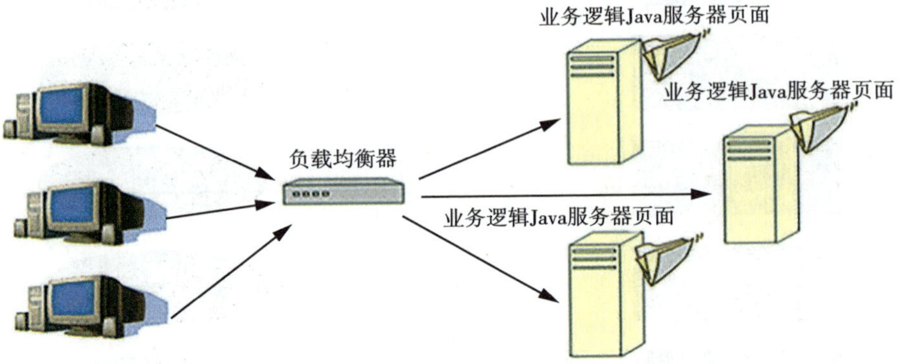

图6-11　web负载均衡

负载均衡器可以是硬件产品如F5负载均衡器，也可以是另一个带有负载均衡插件的web服务器。简单的带有ipchains的linux box也可以执行负载均衡的功能。无论何种技术，负载均衡器通常有以下特性。

（1）实现负载均衡算法：当客户端请求达到时，负载均衡器决定如何分发请求到后端服务器。通常的算法包括round-robin（指的是使组中所有成员都能均等地以某种合理的顺序被选择到的一种安排方式，通常是从列表的头至尾，而后周而复始），随机和基于权重。负载均衡器试图使每个服务器实例完成相同的工作量，但以上算法都不能真正达到理想的等量，因为它们只是基于分发到某个服务器实例请求的数量来计算。一些智能的负载均衡器实现特别的算法，它们会测试每个服务器的工作负载来决定分发请求。

（2）心跳检测：当一些服务器实例失效时，负载均衡器应该检测到失效，并不再分发请求到失效的服务器上。负载均衡器也需要监视服务器恢复状况，并给它重新分发请求。

（3）会话粘连：几乎每个Web应用都有会话状态，使得记住用户是否登陆变得非常简单。因为HTTP协议本身没有状态，会话状态需要存在某个地方，并和浏览会话关联起来，可以在下一次请求时很容易地被检索到。当负载均衡时，最好选择分发相同的浏览器会话请求到同一台服务器实例上，否则应用工作会不正常。

因为会话状态存储在某个web服务器实例的内存中，“会话粘连”对于负载均衡非常重要。但如果一台服务器实例因为某些原因失效（如断电），该服务器上所有的会话状态就会丢失。负载均衡器检测到了该失效，不再向其分发请求但存储在失效服务器上的会话的那些请求将丢失会话信息，这种情况会引起错误，因此会引起会话失效转移。

7. HTTP Session失效转移　几乎所有的流行的JavaEE提供商都在他们的集群产品中实现了HTTP Session失效转移，确保所有的客户请求可以不因为一些服务器实例的失效而丢失任何会话状态。如图6-12所示，当浏览器访问一个有状态的web应用（第1、2步），此应用可以在内存中创建会话对象存储信息以备后用。同时，向浏览器送回HTTP Session ID，用来标记该会话对象（第3步）。浏览器以小甜饼（cookie）的方式存储该ID，并会在下次发起请求时送回web服务器。为了支持会话失效转移，会话对象将在某时某处将它自己备份（第4步）。负载均衡器可以检测失效（第5、6步），分发请求到其他服务器实例（第7步）。因为会话对象已经被备份，新的web服务器实例可以恢复该会话并正确地处理请求。

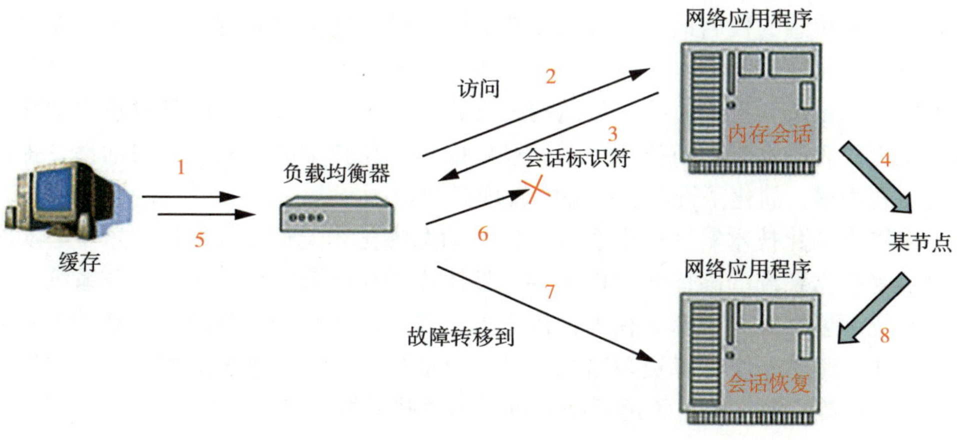

图6-12　HTTP Session失效转移

（1）全局HTTP Session ID：如上所述，HTTP Session ID用来标记某个服务器实例内存中的会话对象。在JavaEE中，HTTP Session ID依赖于JVM实例。每个JVM实例可以控制多个web应用，每个应用又可以控制许多不同用户的HTTP Session，HTTP Session ID是存取当前JVM实例中相关会话对象的键。在会话失效转移实现中，要求不同的JVM实例不应该产生2个同样的HTTP Session ID，因为失效时，一个JVM的会话可能在另一个JVM中备份和恢复。所以，应该建立全局的HTTP Session ID机制。

（2）如何备份会话状态：如何备份会话状态是一个使得JavaEE服务器与众不同的关键因素。不同的供应商实现方式不同。

（3）备份频率和粒度：HTTP Session状态备份有性能消耗，包括CPU周期、网络带宽和写磁盘和数据库的IO消耗。备份频率和粒度严重影响集群的性能。

（二）部署优化技术

1. 服务器虚拟化　虚拟化技术很早就在计算机体系结构、操作系统、编译器和编程语言等领域得到了广泛应用。该技术实现了资源的逻辑抽象和统一表示，在服务器、网络及存储管理等方面都有着突出的优势，大大降低了管理复杂度，提高了资源利用率，提高了运营效率，从而有效地控制了成本。由于在大规模数据中心管理和基于互联网的解决方案交付运营方面有着巨大的价值，服务器虚拟化技术受到人们的高度重视，人们普遍相信虚拟化将成为未来数据中心的重要组成部分。

虽然虚拟化技术可以有效地简化数据中心管理，但是仍然不能消除企业为了使用IT系统而进行的数据中心构建、硬件采购、软件安装、系统维护等环节。云计算是这种构想的代名词，它采用创新的计算模式使用户通过互联网随时获得近乎无限的计算能力和丰富多样的信息服务，它创新的商业模式使用户对计算和服务可以取用自由、按量付费。目前的云计算融合了以虚拟化、服务管理自动化和标准化为代表的大量革新技术。云计算借助虚拟化技术的伸缩性和灵活性，提高了资源利用率，简化了资源和服务的管理和维护。

采用虚拟化技术实现应用系统资源的动态优化和配置，以保证国家中心实时处理接受数据系统的高性能和稳定性，具体体现在国家中心的主干业务系统，和各子系统部署需要采用部署在虚拟机之上，并能够进行动态资源分配和动态服务迁移，在关键子系统计算资源紧张时能够自动从空闲的子系统分配的资源中调动CPU、内存等资源，防止关键系统宕机或超负载运行。

2. 分布式内存缓存技术　一个大型web应用网站上，当有一个请求提交后，web服务器交给APP服务器，APP处理并从db中存取相关数据，但db存取的花费是相当高昂的。特别是每次都取相同的数据，等于是让数据库每次都在做高耗费的无用功，如果APP拿到第一次数据并存到内存里，下次读取时直接从内存里读取，而不用读取数据库，这样就给数据库减负了。而且，从内存取数据必然要比从数据库媒介取快很多倍，反而提升了应用程序的性能。

因此，在系统构建时可以在web/APP层与db层之间加一层高速缓存（cache）层，主要目的：①减少数据库读取负担；②提高数据读取速度。cache存取的媒介是内存，而一台服务器的内存容量一般都是有限制的，不像硬盘容量可以做到TB

级别。所以，可以考虑采用分布式的cache层，这样更易于破除内存容量的限制，同时又增加了灵活性。

Memcached是开源的分布式cache系统，现在很多的大型web应用程序包括Facebook、YouTube、Wikipedia、Yahoo等都在使用Memcached来支持它们每天数亿级的页面访问。通过把cache层与它们的web架构集成，它们的应用程序在提高了性能的同时，还大大降低了数据库的负载。

目前系统项目经验是把经常使用的对象，如用户权限对象、各类编码对象、系统配置对象、Session中的信息都可保存到Memcached，这样可以明显提高数据库的响应性能，减少数据库的压力。

3. NoSQL的适当采用　耐药监测属于大型的web应用系统，在系统日志和监控数据的采集和管理方面，数据结构关系简单，对关系型数据库的事务性要求不高，而且要支持高速写操作，根据已有实践，如果用昂贵的关系型数据库存储这些数据，对数据库系统的IO性能影响是比较大的，一般采用NoSQL数据库来存储日志等数据。

MongoDB是一个介于关系数据库和非关系数据库之间的产品，是非关系数据库当中功能最丰富，最像关系数据库的产品。它支持的数据结构非常松散，类似json的bjson格式，因此，可以存储比较复杂的数据类型。mongo最大的特点是他支持的查询语言非常强大，其语法有点类似于面向对象的查询语言，几乎可以实现类似关系数据库单表查询的绝大部分功能，而且还支持对数据建立索引。它的特点是高性能、易部署、易使用，数据存储也非常方便。

其主要功能特性如下。

1）面向集合存储，易存储对象类型的数据："面向集合"（collenction-orented），意思是数据被分组存储在数据集中，被称为一个集合（collenction）。每个集合在数据库中都有一个唯一的标识名，并且可以包含无限数目的文档。集合的概念类似关系型数据库（RDBMS）里的表（table），不同的是它不需要定义任何模式。

2）模式自由：模式自由（schema-free），意味着对于存储在MongoDB数据库中的文件，使用者不需要知道它的任何结构定义。如果需要的话，使用者完全可以把不同结构的文件存储在同一个数据库里。

3）支持动态查询。

4）支持完全索引，包含内部对象。

5）支持查询。

6）支持复制和故障恢复。

7）使用高效的二进制数据存储，包括大型对象（如视频等）。

8）自动处理碎片，以支持云计算层次的扩展性。

9）支持RUBY、PYTHON、Java、C＋＋、PHP等多种语言。

10）文件存储格式为BSON（一种JSON的扩展）：BSON（binary serialized document format）存储形式是指存储在集合中的文档，被存储为键-值对的形式。键用于唯一标识一个文档，为字符串类型，而值则可以是各中复杂的文件类型。

11）可通过网络访问：MongoDB服务端可运行在Linux、Windows或OS X平台，支持32位和64位应用，默认端口为27017。推荐运行在64位平台，因为MongoDB在32位模式运行时支持的最大文件尺寸为2GB。

第四节　用户界面展示

一、病原耐药监测APP

1. 用户登录，见图6-13。

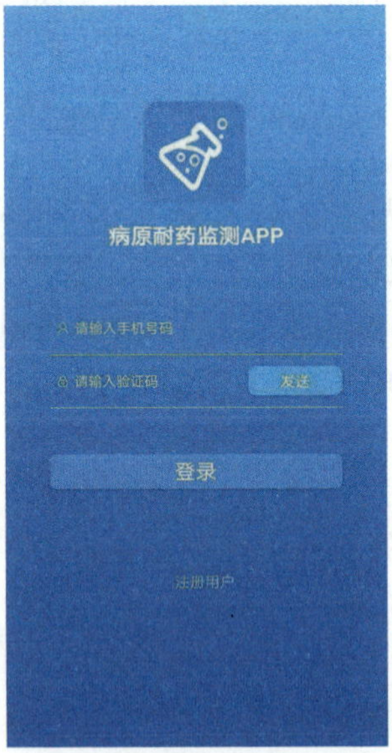

图6-13　用户登录

2. 用户注册，见图6-14。

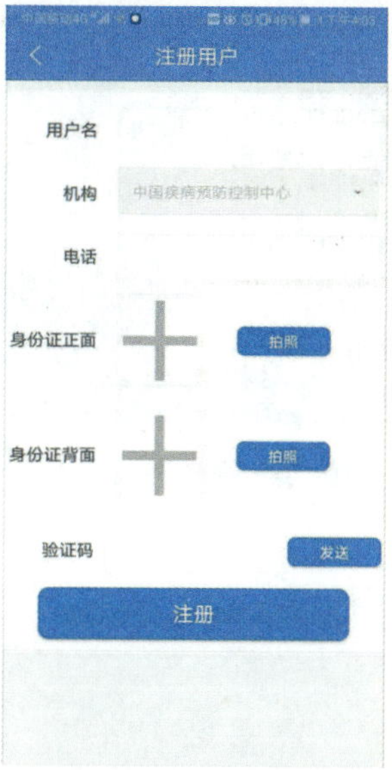

图6-14　用户注册

二、数据交换前置客户端

1. 用户登录，见图6-15。

图6-15　用户登录

2. 模板下载及上传，见图6-16。

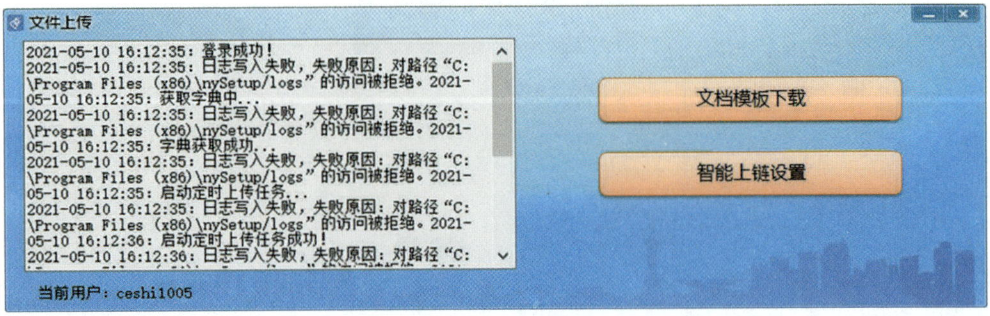

图6-16　模板下载及上传

三、病原耐药监测应用平台

1. 用户登录，见图6-17。

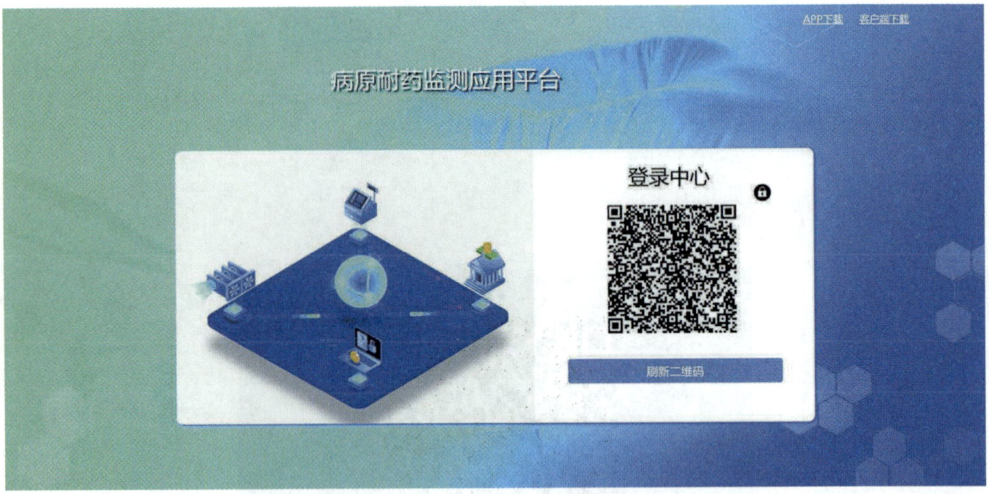

图6-17　用户登录

2. 平台门户，见图6-18。

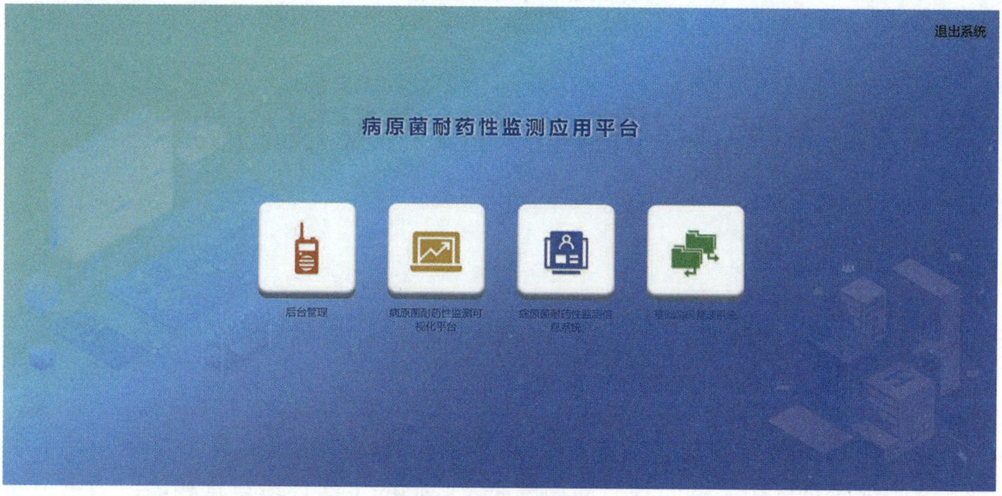

图6-18　平台门户

3. 病原耐药监测信息系统，见图6-19。

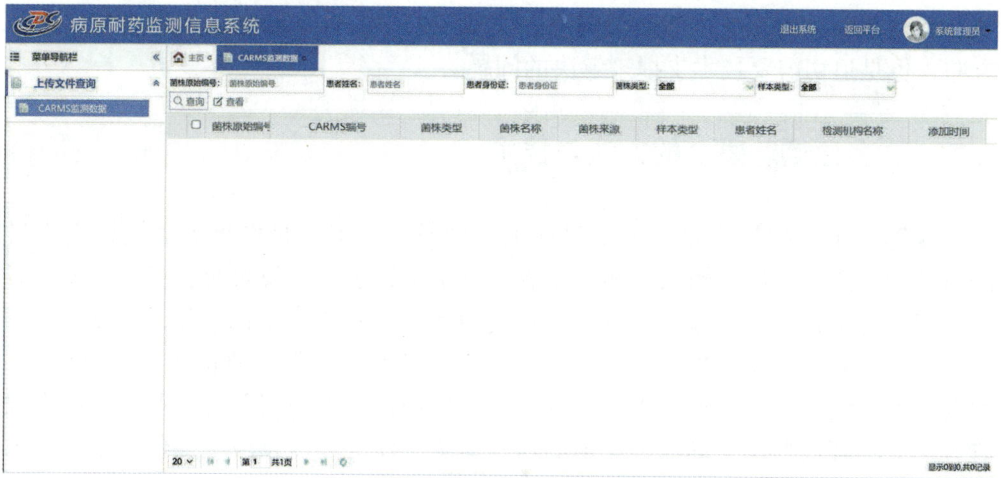

图6-19　病原耐药监测信息系统

第七章

病原耐药菌监测技术发展趋势

第一节 多渠道多源数据融合

病原耐药菌的产生与扩散是一个涉及多环节、多流程的复杂过程，其不仅与人类的健康息息相关，而且与动物健康及我们的生活环境息息相关。为了全面而正确的了解耐药菌是如何在人类、动物、植物和环境之间传播的，就必须打造“卫生一体化”的监测模式，或者可以说是“耐药监测一体化”的监测模式。国内监测信息系统的建设，前期由于缺乏“系统实施”的意识及缺乏“整体架构”的全局意识使得模型重复定义、模型之间口径“打架”等问题严重。因此，如何在现有的各个监测工作模式下，通过技术与管理模式的变革以解决数据壁垒森严、数据垄断、内部数据泄露等问题，实现多渠道的数据融合是未来业务发展的方向，也是迫切需要技术支撑来解决的问题。

一、多源信息融合的方法与技术

我国抗生素的生产量与消费量庞大，同时，我国也是世界上滥用抗生素最严重的国家之一。病原耐药监测数据有多种来源，主要涉及农业、卫生、环境等多部门。卫生领域主要涉及医院抗生素使用和细菌耐药监测数据等，主要来源于CARSS、CHINET等监测网络；农业领域主要针对动物源性食品中抗生素残留，主要来源于农业部兽医局负责的动物源细菌耐药性监测网络及由农业部渔业渔政管理局立项开展的水生动物源细菌耐药性监测工作；环境领域主要包括土壤与水体环境抗生素污染，主要来源于相关文献研究。

在当今全球化趋势下，不同国家和地区的人类、动物与环境之间的联系日益紧密，加强了耐药细菌及耐药基因的产生和传播。如动物养殖业的抗生素滥用，导致动物粪便可能含有耐药菌。耐药基因可通过质粒、整合子、基因盒或转座子等水平转移到土壤细菌中。土壤环境耐药菌同样可以通过水平转移传播扩散耐药基因，在有合适受体菌的情况下，环境耐药菌将耐药基因传递至致病菌（如沙门菌、拟杆菌、弯曲杆菌、志贺菌、大肠埃希菌），形成了抗生素耐药的致病菌，从而影响人类的临床抗生素使用疗效。因此，人类、动物、环境三要素在抗生素耐药传播过程中都起重要作用，如忽视其中任一方面的抗生素管控，将难以有效遏制耐药菌持续增加的现状，造成病死率升高及医疗负担大幅增加的困境。

然而，以往国内抗生素耐药研究多局限于人或动物单一领域的控制问题，较少综合考虑人类、动物、环境等多方面的防控策略。随着人类环境不断变化，不能再把动物、环境与人的健康区分讨论。“One Health ”理念倡导跨学科、跨部门、跨地域的协作和交流，从人类-动物-环境多维度应对公共卫生问题并促进人与动物共同健康。在欧洲“One Health”战略正在被实施，特别是以法国、西班牙、荷兰、英国与挪威为代表的西欧国家。目前涌现出许多国家级的及国际级的基于“One Health”理论的监测网络。在2011年一项针对全球AMRSS的调查中，仅有7.6%的系统监测了不同部门的数据。

只有充分利用大量的不同来源和不同类型的AMR趋势数据，才能帮助人类更加了解人、动物和环境之间抗生素耐药性是如何传递及相互影响的，不同系统间的数据关联就涉及了数据融合相关技术。“数据融合”或称“信息融合”，最早应用于军事领域，后来在传感器、地理空间、情报分析等多个领域得到了应用与发展。信息融合是一种多层次、多方面的数据处理过程，对来自多个信息源的数据进行自动检测、关联、相关、估计及组合等处理。具体来说，多源数据融合是指由不同的用户、不同的来源渠道产生的，具有多种不同的呈现形式（如数值型、文本型、图形图像、音频视频格式），描述同一主题的数据并为了共同的任务或目标融合到一起的过程。

多源信息在进行融合的过程中首先要转化为机器可读的数据，从数据的角度进行大规模的融合，其表现形式包括传感数据与社会数据的融合、历史数据与实时数据的融合、线上数据与线下数据的融合、内部数据与外部数据的融合。多源信息融合的实现包括数据级（或信号级、像素级）融合、特征级融合和决策级融合等三个层次，这三个层次的融合分别是对原始数据、从中提取的特征信息和经过进一步评估或推理得到的局部决策信息进行融合。数据级和特征级融合属于低层次融合，而高层次的决策级融合涉及态势认识与评估、影响评估、融合过程优化等。

融合的过程中有些共性的流程，也存在一些差异化的过程。针对每一步过程，有多种解决问题的方法，不同的方法又有着不同的技术实现。因此，有必要通过梳理多源信息融合的流程，总结多源信息融合的方法并集成多源信息融合技术，形成多源信息融合的技术方法体系。

多源信息融合主要涉及数据唯一识别、数据记录滤重、字段映射与互补、重名区分、别名识别和异构数据加权等多个方面，每个方面都涉及具体的技术细节与处理方法。例如，数据归一就包括全称与缩写、同义词的转换、缩略语与全称的转化、机构的改名与合并、公司的重组与兼并等。这就需要深入研究方法之间的逻辑关系，对方法的上下位类、同族、替代、改进等关系进行归纳总结，形成方法体系；对各种技术工具进行比对与试用，分析技术工具之间的共性与优缺点，探讨技术工具的集成与应用，从而形成一套多源信息融合的技术方法体系。

多源信息融合的算法包括简单方法、基于概率论的方法、基于模糊推理的方法及人工智能算法等。简单算法如等值融合法、加权平均法等。基于概率论的信息融合方法，如贝叶斯方法、D-S证据理论等，其中贝叶斯方法又包括贝叶斯估计、贝叶斯滤波和贝叶斯推理网络等。D-S证据理论是对概率论的推广，既可处理数据的不确定性，也能应对数据的多义性。基于模糊逻辑的信息融合方法，如模糊集、粗糙集等方法，这些方法在处理数据的模糊性、不完全性和不同粒度等方面具有一定的适应性和优势。混合方法包括模糊D-S证据理论、模糊粗糙集理论等，可以处理具有混合特性的数据。人工智能计算方法，如神经网络、遗传算法、蚁群算法、深度学习算法等，可以处理不完善的数据，在处理数据的过程中不断学习与归纳，把不完善的数据融合为统一的完善的数据。

多源信息融合在大数据时代具有非常重要的价值与意义。通过多源信息融合，有利于进一步挖掘数据的价值，提升信息分析的作用；通过多源信息交叉印证，可以减少信息错误与疏漏，防止决策失误。可以说，在大数据时代，融合成为一个重要的理念、一个广泛渗透于各行业的现象、一种涉及多学科的新常态，需要深入研究。

二、多渠道多部门数据融合应用

信息融合在医学领域应用较早而且非常广泛，包括各种医学图像融合与疾病诊断、计算机辅助治疗、慢性病（如糖尿病）发展研究等，相关应用还有生物信息学研究、健康信息管理等。近年来其在中医诊断和家庭保健方面也取得了进展。传统中医主要依靠“望、闻、问、切”等主观手段和个人知识来诊断疾病，现在可运用信息采集与融合技术并结合中医知识库，对中医四诊信息进行融合识别，从而提供更客观、准确和高效的中医诊断方法。健康护理监控系统利用多个传感器监测残疾人、老年人或患者的身体状况与行为，通过信息融合发现异常现象，一旦出现健康或安全问题，就会自动通知护理或急救人员。

在公共卫生应急响应体系建设方面，数据融合是趋势。统一高效的突发公共卫生事件应急调度指挥平台，需要依托现有各部门信息化系统，整合卫生、公安、交通、环保、教育、国土等部门系统资源，以及城市各类行业数据、业务运行等数据，强化跨部门、跨领域数据融合。系统应满足多平台融合及数据共享的技术要求，以大数据、云计算、通信技术为支撑，突出突发公共卫生事件多部门信息汇聚、大数据分析研判、风险发展态势预测等功能。

数据融合系统一般由数据源层、计算层、数据层和分析层等架构而成。①数据源层：主要向上层模块提供多源异构的原始数据。②计算层：主要对多源异构数据进行清洗、自然语言处理（natural language processing，NLP）、字段标签分类和映射、数据聚类与标准化处理、多源信息整合与分析等后结构化提取，医学专家标注、无序抽样质控等医学指标标注，以及存储与必要计算，涉及数据仓库、分布式文件系统、分布式计算框架及数据挖掘引擎等技术。③数据层：涵盖SQL系统NoSQL系统、缓存系统等，用于实现关系/非关系型数据库存储、访问与搜索，而缓存系统可以用来进行基于缓存的数据计算。④分析层：包括在线分析处理引擎（on-line analysis processing，OLAP）和语义层。OLAP可对大数据进行联机分析处理，而语义层可进行报表开发与可视化。⑤应用层：基于大数据的融合与分析，进行多源耐药普、基因型的评价，以作为临床抗生素经验用药的指南，并为新抗生素研发提供参考资料。在整个数据融合处理过程中，数据安全与隐私保护贯穿始终。⑥各层次数据融合：数据融合在各个层次均可进行。首先在计算层，通过分布式数据库技术对数据源层的多源异构数据进行底层融合与初步筛选；其次在数据层，通过路由协议减少特征数据传输量，进行特征级数据融合；最后在分析层进行决策级融合，减少媒体访问控制链路负荷，同时保障数据完整性。

数据共享并不容易，数据共享往往会受到利益、声誉和监管风险及不成熟能力的阻碍。如何满足自身及合作机构、个人和社会的需求，我们必须解决有关数据的3个关键问题。如何使用数据来满足每个参与机构的需求，同时通过安全、隐私和代理建立信任。如何与其他部门合作，从多个数据集中获益，同时保护所有相关方的利益，包括合作机构和病例个体。业务和运营模式如何在满足大量不同的监管和政策需求的同时进行扩展？具体到与耐药监测相关的数据，情况可能更加严峻。作为耐药数据主要来源的医疗机构之间缺乏一种强烈的数据交互利用的动力。大量的关于耐药的临床数据被医疗机构当做副产品来保存而缺乏再利用这些数据的主动性。其次是出于个人隐私的考虑，健康数据属于比较私密的信息，这种数据再利用必须在政策和法律的监管下进行，这导致了现在的各家医院往往都会限制而不是开放数据互操作。

病原耐药监测工作是一项系统工程，工作点多、面广，需要动用政府、卫生行政部门、各级医疗机构等多部门的资源和协作。目前国内的多个细菌耐药性监测网在数据采集方式、分析方法和质量控制等方面各有不同，价值也大不一样。总体来看，监测格局零散化、片段化，缺乏系统性和连贯性，并且很多环节（如养殖场、屠宰场/厂、污水处理厂、抗生素生产企业、农贸市场、医院）的设施及环境数据等方面存在缺口，特别是养殖环境和医院住院部，前者存在大量的抗生素及其他化学药物残留，可持续性提供选择压力富集耐药菌；而医院住院部往往是耐药菌长期滞留、交叉感染频繁发生的场所，对这两个重要场所的耐药菌进行分离和监测及相关研究应引起足够重视。其次，不同系统之间的监测模式不同，试验方法不同也加剧了数据之间的壁垒。因此，加强地区和医院及各个相关机构之间建立互动性耐药监测系统成为当下最重要的任务。

不同监测系统之间尚缺乏系统性和整体性，不仅对及时获取耐药资料和了解耐药动态造成极大困扰，而且造成了严重的数据资源的浪费。如此局面亟需改善，因此，迫切需要创新技术及非技术的措施共同应对，见图7-1。

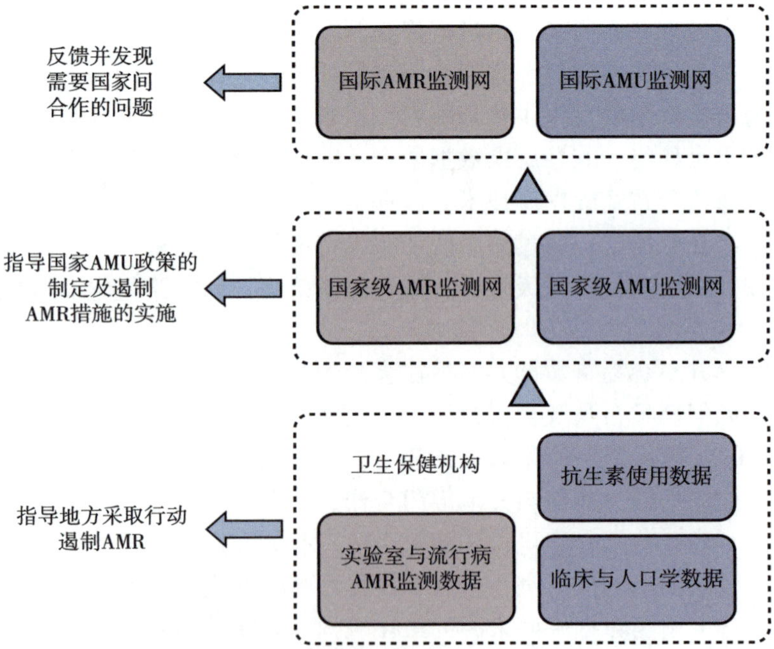

图7-1　全球抗菌药物耐药性（AMR）监测与管理的协同工作流程

三、完善国内数据交流与合作机制，积极开展国际合作

就病原耐药监测而言，单纯技术本身是不够的，新的技术必须结合数据标准和协议、开源、数据共享机制才能释放数据的更多价值。各个科研机构和政府正在共同努力，促进以人群健康及疾病控制为目标打造具有分布式特征的互联网弹性的监测，使我们能够共同完成前所未有的成就。

2017年5月，上海市卫生和计划生育委员会成立“上海市卫生计生委抗菌药物临床应用与管理专家委员会”，在国内首次成立整合细菌真菌耐药监测、抗菌药物临床应用监测和医院感染控制的“三网联动”专委会，加强细菌真菌耐药监测与防控，充分发挥多部门、多学科专家的管理与技术优势，应对细菌耐药。

当然，上述的尝试还只是停留在医疗健康领域，对于耐药菌多环节，复杂场景的产生的监测还是远远不够的。因此，除了建立覆盖全国所有医疗机构的监测网络，实现抗菌药物在医疗行业的全流程监管外，还应健全养殖领域抗菌药物应用和细菌耐药监测网络。在依托现有机构基础上，设立全国兽用抗菌药物应用和动物源细菌耐药监测中心，负责养殖领域抗菌药物与耐药监测，制订监测标准和监测方案，组织实施监测工作。建立完善兽用抗菌药物应用监测网和动物源细菌耐药监测网，开展普遍监测、主动监测和目标监测工作。监测面覆盖不同领域、不同养殖方式、不同品种的养殖场（户）和有代表性的动物源性食品流通市场，获得动物源细菌耐药流行病学数据。建立医疗与养殖领域抗菌药物合理应用和细菌耐药监测网络的联通机制，实现2个领域的监测结果相互借鉴参考。

由于患者是流动的，耐药菌在各个环节也是流动的，不能孤立的看待某一个级别、某一领域机构，在做好本级别机构用药管理的同时，需要兼顾其余机构、领域的耐药监测。应该以系统整合的观点去完善病原耐药监测。加强各部门、各领域、各监测系统之间的合作关系，建立医疗卫生、农业、食品、环境等数据共享监测机制，是打破数据孤岛壁垒、进一步完善我国抗生素使用监测网络，统一数据录入统计口径以确保监测数据的真实可用，实现人、畜、农抗生素使用情况全面实时动态监测的重要途径。

最后，数据不应该以它的存储而定义，应该由它的流转来定义，数据的价值在于流动。“开放”具有“流动与再利用”的意涵，从传播学视角看，“开放”强调原始数据的可获取、可机读、可重复使用，是在共享机制基础之上对同一载体上具有统一标准和统一结构的原始数据的差异化使用。但各监测网间的合作，不同监测数据的整合和共享无疑会大大促进细菌耐药性监测工作的发展，但目前还没有统一采样方案、统一方法、统一判定标准。因此，从数据的标准而言，针对

目前指标口径不统一、指标体系不完整、指标问题追溯难的问题，应高度重视指标数据标准的制定和落实，构建能够保障各业务部门对指标在不同应用场景下业务口径有直观、清晰的理解的指标数据标准。提升指标在不同应用场景下的准确度，降低由于口径理解不一致造成的统计差异。同时，指标数据标准作为分析应用的基础，通过配合使用指标标准中的维度和维值，可以实现业务部门的自主分析，即灵活使用这些指标进行业务分析。标准化，也称为规范化，是能够将数据从多个系统的不同格式规范为单一可用格式的关键基础工作，它将类似的值标准化为统一的属性，作为处理、分发、操作和分析数据的基础，以便它可以流经业务系统，并在正确的时间到达正确的目的地，执行正确的操作。指标数据标准能够保障各参与耐药监测的业务部门对指标在不同应用场景下的业务口径有直观、清晰的理解。提升指标在不同应用场景下的准确度，降低由于口径理解不一致造成的统计差异。同时，指标数据标准作为分析应用的基础，通过配合使用指标标准中的维度和维值，可以实现业务部门的自主分析，即灵活使用这些指标进行业务分析。标准化的指标体系建设可以对数据快速、准确地分析应用，为数据资产价值带来巨大的提升。

要想实现全国，甚至全球范围内的数据共享，全球性监测必须建立一个统一的采样、监测方法、判定与评价等标准，通过多部门合作和数据共享才能比较来自于食品动物、食物产品和人类的耐药性数据。为此，我国政府应该增加监测系统建设方面的资源投入，主导和支持将现有的来源于多个部门的“信息孤岛”进行整合，积极开展跨领域、跨部门的合作。例如，可制定全链条的监测计划，农业部负责监测动物使用和耐药情况，疾控中心监测人类的使用和耐药情况，环境部监测水和土壤中抗生素残留和耐药情况等，并建立数据平台共享各部门监测数据。形成集抗菌药物使用监测、细菌耐药监测、动物源性耐药监测、环境监测、行为监测等监测功能一体的完整信息数据库，同时也可以节约信息资源。

习近平总书记在国际场合多次阐述“人类命运共同体”新理念。国际社会日益成为一个你中有我、我中有你的“命运共同体”，面对世界经济的复杂形势和全球性问题，任何国家都不可能独善其身。抗生素耐药性的问题被认为是与全球变暖同等重要的全球性挑战，耐药菌的传播是无国界的。

抗菌药物耐药在许多领域不断发生和传播，而新型抗菌药物在短期内成功研发的可能性很小。需要加强世界多部门的合作，一方面要加强FAO、OIE和WHO“三驾马车”在人类、动物、农业部门的合作，包括防控策略与技术标准制订、抗菌药物应用和细菌耐药监测、人员培训、专题研讨等。重点加强人才交流合作，提高中国的国际话语权，提升动物卫生及兽医公共卫生作为全球公共产品的意识，促进信息共享，不断提升中国耐药性监测能力。

另一方面加强与周边其他国家和地区开展耐药监测协作。特别是与细菌耐药防控方面关系密切的国家，如周边国家、贸易往来密切国家，了解并分享彼此间在动物卫生领域的目标和需求，可以做到精准互助、有的放矢，不但能联防联控细菌耐药，同时促进贸易互信，分享相关耐药监测结果与研究成果，共同制订具有国际危害耐药菌的控制策略，积极支持需要帮助的国家和地区开展耐药控制活动。

任何国家都难以单独应对抗生素耐药性问题，中国应主动加入全球抗生素耐药监测系统（GLASS）逐步与国际分享现有的耐药数据，实时参与和关注全球监测工作。此外，与其他国家开展研究合作。只有多部门、多领域、多国家之间和国际多部门共享细菌耐药机制成果，构建全球耐药监测系统，制定全球规范化用药指南，从而实现解决全球耐药菌株的愿景。

第二节　智慧化多点触发预警技术的应用

一、智慧化多点触发预警实例

2020年6月，习近平总书记主持召开专家学者座谈会，部署完善和改革疾病防控体系，明确要求提升公共卫生体系的早期监测预警能力，完善传染病及突发事件的监测系统，改进监测机制，提高敏感性和准确性，建立智慧化、多点触发的预警机制，并强化实时分析与集中研判能力。传染病预警的核心目标，在于系统收集、深入分析并科学评估相关风险信息，以此为基础作出精准判断。习近平总书记始终高度重视传染病监测预警工作，强调将增强早期监测预警能力作为健全公共卫生体系的当务之急，要加强疫情监测和常态化预警能力建设，健全疫情监测体系和信息报告制度，确保能够及时、准确地作出预警。值得注意的是，预警并非必须以扎实、充分的科学依据为唯一支撑，它亦可基于概率性预测来发布相关信息。预警机制与常规疫情监测机制在属性上存在本质差别。为建构和完善预警机制，需独立设置专业性预警机构，并制定严密高效的信息搜集、风险评估及信息发布程序。单点来源的监测信息会限制系统对感染的监测预警能力，导致预警关口相对滞后；而多渠道的监测预警则能综合考虑更多因素，实现感染预警关口的前移。此外，多主体、多层级的传染病早期预警信息能够相互补充、相互印证，进而减少早期预警失误，提升预警的准确性。

所谓智慧化预警多点触发机制，目前主要是指通过建立现代化的疾病监测预警系统，利用大数据、云计算、物联网、人工智能等技术手段，自动化地采集疾病的危险因素、病原体、相关症候群、疑似病例和确诊病例信息等疾病的发生、发展过程中多个关键节点的数据，及早、智能化地判别出疾病可能增加的流行风险或已出现的“苗头”并自动发出预警信号，采集内容包括媒体和网络信息等舆情及与传染病发生相关的其他社会学信息，尽可能提高预警的敏感性、准确性和及时性，减少人为干扰和工作失察的疾病监测预警机制。通俗而言，智慧化就是在数据化的基础上能够自动、智能满足我们的预警需求；多点触发意味通过在不同时间点和空间点发布预警，共同触发应急响应，早期进行处置，把疾病消灭在萌芽状态。

传染病领域常用的预警技术如下所述。①异常数据自动预警：选取监测数据关键指标项，当出现异常骤升或骤降时，自动触发预警。如某口岸单日发热人员检出数同比昨日增长100%，即自动触发预警，提示对方口岸是否存在疫情。选取关键业务指标项，当出现风险关注项目时，自动触发预警。如旅客申报有A地旅居史，疫情监测风险显示A地暴发埃博拉出血热，则自动触发该旅客风险预警。②监测数据阈值四色预警：选取监测数据关键指标项，获取连续监测数据，编制移动平均线，指标数据上下浮动超出移动平均线（阈值）5%蓝色提示；10%黄色提醒；20%橙色预警；30%红色警示。③监测数据风险矩阵模型预警：选取监测数据关键指标项，按照“发生可能度”“危害性”进行赋值，根据业务需要编入“风险矩阵图”，系统自动比对关键业务数据的变化，按照“风险＝可能×危害”的评估方法，自动计算多点业务指标的风险发生值，自动分级预警。④不明原因传染病疫情暴发预警：监测到某地暴发不明原因或新发传染病后，自动对比数据库中的历史疫情信息筛选去重，抓取传染病症状、传播力、致死率等关键信息，同时提供暴发国家与我国的航线交通往来，发布风险提示。⑤专家评估触发预警：基于系统内部各业务专家库，当监测到相应业务关键指标异常波动时，可自动调取专家开展评估，当3名专家联名或1名高级别专家做出预警时，可启动专家组联合评估机制，开展评估。

那么在与传染病监测预警有许多相似之处的病原耐药监测中是否也有探索的价值？本节将从以下几个方面就智慧化多点触发预警技术在病原耐药监测中的应用前景进行探讨。

二、耐药菌感染智慧化多点触发预警应用探讨

多重耐药菌（MDRO）指对通常敏感的常用的3类或3类以上抗菌药物同

时呈现耐药的细菌。临床常见MDRO有耐甲氧西林金黄色葡萄球菌、耐万古霉素肠球菌、产超广谱β-内酰胺酶、肠杆菌科细菌（如大肠埃希菌和肺炎克雷伯菌）、耐碳青霉烯类肠杆菌科细菌、多重耐药铜绿假单胞菌、多重耐药鲍曼不动杆菌等。因其感染原因复杂，治疗难度较大，并容易引起医院感染暴发流行，现已成为世界范围的威胁。医院内MDRO的传播源包括生物性和非生物性传播源。MDRO感染患者及携带者是主要的生物性传播源。被MDRO污染的医疗器械、环境等构成非生物性传播源。MDRO传播途径呈多种形式，其中接触（包括媒介）传播是MDRO医院内传播的最重要途径；咳嗽能使口咽部及呼吸道的MDRO通过飞沫传播；空调出风口被MDRO污染时可发生空气传播；其他产生飞沫或气溶胶的操作也可导致MDRO传播风险增加。

目前国内及国际上对MDRO感染控制管理基本上大多数采取的措施是针对已发生感染的问题，来制定相应的制度与措施。鉴于医院感染给各个方面带来的巨大危害，我们有必要将感控防线前移，使医院感染发生之前就做好严格的预防和控制管理。科学的风险管理方法可以有效降低医院感染发生的风险。开展MDRO感染控制风险评估的目的是指导监测、预防和控制计划的实施。因此，建立MDRO院内传播的风险评估模型，对有效降低MDRO的传播与感染，避免医院感染暴发具有重要临床实际意义。影响院内MDRO感染的因素较多，有患者、政府和社会、医务人员、医院环境等各方面。耐药预警的多点触发就是通过发挥等级医院、基层医疗机构的监测主渠道作用，同时整合有条件的其他非医疗机构，如学校、药店、实验室、公安、交通、海关、民政、市场监督、司法、邮政、文旅等丰富的监测渠道，找到传播AMR可能发生的早期信号，实现数据联动，多点触发。

基于以上几点，还必须加大投入人力、财力扩大耐药监测系统的覆盖面。同时从技术和从管理模式着手，打破各个系统的孤岛，将分散的、割裂的信息汇聚到一起。中国疾控中心的“病原耐药监测支撑平台”已经尝试从疾控机构、医院、军队、畜牧部门进行尝试汇聚各方信息，为打破数据孤岛进行探索。再者，提高监测数据的质量，如果监测数据的质量不高甚至出现大量的错误数据，再高级的模型也做不出准确的预警，最后只能产生“进入模型的是垃圾，得到的模式还是垃圾”，不但费时费力，还“事倍功半”。最后，解决数据滞后的问题，以传染病监测为例，从发病到上报的时间滞后性短则3～5天、长则1～2周，这对预警是非常不利的。目前仅仅靠人是很难保证长期系统的及时上报的，因此，需要善用各种大数据技术进行实时抓取，以保证数据的及时性。数据的覆盖面、准确性、及时性是影响多点触发预警的根本要素，这些问题必须解决，否则智慧化多点触发预警就无从谈起。

在引入多源化预警数据时，普遍存在开源预警数据噪声大、闭源预警数据难共享和关键隐私数据流通不畅等问题。在技术层面上通过构建去中心化数据与组件共享市场及疾病信息协同监测市场，对所有用户、数据、算法和决策进行身份认证和信用追溯，从而在长期监测周期中鼓励低噪声数据和高质量算法的共享及可信多源决策的融合。

数据采集后便是对监测数据的挖掘与分析，提炼监测信息是进行预警的命门，但长期以来重监测数据的收集，轻监测数据的分析和利用。特别是基层监测部门对上级部门过分依赖，多数基层部门对监测数据的利用上仅停留在书写数据总结报告上。

随着计算机计算能力、带宽和存储的爆炸式增长，为利用数字化带来的海量数据，提高决策的质量、准确性和速度提供了前所未有的机会。特别是伴随着人工智能技术的突破，如联邦学习在无需交换隐私数据的前提下聚合训练数据，提高模型精度数据解决了孤岛问题、数据隐私等问题，因此特别适合医疗机构端的统一监测。

所谓多点触发的智慧化预警中智慧化还体现在预警的全流程中。在数据收集阶段可实现自动化的多重耐药菌及其感染实时数据采集、传输与自动筛查技术。在耐药菌数据分析时，实现耐药菌信息分析自动化与实时化，实现耐药菌暴发流行、地区间传播、特殊耐药细菌快速侦测、定位与预警。此外，利用人工智能技术构建AMR预测预警数据模型，建立风险评价指标体系，完善可配置的公共卫生风险监测预警知识库，实现耐药风险的智能识别，形成多点触发、动态灵敏的预警研判模式，提高耐药病例发生的早期发现和风险预警能力，进而实现风险预警关口前移。

利用人工智能技术实现智能风险预警监测一张屏，以热力图、动态指标、预警消息等各种动态图形化展示多种监测预警指标，对区域整体态势、当前信号发展趋势等进行综合分析实现风险的精准定位，还可为相关管理人员及专家提供全面、综合、可视化的决策支持信息，提升研判效率和准确性，切实增强耐药防控早期发现、多点触发、快速处置、科学决策能力。

在病原耐药监测中，做好医院监测，强化水、土壤、养殖、药品生产企业等场景的监测。加强大数据分析利用，建立监测数据分析预警响应信息平台，定期分析监测数据，做到早发现、早报告和实时预警，及时采取针对性防控措施，防止耐药菌株的扩散蔓延。

需要强调的是，想要一夕之间就能建成功能完善、灵敏度和特异度均很高的智慧化多点触发系统是不切实际的，相比较成熟的天气预报，耐药预警更为复杂也更有难度，不可追求一蹴而就，而是在建立良好的监测系统及扎实的人才与业务工作基础上，一步一个脚印，打造真正智慧化的耐药监测平台。

从数据的收集角度而言，应该创新数据收集方式，其中比较典型的有数据银行与数据众包。数据银行的运作原理与传统的商业银行类似，只不过其经营的对象不是货币，而是包含个人信息的数据。具体到病原耐药监测则为发生耐药病例的个人信息，个人信息的最初呈现状态是原始的、非结构化如医疗、健康、药品、物流、交通、位置、旅游、购物等信息。这些原始个人信息经过挖掘、聚合后提升其作为资产的价值，数据银行的本质在于提升原始个人信息的资产价值（技术措施主要包括脱敏、去噪、去重、可视化等），充分挖掘数据的资产属性，并有效促进数据的流通。另外一个常用的技术是数据众包。互联网技术的发展势必将推动疾病的监测模式由封闭式向开放式转变。传统的封闭式的监测模式主要依赖监测的参与者自身获取数据资源，提升发现病例的能力，而开放式的监测将引入社会公众的参与，依赖公众的智慧、资源来提高监测的效能，其中以“众包”为最具代表性的模式。“众包”的模式不尽相同，主要有“知识众包”与“数据众包”，其中，“数据众包”是大数据数据源产生的一种重要形式。截至2021年，我国的网民已经超过10亿，拥有全世界最广泛的互联网用户，为数据众包提供了良好的公众基础。此外，算法的智能需要海量的数据，仅仅靠监测机构是不能达到“喂养”人工智能的数据要求的。同时，喂养人工智能的数据应该具有很高的准确性，因此，采集数据之后的标注业务也需要调动人力去完成，这为监测数据众包提供了很好的需求基础

其次，还应协作伙伴生态系统，对于全国大大小小的监测网来说，它们的未来取决于有效利用数据。基于新技术和非技术方法建立新的协作形式，为所有利益相关者创造价值。对于所有数据驱动的价值而言，信任是各个机构建立深入、可持续关系的基本要素。信任需要理解不同的利益相关者如何体验价值，以及这种体验如何随着时间的推移而演变，然后做出真实的承诺，按照利益相关者的条款交付价值。如今，数据收集者从数据中得到的好处要比提供数据的人多得多。我们需要改变这一现状。创新和行业协作对于通过数据为数据提供者和社会创造公平的价值至关重要。这就需要大量不同学科、不同专业、不同工作背景的、地理分散的贡献者协同工作、集体决策和共同执行。如国家卫生健康委员会合理用药专家委员会拟联合“全国抗菌药物临床应用监测网”“全国细菌耐药监测网”“全国真菌病监测网”“中国医院感染监测网”和“中华医学会细菌感染与耐药防治分会”（简称“四网一会”）组织开展“四网一会”联动，促抗微生物药物合理应用和科学管理活动。全方位多学科整合资源与信息，通过多个网监测信息和试点医院现场情况调研，综合分析、评价医疗机构抗微生物药物临床应用与管理、感染性疾病学科建设、细菌耐药和医院感染控制相关工作开展情况及进一步

改进措施和方法，促进医疗机构感染性疾病科、临床微生物学、临床药学和医院感染控制等学科建设，完善感染性疾病的多学科诊疗体系，提高合理用药水平，同时，促进《中华人民共和国生物安全法》中应对微生物耐药相关要求的落实，为我国建立生物安全风险监测预警制度提供依据。

第三节　基于大数据监测分析技术应用

列奥纳多·达·芬奇说过："水是所有自然界的驱动力"，那么数据就是虚拟信息世界的驱动力。随着信息数据爆炸式增长和网络计算技术迅速发展，数据几乎渗透到我们生活的每一个角落，从我们在手机中留下的数字足迹，到健康记录，再到购物历史，以及对资源（如能源）的使用情况。在现代数字世界，我们所做的每件事都变得越来越紧密。越来越多的社会经济活动转向互联网，以及数据收集、存储和处理成本的下降，正在产生大量的数据——通常被称为"大数据"。数据总量出现了爆炸式的增长并且保持着较高增速，形成鲜明对比的是人们进行数据处理及数据分析的能力相对有限，传统的统计学与抽样方法不再适用，互联网的飞速发展愈发加剧了数据爆炸而知识匮乏的趋势。此外，海量的结构化、半结构化与非结构化数据是在收集、存储、利用、管理和处理方面大大超出了传统数据库软件工具能力范围。传统统计方法侧重于准确性数据的处理方法，难以应对海量、高维、多类型的不确定性数据。在数据的采集、存储、建模、查询、检索、挖掘等方面都需要有新的方法来应对不确定性的挑战。大数据技术提供了可满足整个数据管理周期需求的新工具，因此具有技术上和经济上的可行性，大数据不仅能够收集并存储更大的数据集，还能对其进行分析，以发掘有价值的新见解。因此，大数据是超大样本（近似总体）和高纬度变量的数据集合，且具有快速的数据更新速度和价值密度低等特征。

一、数据采集与质量控制

数据预处理是所有数据融合中必不可少的一步，预处理的结果作为数据融合的数据源，其质量将直接影响数据融合的结果，一个好的预处理结果不仅能够使融合的结果更加准确，还可以提高融合速度。在实际应用中，由于数据的多源异构性，直接从各数据源收集到的信息在不同程度上会存在一些问题，如数据的完整性、唯一性、权威性、一致性等，数据的维度不统一、有无关信息（噪声）、字段冗余或有多指标数值等问题。这些问题会导致后续操作代价高、决策不准确等结果，所以数据预处理是数据融合必不可少的环节。数据预处理有多种方法分类，按照工作内容可以分为数据清理、数据集成和转化、数据规约等，这些技术为后续的数据融合操作提供了重要的保障，同时也会提高融合的性能。在实际融合过程中，面对不同的问题有不同的解决方法。

多源异构数据的采集与汇聚阶段，应当：①具备数据交换接口管理、日志审计、数据清洗与转换、元数据管理等 4 项功能；②支持文本、表格、文档、图片等4种格式数据；③支持数据编码转换、规则匹配、去除重复、错误信息处理、噪声数据处理、数据脱敏、数据裁剪、数据索引 8 项数据处理方式。

质量控制阶段，应以统一的数据标准对多源异构数据进行质控和评估。①具备数据质量规则管理、质量评估结果查询、数据质量分级三项功能；②支持数据类型检测、数据值域检测、数据格式检测、数据重复检测、数据缺失检测、数据编码检测、数据逻辑校验 7 种质量规则。

二、大数据监测分析

通过大数据技术对与病原耐药监测有关的不同来源的、复杂可变、海量异质异构的数据进行整合，通过离线计算、实时计算、流式计算、内存计算等实现保障PB级的海量数据处理能够稳定、高可靠的运行、海量数据中自助筛选条件进行即时数据统计和查询、进行流数据的秒级计算、分析与调度。同时，以疾病实时监测的信息为依据，以历史传染病疫情大数据为基础，建立科学实用、敏感的数据分析体系，根据分析结果建立疾病的暴发和预警体系，通过连续整合和分析可以提高疾病预报和预警能力。同时，以“大数据＋AI”的模式智能快速识别疾病的传播模式，改变以往被动方式的监测预警，实现主动的探测感知，为疾病控制提供有价值的信息，实现从耐药监测数据中获取近乎即时的洞察力，构建现代病原耐药实时监测系统。通过分析实时处理这些数据的能力，为AMR防控建立起坚不可摧的防控城墙。多源异构数据的计算、分析与发布方面需：①具备算法模型管理、分布式计算和结果发布管理三项功能；②支持数据预处理类、文本分析类、机器学习类和模型评估类四种算法模型。

三、大数据可视化展示

研究交互式可视化公共卫生大数据探索技术，多源异构数据的可视化展示。①具备定义可视化类型、图表类型选择、可视化数据映射、可视化主题配置、可视化结果的查询、发布与共享6项功能；②支持折线图、柱状图、条形图、面积图、饼图、堆积图、雷达图、气泡图、散点图9个可视化组件。如在结核防控方面，综合应用地理信息系统（geographic information system或geo-information system，GIS）与地图制图技术、信息可视化技术等，获得全国及各个省份活动性肺结核和耐药肺结核的流行规律和动态变化趋势。

目前，耐药监测的大数据应用相对滞后，尽管尝试融合不同部门的数据，但互联网舆情等信息未被纳入。大数据强调开放，推动数据共享和整合，旨在通过整合各类数据源，提升抗生素耐药监测的效率和准确性，辅助早期预警和决策。

四、促进数据资源挖掘与共享开发

大数据的数据挖掘技术是指从大量、不完全、有噪声、模糊、随机的数据中提取蕴含其中的、事先不得知但又潜在有用的信息和知识的过程，其在解决数据处理难题方面表现出了强大的生命力，成为大数据分析的有效武器。数据挖掘是一个融合了数据库技术、机器学习、统计学等多种最前沿技术的研究成果交叉而成的研究领域。目前病原耐药监测数据主要生产方是各级医疗卫生机构，但绝大多数医疗机构将这些数据作为医疗行为的副产品保留起来，并没有作为一种共有财富来发掘它们的价值。很多容易被忽略却非常有价值的临床事实常常埋藏在真实数据里，例如，患者的临床数据（如医嘱和家族史）同一些其他的场景（如工资、教育水平、邻居、入伍史、饮食习惯、健身和其他娱乐信息）等发生关联。大数据可通过数据挖掘技术挖掘出数据背后的真实信息，实现数据的“二次利用”。

其次，所依赖的大数据资源分布于各个社会领域，除了提供的基本信息外，还存在农业、药企、食品监督、气象、环境、畜牧等各领域，渠道众多，内容丰富，如何实现信息共享至关重要。各国十分重视健康大数据信息的共享建设，美国、日本等发达国家都制定了关系信息共享的措施，在一定程度上促进了信息共享。长期以来，我国疾病病原耐药监测数据的信息化建设呈“碎片化”分布，各部门、各层级政府在信息管理体制上，存在数据库重复建设、标准格式不统一、保护过度等问题，造成数据使用的隔断和低效等问题。为此，可借鉴相关国际经验，在我国现有的AMR菌监测信息系统之上，建立国家大数据的调度与归集平台，打通各部门各层级的数据链接，实现资源共享，并结合大数据技术，建立起统一AMR可视化与预警平台，实现对AMR菌的早期发现与预警。

五、提高病原耐药监测预警的效率

从数据到预警、决策再到行动的执行是个漫长的过程。首先，数据是一切的起点，信息是通过数据处理产生的，知识是通过信息流创造出来的，而决策又源自于知识。未来，决策者不再需要依靠直觉，更需要依靠的是更广泛、更精确的证据。

以人工智能分析为基础的大数据技术引领了各国科技竞争的大趋势。目前，在疾病监测领域大数据技术还处于起步期，对疾病预警所起的作用非常有限。一个重要的原因就在于技术体系不成熟，主要体现在以下两个方面。一是数据处理和分析技术薄弱。面对海量的大数据，数据的搜索、录入、分类、清洗、标准化处理及输出的可视化等技术都是复杂的，处理过程中需要建立大量的分析模型和软件工具，这些分析方法库、挖掘算法和模型库本身就是“另一类”大数据，人工智能技术在这些领域的应用仍需大幅改进。二是预测结果的错误信号风险。大数据来源的多样性和不稳定性，通常需要人工甄别机制进行干预；同时，目前大部分模拟算法基于的原理是，根据假设条件对未来趋势进行推导，结论的有效性取决于如何去除潜在的干扰性因素，由于数据的“非完美性”，预测结果的准确性受大量随机性风险因素的影响。错误的预测结论会影响到实际决策，并可能通过社交媒体进行传播，引致社会恐慌。这是目前大数据预测面临的一个主要挑战，即大部分预测是参考性的，权威性不足。想要加强技术创新，应给予互联网科技企业更多的政策扶持，并在大数据的开放共享和使用授权等方面，创造更便利的环境条件。

大数据技术的充分应用，在提高疾病预防控制工作的效率、效果等方面发挥重要作用。随着大数据时代的来临，科学研究进入数据密集型期，空间统计体现了跨界思维，以及科学研究在实际工作中的应用，已成为解决信息位置大数据的一项重要科研技术成为大数据挖掘的重要方法和工具。大数据技术是一个新兴产业，未来随着技术的进步、数据授权使用管理制度的健全、数据隐私保护和数据安全等方面的保护措施的发展、大数据产业的监管到位及大数据方面的法律法规的健全，特别是随着数据专家与耐药监测专家的深度合作，必将使病原耐药监测的效率取得质的提高。

第四节　区块链技术在病原耐药监测中的应用

一、区块链技术理论

区块链通过点对点通信、共识机制、加密算法和智能合约等技术实现数据去中心化、分布式存储、开放自治和防篡改。经过多年发展，区块链已与多领域业务深度融合，如金融、医疗等领域。区块链技术在AMR监测中具有显著优势，包括数据隐私保护、多方协作、自动化和透明性。

二、区块链技术实践场景

（一）跨域用户数字身份验证

区块链的数字身份管理体系通过分布式账本技术和加密算法，提供了以下功能。

1. *身份认证*　区块链可以为疾病预防控制中心、医院等机构提供快速且安全的身份认证机制。通过非对称加密算法，每个用户（包括患者、医生、医疗机构、设备、药店等）都能拥有一个独特的数字身份，确保身份的唯一性和不可篡改性。

2. *跨平台、跨语言的数据共享*　利用区块链的去中心化特性，用户可以在不同的平台、系统或设备上进行身份验证和数据访问，确保数据的自由流通和共享。数据在传输过程中通过加密算法保护，确保在采集、传输、交换和共享时数据的安全性。

3. *隐私保护*　区块链的非对称加密机制确保只有授权方可以访问数据，保护用户的个人隐私和医疗机构的数据安全。

2018年，Zhang P等人提出的FHIR Chain原型，通过区块链技术实现了用户身份识别、认证、安全数据交换等功能，提高了医疗诊断服务的互动性。此外，Zhang A等人提出了一种基于区块链的个人医疗信息共享方案，允许用户在加密环境下共享医疗信息，用于改善医疗诊断服务。

（二）监测数据防篡改和透明性的上报追责存储

区块链技术通过以下特点实现了监测数据的安全存储和追溯。

1. *分布式存储*　区块链的分布式账本使得数据被复制到网络中的每个节点，确保数据的永久有效性和不可篡改性。

2. *数据追溯*　每个数据变更都会生成一个新的区块，并通过哈希指针与前一个区块相连，形成一个不可篡改的数据链，任何变更都会被记录和追溯。

3. *透明性*　区块链网络中的所有交易都是公开透明的，任何人都可以验证数据的真实性和完整性。

4. *责任溯源*　通过区块链的交易结构和参与方的签名机制，可以形成一个从发现、诊断、检验到核实的全生命周期责任链条，确保每个环节的责任可追溯。

5. *应用场景*　疾病报告卡、环境因素数据等监测信息可以通过交易的形式存储在区块链中，确保数据的永久性、透明性和可溯源性。

（三）耐药菌监测的多渠道异步传输

联盟链的应用为耐药菌监测提供了以下优势。

1. *数据共享*　通过区块链技术建立的联盟链，医疗机构、实验室、环境、养殖等多元数据源可以安全地进行数据交换和共享，突破数据孤岛。

2. *自动化加密共享*　数据在不同节点之间的传输采用自动化的加密技术，确保在数据共享过程中信息的安全性。

3. *异步传输*　不同层级、部门、机构之间的数据交换可以通过区块链的跨链节点实现实时、安全的异步传输，提高了监测数据的流通效率。

通过联盟链，医院之间、卫生机构之间、CDC及各个监测机构之间可以实现数据的安全共享，支持疾病监测的全面覆盖。

（四）耐药早期暴发的区域联动预警

智能合约在区域联动预警中的应用如下。

1. *区域共享*　基于区块链的预警系统可以实现数据在不同区域之间的共享，同时保护个人隐私和机构数据安全。

2. *实时判断与预警*　智能合约可以预置决策融合算法和异常探测规则，实时判断监测数据，触发预警机制。

3. *协同监测*　通过区块链的分布式架构和共识机制，实现多方数据的协同监测和预警信息的共享，提高预警的准确性。

4. *自动化预警* 智能合约作为软件代理，能够自动化地核验、评估、追溯和融合上报信息，一旦发现异常情况，即向相关部门发出预警，降低人工或机器预警错误和延迟的风险。

5. *应用案例* 例如，Enigma系统通过在区块链网络底层和数据应用层之间构建多方安全计算层，实现了多机构的数据安全共享。薛腾飞提出的基于区块链的医疗数据分享模型，通过权益证明机制实现了信息共享的共识和协调。

三、区块链技术应用展望

在预警系统中尽可能地引入多种可靠智能预警技术有利于提高系统主动监测能力和实时预警灵敏度，提供多源预警依据，智能合约决策融合组件将通过预置决策筛选规则和决策融合规则实时筛选和融合监测周期内的全部决策，然后预警，从而避免孤证决策偏差降低决策偏差风险，实现从电子化到信息化再到智能化的转型升级。然而，现有智能算法种类繁多，使用时有一定的专业要求，多种算法的筛选集成也需要多方监测力量的长期协作，并需要解决集成能力弱、互操作性差、关键数据流通不畅等问题才能满足多方大规模分布式协作需求。因此，亟须在现有的软/硬件设施基础上，借助区块链天然的分布式架构，构建可集成多种监测技术、整合多方监测力量的分布式预警技术框架。刚果民主共和国利用区块链技术对埃博拉病毒进行监测，该国采用智能射频电子识别标签，将埃博拉病毒可疑感染和确诊感染的监测数据采集到SERI和智能物联网中，将电话公司、埃博拉病毒监控部门、埃博拉疫苗供应机构、交通运输机构等通过区块链链接起来，组成国家疫情监控网络。这为我国构建病原耐药监测提供了一个很好的借鉴。

除此之外，区块链与联邦学习技术相结合可实现对预警主体长期激励、多方大规模协作。传统疾病预警系统一般由指定团队参与研发运维，其他拥有监测能力的科研单位和社会机构等难以持续投入力量。区块链天生具备分布式与联盟属性。区块链依托这一属性围绕参与方共同的交易目标，实现可信的交易。基于区块链的分布式架构和通证经济激励解决上述问题，并促进构建知识集成的智联网环境。根据各机构的实时收集、比对各参与方的信息和预警结果评估各医疗机构的贡献大小，全体参与者和参与元素进行反向评估和贡献量化，按照贡献值调整数据算法和决策权重更新本地模型在全局模型中的融合权重来提高全局模型精度，或反馈医疗机构经济激励从而鼓励更多参与者持续贡献，从而实现分布式协作的长期激励，提高分布式决策精度。

未来几年，区块链技术应用有望大幅增长。其技术发展趋势也必将技术从单一走向融合。区块链与隐私计算、物联网、云计算、大数据、人工智能等技术的融合应用将更加深入紧密，技术的融合将瞄准数据这一关键要素，创新疾病监测数据采集、存储、组织、处理和利用模式，促进实现数据价值的最大化，以确保线下实物准确向线上映射，满足多监测预警应用需求，提供丰富的个性化服务，加速数字监测的发展。面向区块链服务的“端、云、链”软硬件一体机建设和BaaS服务将加速推进，以简化应用开发过程和提升部署效率，降低监测机构上链与网络搭建的难度与门槛，为监测机构提供开箱即用的区块链服务。未来融合的区块链技术的病原耐药监测系统必将具有更高的信任度、更出色的安全性、更高的效率等优点。

第五节　虚拟仿真监测系统的应用

一、虚拟仿真与数字孪生的概念

虚拟仿真，是在计算机图形学、计算机仿真技术、人机接口技术和多媒体技术的基础上发展起来的交叉学科，是创建和体验虚拟世界的计算机系统。用户可借助视觉、听觉及触觉等多种传感通道与虚拟仿真出来的虚拟世界进行交互，可直接参与并探索仿真对象在所处环境中的作用与变化，并产生沉浸感，具有真实性和交互性的优点。

随着大量真实数据被不断地引入到虚拟仿真系统中，使得虚拟仿真技术更加具有现实意义，数字孪生（Digital Twin，DT）应运而生。业界一般认为，DT一词是由密西根大学Michael Grieves教授于2002年针对产品全生命周期管理（PLM）提出的一个概念，当初并不叫Digital Twin，而是叫镜像空间模型（MSM），后来NASA的John Vickers将其命名为Digital Twin。其模型的属性是很清楚的，即可以实时接收来自物理对象的数据的一个数字化模型，可以不断演化以保持与物理对象的一致。虚拟仿真技术是创建和运行数字孪生体中的其中一项核心技术。数字孪生的优点在于虚体测试，实体创新。其核心问题是如何让虚拟环境最大限度地接近真实世界，以近乎零成本对这些数字孪生体进行虚拟测试和反复迭代，预测可能出现的耐药基因传播或风险预测等不确定性问题，待一切测试结果都满足了设计与改进目的之后，再在实际的应用场景中进行实测。

目前，虚拟仿真技术在游戏开发、医学模拟、建筑漫游及教育教学领域都得到了很好的应用，但在疾病监测领域的应用还是空白。通过研究并建立病原耐药监测三维仿真及虚拟现实技术系统，围绕耐药污染物监测、耐药基因扩散、预测、评价和处理等有广阔的应用前景。

二、虚拟仿真技术的应用场景

1. *卫生应急* 在应急管理领域，桌面推演通过模拟应对突发事件的活动，可达到检验应急预案、完善应急准备、锻炼应急队伍、磨合应急机制和普及应急知识等综合效果。随着地理信息系统、虚拟现实、三维场景建模和仿真系统等技术的发展，桌面推演类软件和信息平台得到陆续开发应用，大大提高了桌面推演的真实感和有效性。结合情景构建、大数据仿真等前沿技术可以显著提高桌面推演的互动性和科学性，为决策者掌握事态演变过程提供预见性，并支撑在关键时刻做出科学而有效的决策。与此同时，大规模桌面推演过程中产生了海量涉及应急处置问题、参与人员、处置流程、处置结果、效果评估等应急管理政策制定相关信息，利用大数据技术等对这些信息进行分析，可以更好地理解并解决复杂的公共政策和应急管理问题，支撑治理流程创新和治理政策评估，促进政策信息学的发展，并提高应急决策的智能化水平。

2021年中国开发“10＋3公共卫生应急桌面演练系统”，该系统可提供在线视频技术、情景模拟、互动决策、分组讨论和交互式操作等多种功能，构建出一个更为科学、智能的演练环境。凭借这一系统，桌面演练的仿真性、互动性和可控性得到显著提升，为基于耐药虚拟仿真技术的情景推演提供了有益探索与实践范例。2021年11月18日，中国疾控中心依托该系统，以东盟10＋3区域虚拟新发人畜共患传染病突发事件为背景，携手韩国、泰国、新加坡等10多个国家共同举办了“东盟10＋3公共卫生应急桌面演练”。

2. *耐药菌传播模拟预测* 细菌的耐药性压缩了临床抗感染治疗抗菌药物的选择空间，加大了临床治疗的难度，同时增加了多重耐药菌传播、流行和产生新变异的机会，给医院感染防控带来严峻的考验，直接威胁医患的健康，给社会带来极大的挑战。预测病原耐药发展变化趋势，有可能使新的耐药基因在广泛传播前及时发出预警，防止耐药菌的暴发流行。如何更好的解决上述问题，虚拟仿真技术及数字孪生技术或许是一个比较好的选择。通过将多种信息（传感器数据及监测数据）进行汇总，实现多种数据的集成，建立耐药监测虚拟仿真平台，通过传感器获取的数据实时驱动虚拟模型，逼真再现耐药菌传播过程，通过空间分析及统计方法，进一步对相关数据进行交互式的分析，实现耐药播散的实时可视化、关联分析、风险分析、热点分析、动态演化等功能的探索。

3. *风险评估研判*　细菌耐药性主要通过自身基因突变和获得外源耐药基因产生，其中，基因突变的概率较小，且突变的基因很难稳定遗传，因此，细菌耐药主要通过获得外源耐药基因形成。因此，需要实时获取全球/国家/地区等不同范围致病菌感染发生率和耐药动态，掌握耐药菌在特定人群中的分布、发展和传播的信息，根据人口流动数据和百度、腾讯、谷歌等地图迁徙数据及耐药基因扩散动力学等数据，通过大规模人群场景的三维绘制技术对虚拟城市、虚拟人建模，将生成模型制作成可以任意位置及多视角的“虚拟现实＋实时在线”系统，构建高度仿真的虚拟操作环境对病原耐药监测系统信息进行三维仿真，分析处理监测数据，将分析成果进行动态模拟建模，以评估耐药基因的输入风险及扩散的风险。同时，可对监测过程进行不间断信息控制，以“模拟推演”的虚拟仿真技术预先控制疾病可能存在的风险隐患如社区防控措施模拟、医疗资源配置模拟、复工复产效果模拟、复工时间的模拟、复工顺序模拟，并及时提出修正策略，从而保证整个疾病控制的实现原真性修复和对安全性的评估，对病原耐药监测及耐药基因的扩散采取决策具有很好的指导作用，提供了一种高效的协作方式。

4. *耐药基因扩散*　病原耐药监测场景中耐药基因扩散存在“三高”（高危险、高成本、高异性）与“四难”（难看到、难动作、难进入、难再现）问题。虚拟现实与虚拟仿真技术的到来为该问题的解决带了突破的可能。利用计算机借助专门的软件生成三维动态实景，对耐药基因的结构、功能和传播力进行参数调整，结合多源数据包括城市仿真、交通仿真、人群仿真、气体扩散仿真等，对其动态性传播进行逼真的模仿，在不同的假设情景下，模拟耐药基因播散发展趋势及采取不同措施所产生的不同结果，分析研究事件特征和演变规律，根据当前状态和未来可能的发展变化构建事件情景，从而生成应急决策方案。

三、应用展望

本节主要内容为尝试畅想数字孪生在病原耐药监测中的可能的应用场景。首先，在个体层面，就在个人的健康监测方面，未来通过各种新型医疗检测和扫描仪器及可穿戴设备，并基于人体的健康档案、就医史、用药史、智能可穿戴设备监测数据等信息可在云端为患者建立“医疗数字孪生”，并在生物芯片、增强分析边缘计算、人工智能等技术的支撑下模拟人体运作使个体可以清楚地了解自己身体的变化，对AMR做出及时个人预警，提高早发现的概率，并针对个体健康状况预测分析和精准医疗诊断。

在监测环节上，通过数字化手段实现农贸市场、抗生素生产企业、环境等环节的野生进行监控，利用数据映射实现确诊病例的实时可视化监控和影响范围防护预测；利用信息模型、物联网感知传感器、北斗定位等数据实现可视化紧急物资调运车辆的远程监督和高效配送；数字孪生技术将打造智能化、实时化、数字化的网格管理，助力耐药监测的应急处理。一方面，运用数字孪生技术的监测系统运用3D建模技术在虚拟空间中再现了现实人群中耐药基因的扩散，能够很好的将数据通过可视化呈现在大众的眼前；另一方面，通过数字孪生技术，监测系统几何变化进行呈现，还针对即将采取疾病预防控制措施的效果变化进行仿真，使得监测系统的功能大大增强。基于计算机技术的工仿真技术可以很好地提高监测效率。通过监测数据的分析，结合各种监测的历史数据、人工智能技术，预测决策措施的效果，能进一步反过来优化防控措施，从而数据到行动的正反馈的"智能化"，极大地提高病原耐药监测精度和效率，对于智能决策的发展具有重要的积极作用。

在耐药基因扩散的情景推演环节上，通过对城市全方位建筑模型、地理信息、各渠道数据，利用大数据、数字孪生等技术实现城市运行态势监测、服务效能管理、应急指挥、建设规划成果展示等多维度功能场景，凭借所见即所得的交互方式，将城市基础数据、政府业务数据、医疗、交通、物流等实时动态数据与城市实体深度融合，应用于病情发生时或发生前的态势监测、应急指挥、数据分析、成果汇报等多种情形。

计算机仿真伴随着其他学科的发展而快速发展，随着计算机技术的快速发展，计算机仿真技术很好地解决了其他学科的问题。计算机仿真经历了从简单的原型到物理模型，再到今天的动态显示仿真过程，并可实现可视化操作。多媒体技术、人工智能、可视化等技术同仿真技术的结合，仿真技术的发展和应用将更加广泛。在不远的将来，计算机仿真技术一定会在病原耐药监测中发挥更大的作用，更好控制AMR株的扩散，为大众的健康保驾护航。

情景推演是指在不同的假设情景下，模拟耐药基因播散发展趋势及采取不同措施所产生的不同结果。情景推演可以通过分析研究事件特征和演变规律，根据当前状态和未来可能的发展变化构建事件情景，从而生成应急决策方案，使决策者制定应急响应决策更具有科学性和有效性。在不同的假设情景下，模拟耐药基因播散发展趋势及采取不同措施所产生的不同结果，利用计算机借助专门的软件生成三维动态实景，对系统的结构、功能和行为及参与系统控制的人的思维过程和行为进行动态性、逼真的模仿。与传统的内容和知识的表现形式相比，虚拟仿真最大特点是使用者可以进行交互，因此，解决病原耐药监测场景中"三高"（高危险、高成本、高异性）与"四难"（难看到、难动作、难进入、难再现）问题。虚拟现实与虚拟仿真技术的到来为该问题的解决带来了突破的可能。这种交互式的内容表现形式，有望成为人们获取监测内容和进行决策推演的主流方式。

第六节　人工智能与病原耐药监测

一、人工智能技术的概念

人工智能的时代被誉为人类的“第四次工业革命”，从智能音响到智能导航，其慢慢地对我们生活产生了巨大的影响。那么，什么是人工智能呢？内基·梅隆大学计算机科学学院前院长安德鲁·摩尔认为，人工智能是研究、开发用于模拟、延伸和扩展人类智能的理论、方法、技术及应用系统的一门新的技术科学。简单来说，人工智能是使计算机应用人类的智慧来运行的科学和工程学。人工智能特有的学习、推理和感知能力将为各领域的工作模式带来全新的变化。

与传统的工作模式相比，与人工智能相结合的工作有诸多无可比拟的优点。首先，减少出错机会。当面对需要进行计算的困难且复杂的问题，由于机器所做的决策是基于先前的数据记录和算法组合，因此出现错误的概率大大减少。其次，将人类从劳动中解放出来。与人类不同，机器可以7×24小时连续工作，并且不受外部环境干扰。在面对复杂重复且不需要创造力的工作时，人工智能可以取代人类，甚至胜出人类。此外，进行智能预测分析。人工智能在某种意义上实现了低端、初级的理解智能，如人脸识别、自动驾驶、智能推荐等领域，极大的便利了人类的生活。当然，除此之外，人工智能在计算机视觉、语言对话、认知科学、多体智能都有突破，但是运用在疾病监测场景还是比较薄弱。本节将对未来可能在病原耐药监测流程的各个环节上用到人工智能的场景进行畅想，为病原耐药监测插上一双“超认知能力”的翅膀。

二、人工智能在病原耐药监测中的应用

（一）临床辅助诊断

病原耐药监测的第一步就是病例的定义与发现。没有病例信息流动的监测系统就像没有水的水渠，因此，如何高效、快速、准确、全面地发现由耐药性病原体导致的患者成为监测至关重要的第一步。通过临床诊断报告、检验、检查结果、医疗文书、医学文献、耐药菌基本信息、耐药菌的耐药普等信息为基础，构

建的耐药菌临床诊断的知识图谱，以及结合机器学习建立的病原耐药菌感染患者判别模型，能够有效辅助医师完成临床诊断、发现病例，并及时进行实验室检测，从而减轻临床医师负担的同时，提高病例的发现效率，增强监测的覆盖率。通过此种智能化的手段将病原耐药监测的“网底”织密，为病原耐药监测打下良好的“数据基础”。

（二）数据采集

随着大数据监测成为趋势，耐药监测的数据采集必将呈现异质、异构的结构化、非结构化与半结构化互相掺杂的状况，对数据的梳理、回顾、扩充都非常困难。为了能够分析和利用这些数据，特别是文本数据，就需要利用自然语言处理技术（NLP）。NLP正在把人工智能推向一个新的高度——能理解、会思考的认知智能。NLP是人工智能领域中的重要分支，是以语言为对象，利用计算机技术来分析、理解和处理自然语言的一门学科，即把计算机作为语言研究的强大工具，在计算机的支持下对语言信息进行定量化的研究，并提供可供人与计算机之间共同使用的语言描写。

目前，病原耐药监测主要通过手工填报报告卡实现，此外还有许多数据以非结构化的文本形式存在。通过计算机自动收集这些复杂的信息，不仅减少了上报人员的工作压力，还使信息的收集更加全面。通过自然语言处理技术自动从医院的HIS系统、实验室的信息系统等抓取病原耐药监测所需要的信息，从而实现信息采集的自动化管理，不仅减轻了操作人员的工作负担与信息传递损耗，同时也提高了耐药监测的时效性。

（三）实验室检测

实验室检测在耐药监测工作中占据着关键地位，而耐药检测的实验室质量控制至关重要。当前，该工作主要由专业人员依据实验室规范要求定期开展人工统计、分析与汇总，并据此制定报表，最终完成质量总结报告。然而，在传统模式下，完成一份质量总结报告存在诸多弊端，不仅耗时费力、工作量大，而且信息反馈严重滞后。随着实验室样本数据呈爆发式增长，如何在大数据时代背景下，借助计算机智能统计技术和自动化报表展示系统，实现实验室质量指标的智能统计，为实验室管理提供快速、精准的数据统计结果，以便及时发现问题并提出切实可行的质量改进方案，已成为当前相关领域新的研究热点。

（四）基因组智能识别

耐药基因是编码耐药性状的一段核苷酸序列（DNA片段）。耐药基因可借助载体菌（携带耐药基因的细菌）在动物-动物、动物-人、人-人之间传播进行扩散，遏制AMR的重要一环是遏制耐药基因的扩散，而识别耐药基因就成了重中之重。目前实验室耐药细菌检测、监测的重要手段是通过PCR及qPCR检测技术识别耐药基因及其组件，这类技术可快速、准确地探知耐药基因、元件，从而及时确定感染细菌的药物敏感性。但该类技术只能用于已知目的基因的筛查，不能胜任大规模、高通量细菌耐药性的检测和监测工作，更不适合临床和耐药性检测、监测中的推广应用。因此，可考虑通过人工智能技术来发现和识别耐药基因，从而大幅度的提高基因测序的效率。例如，浙江省疾病预防控制中心利用阿里云达摩院提供的算法，上线自动化的全基因组检测分析平台，将新型冠状病毒感染疑似病例基因分析时间从原来的数小时缩短至半小时，并能精准检测出病毒的变异情况。百度研究院也宣布免费开放线性时间算法Linear Fold和世界上最快的RNA测序网站，可将新型冠状病毒的全基因组二级结构预测从55分钟缩短至27秒，提速120倍。因此，未来的耐药基因分析应借助人工智能的力量使其准确性、及时性产生质的飞跃。

此外，还可考虑通过人工智能技术来预测可能突变的耐药基因，做到早发现、早预防。如来自UCSD的研究人员设法识别出与TATA盒激活一样频繁使用的DNA激活码——研究人员将DNA激活码称为“下游核心启动子区域”（DPR）首先创建了50万个不同的DNA序列，并确定哪些序列显示了DPR活性。大约200 000个DNA序列被用来训练一个人工智能模型，该模型可以预测是否在人类DNA块中观察到DPR活动至于研究人员最终创建了一个类似的人工智能，专注于发现新的TATA盒事件。将来，可以利用人工智能来分析DNA序列模式，并为研究人员提供更多有关人类细胞中基因激活如何发生的见解。人工智能也将帮助其他科学家发现重要的DNA序列和结构。

（五）智能预测预警

AMR预警是指通过一定的预警技术，在AMR基因扩散前或扩散的早期，从监测数据中发现和识别耐药发生数量超出期望常态水平的异常情况，发出警示信号，以提醒AMR可能发生的风险和其发生范围可能扩大的风险。预警技术是预警的关键，预警数据和预警模型的质量将直接影响预警结果的及时性和准确性。传统的传染病预警技术是基于临床诊断和实验室确诊的病例进行监测的，采用时间模型、空间模型和时空模型等单因素模型分析数据。AMR基因扩散的影响因素广泛，因素与结局相互关系复杂，传统的简单相关关系或线性关系模型很难解决因果之间的这些错综复杂的关系，导致预警不仅及时性不强，准确率也不高。

随着人工智能技术的发展，特别是伴随着耐药监测多源数据采集成了发展的大趋势，通过搜集多源异构海量的监测数据，基于机器学习、深度学习、无监督学习等人工智能技术获得更强解析多源数据及分析中不同因素之间的联系和变化规律能力，使智能算法具备专家级精准领域知识和探测异常的能力，成为人们开展耐药预警的新思路。例如，通过收集流感样病例、气象资料及病原学材料等信息，采用支持向量机方法建立流感样病例预警模型，来对流感的发生进行预测。通过实时采集医院病历信息，融合患者的影像数据、检验数据、流行病史等信息，通过大数据和人工智能等技术进行数据分析和挖掘构建的人工智能传染病预警系统能够解决传染病预警不及时、响应支撑依据不充分及信息传输慢等弊端，为疾病的科学防治、精准施策和便民服务提供有力支撑。

未来的AMR预警系统中应尽可能多地引入多种可靠智能预警技术有利于提高系统主动监测能力和实时预警灵敏度，提供多源预警依据，降低决策偏差风险，实现长期、高效、实时、稳定的具备“超感知”能力的预警系统，实现耐药监测从电子化到信息化再到智能化的转型升级。

（六）临床决策支持系统

医院内部抗菌药物合理使用是减少耐药菌产生、防止出现医院感染事件的关键环节。基于机器学习的临床决策支持系统（machine learning-clinical decision support systems，ML-CDSS）通过对耐药性的预测，反过来指导抗菌药物的选择。李丽等采用回归与时序算法建立大肠埃希菌头孢呋辛耐药趋势预测模型，对临床经验性选择抗感染治疗方案起一定的参考作用。

医院内部抗菌药物合理使用监控，以电子病历和门诊、住院收费系统为数据来源，定期自动收集患者基本资料、诊断、病理、手术、医嘱、费用和医生及科室等信息，采用交叉索引技术、Prodiver系统、数据仓库技术、免疫遗传算法、长短期记忆网络模型和SQL查询程序等，将病历数据向量化，对数据进行多层抽象的算法，实现了抗菌药物用药监控的实时化、常规化和信息化。对菌型的预测缩小了抗菌药物的选择范围。陈秀娟等依据HIS中重症医疗数据，用极端梯度提升（extreme gradient boosting，XGBoost）算法构建脓毒症早期的革兰阳性菌、革兰阴性菌预测模型（灵敏度为83.0%，准确率为85.0%），降低抗菌药物错用风险。

对抗菌药物疗效的准确预测，可提高疾病治愈率。许娟娟等基于两个院区新型冠状病毒感染重症患者的诊疗数据，采用随机森林算法构建新型冠状病毒感染典型药物疗效预测模型（准确率为91.2%），预测莫西沙星在新型冠状病毒感染治疗中非主导药物，辅助治疗方案的制定。ML-CDSS在国内主要通过对抗生素耐药性和疗效及致病菌等的预测，辅助优化抗菌药物治疗方案。

三、人工智能在病原耐药监测中应用的思考

从认知能力的演进来看，人工智能的发展可分为三个阶段：计算智能、感知智能和认知智能。自人工智能诞生以来，已历经70余年的发展，从最初的计算智能阶段迈入了感知智能的初级阶段。近年来，深度学习的迅速崛起使得人工智能在单一任务上取得了显著进展，甚至在特定任务中超越了人类。特别是“区块链＋大数据＋AI”技术的结合，在一定程度上解决了大规模分散式数据训练、数据安全及“AI歧视”等问题。然而，当前的人工智能仍远未达到令人满意的水平，甚至常被戏称为“人工智障”。究其原因，在于现有的人工智能只能在预设的问题和条件下发挥作用，而人类无法穷尽所有可能的场景和参数，导致传统算法和模型难以跨系统复制。

此外，人工智能标准化体系建设的滞后也严重影响了其在医疗健康领域的应用落地。标准化体系包括基础标准、平台/支撑标准、关键技术标准、产品及服务标准、应用标准及安全/伦理标准六个部分。由于医疗健康领域的特殊性与复杂性，人工智能技术在进入临床应用前必须对其安全性和有效性进行全面评估，并对数据、算法和模型进行严格验证。因此，构建符合行业需求的标准体系结构，是支撑医疗人工智能产业健康、可持续发展的关键。

因此，未来人工智能的发展亟需探索新的范式，重点关注无标注数据的训练、无监督学习及人工指导，实现在不依赖大数据的情况下完成感知、认知、推理、学习和执行的自主智能，即“小数据＋大任务”的工作模式。这种模式有望突破现有瓶颈，为耐药性监测提供更高效、更经济的解决方案。

技术的发展从来不是一帆风顺的，对人工智能的过度期望或一味唱衰都不利于其健康发展，尤其是在耐药性监测（AMR）领域的应用。我们应杜绝某些企业滥用人工智能进行夸大宣传的行为，如在宣传材料中使用带有“水晶球”的图片暗示无所不能的预测能力。相反，数学家、人工智能专家与耐药性监测专家应紧密合作，推动人工智能、大数据、区块链、智能合约及虚拟仿真等新兴技术在AMR监测乃至整个传染病监测领域的落地与应用。通过打造全栈、全场景的人工智能AMR预警平台，为疾病防控提供智能化决策支持。

2017年7月，国务院发布《新一代人工智能发展规划》，明确提出加快人工智能在医疗领域的创新应用，包括智能医疗体系、智慧医院及大规模基因组识别等领域，以抢占人工智能发展的战略先机。人工智能技术在基因识别、基因测序及突变基因预警方面具有广阔的应用前景。因此，在AMR菌的耐药基因识别、耐

药基因测序及耐药基因突变的探测与发现方面，仍存在大量未开发的“处女地”，亟须相关领域的专家学者进行深入研究与探索。

总之，人工智能在耐药性监测中的应用潜力巨大，但也面临诸多挑战。只有通过技术创新、标准化建设及跨学科合作，才能充分发挥人工智能在AMR监测中的作用，为全球公共卫生安全提供强有力的技术支持。

参考文献

[1] 毛静. 3年细菌耐药监测研究 [D]. 重庆：重庆医科大学，2013.
[2] 张建业. 车轴锻造生产过程监测管理系统开发 [D]. 武汉：华中科技大学，2018.
[3] 肖德福，刘兵，刘松，等. 动物源性细菌耐药性产生的原因及解决措施 [J]. 兽医导刊，2020，17：109.
[4] 阎合，田呈明，李娟，等. 高新技术应用于全国林业有害生物普查工作的现状及展望 [J]. 中国森林病虫，2022，41（1）：41-45.
[5] 刘丽华，金水高，郭静. 公共卫生信息分类与编码研究 [J]. 中华预防医学杂志，2007，41（5）：344-347.
[6] 张文玄. 互联网违规广告监测系统的设计与开发 [D]. 徐州：中国矿业大学（江苏），2019.
[7] 朱莹. 基于分类元数据的网格资源描述和发现研究 [D]. 南京：南京工业大学，2006.
[8] 梁伟，张政，冯明，等. 基于区块链的可信数据交换技术与应用 [J]. 信息通信技术与政策，2020，4：91-96.
[9] 黄慧. 基于区块链的数据交换与共享技术研究 [D]. 西安：西安电子科技大学，2018.
[10] 索继江，杜明梅，邢玉斌，等. 基于医院感染实时监控系统的交互平台设计与实现 [J]. 中华医院感染学杂志，2011，21（20）：4293-4295.
[11] 梁英. 健康管理生活方式问卷设计与最小数据集研究 [D]. 西安：中国人民解放军空军军医大学，2013.
[12] 马筱玲. 耐药性细菌的产生和检测 [J]. 临床荟萃，2002，17（5）：304-306.
[13] 赵倩. 浅析细菌耐药监测系统的设计与应用 [J]. 医学信息（下旬刊），2013，26（15）：415-416.
[14] 国家卫生健康委员会办公厅. 关于加强儿童抗菌药物临床应用监测和细菌耐药监测工作的通知 [EB/OL].（2020-07-17）[2024-09-10]. https：//www.gov.cn/zhengce/zhengceku/2020-07/24/content_5529699.html.
[15] 全国细菌耐药监测网. 全国细菌耐药监测网2014—2019年细菌耐药性监测报告 [J]. 中国感染控制杂志，2021，20（1）：15-30.
[16] 王玉堂，陈昌福，吕永辉. 水产养殖动物致病菌耐药性检测数据实际作用 [J]. 中国水产，2013，10：57-61.
[17] 马持节. 网络用户构成因素分析 [J]. 当代传播，2005，1：62-64.
[18] 刘丽华，张黎黎，金水高. 卫生信息数据集分类与编码规则的研究 [J]. 中国卫生统计，

2008，25（5）：494-496.
[19] 金少鸿. 我国当前细菌耐药性监测工作的研究 [J]. 中国处方药，2005，3：42-44.
[20] 张纯萍，宋立，吴辰斌，等. 我国动物源细菌耐药性监测系统简介 [J]. 中国动物检疫，2017，34（3）：34-38.
[21] 刘志勇. 我国将建三级致病菌识别网 [N]. 健康报，2017-03-09（1）.
[22] 宋玉双，朱宁波，崔振强，等. 我国林业有害生物种类动态分析Ⅲ. 螨、线虫、细菌、植原体、病毒 [J]. 中国森林病虫，2018，37（5）：34-37，45.
[23] 郑明节. 我国细菌耐药性的分布与控制策略研究 [D]. 武汉：华中科技大学，2007.
[24] 郑雪花. 细菌接种实验菌落生长度监测系统的设计与实现 [D]；西安：电子科技大学，2013.
[25] 胡付品. 细菌耐药监测：敢问路在何方？[C]. 第六届中国临床微生物学大会暨微生物学与免疫学论坛，湖南长沙，2015：1.
[26] 赵明秋，沈海燕，潘文，等. 细菌耐药性产生的原因、机制及防治措施 [J]. 中国畜牧兽医，2011，38（5）：177-181.
[27] 刘金凤，李志勇. 细菌耐药性产生的原因和对策 [J]. 家庭医药，2019，6：211.
[28] 孙英杰，孙洪梅，邹洪波. 细菌耐药性产生的原因及防制措施 [J]. 养殖技术顾问，2011，6：202-203.
[29] 胡付品，朱德妹. 细菌耐药性监测数据处理应注意的问题 [J]. 中国感染与化疗杂志，2016，16（5）：667-672.
[30] 张黎黎，刘丽华，徐勇勇，等. 医药卫生科学数据分类与编码的研究 [J]. 中国康复理论与实践，2006，12（5）：452-453.
[31] 周益林，段霞瑜. 植物病原菌监测的方法和技术 [C]. 全国植物抗病虫和病害流行与控制研究及应用研讨会全国农作物病虫害综合防治培训班文集. 安徽黄山，2006：63-65.
[32] 郑肖兰，傅帅，郑服丛，等. 植物病原菌抗药性研究进展 [J]. 热带农业科学，2011，31（1）：86-90.
[33] 何建明. 植物来源的新抗菌药物和耐药调节剂 [J]. 国外医药（抗生素分册），2015，36（4）：162-166.
[34] 吴博，严非，付朝伟. 中美细菌耐药监测及治理演变比较 [J]. 中国卫生资源，2021，24（5）：615-618.
[35] 龚利强. 重点人群传染病、食源性疾病监测预警系统的设计与实现 [D]. 苏州：苏州大学，2017.
[36] 曾光，李辉，廖苏苏. 现代流行病学与中国应用 [M]. 北京：中国协和医科大学出版社，2021.
[37] 陈明亭，杨功焕. 我国疾病监测的历史与发展趋势 [J]. 疾病监测，2005，（3）：113-114.
[38] 袁经松，方菁. 我国细菌对抗生素耐药性监测的研究进展 [J]. 中国卫生检验杂志，2015，25（4）：605-608.
[39] BASSETTI M，POULAKOU G，RUPPE E，et al. Antimicrobial resistance in the next 30

years，humankind，bugs and drugs：a visionary approach [J]. Intensive Care Med，2017，43（10）：1464-1475.

[40] 何敏，陈敏，易本驰．加强重视动物源细菌的耐药性监测 [J]. 中国动物保健，2011，13（4）：5-7.

[41] 吕媛，李耘，郑波．国内外细菌耐药监测研究介绍 [J]. 中国临床药理学杂志，2011，27（4）：311-317.

[42] 刘胜文，张臣，刘宝姝，等．医院感染控制效果及有效措施 [J]. 中华医院管理杂志，1994，10（1）：28-30.

[43] PAUL SM，FINELLI L. Statewide surveillance for antibiotic-resistant bacteria--New Jersey，1992-1994 [J]. MMWR Morb Mortal Wkly Rep，1995，44（27）：504-506.

[44] FRIDKIN SK，STEWARD CD，EDWARDS JR，et al. Surveillance of Antimicrobial Use and Antimicrobial Resistance in United States Hospitals：Project ICARE Phase 2. Project Intensive Care Antimicrobial Resis tance Epidemiology（ICARE）hospitals [J]. Clin Infect Dis，1999，29（2）：245-252.

[45] S Molstad，Cars O，Struwe J. Strama—a Swedish working model for containment of antibiotic resistance. [J]. Euro Surveill，2008，13（46）.

[46] C Geffers，Gastmeier P. Nosocomial infections and multidrug-resistant organisms in Germany epidemiological data from KISS（the Hospital Infection Surveillance System）[J]. 2017，108（6）：87-93.

[47] 金少鸿，马越．亚太地区细菌耐药性监测现状和展望 [J]. 中国药物应用与监测，2006，（3）：1-3.

[48] 曾雪灵，赵喆，汤云霞，等．旅行者发热的临床应对 [J]. 中国国境卫生检疫杂志，2019，42（4）：273-278.

[49] DONADO-GODOY P，CASTELLANOS R，LEÓNM，et al. The Establishment of the Colombian Integrated Program for Antimicrobial Resistance Surveillance（COIPARS）：A Pilot Project on Poultry Farms，Slaughterhouses and Retail Market [J]. Zoonoses Public Health，2015，62（Suppl 1）：58-69.

[50] HENNESSY TW，MARCUS R，DENEEN V，et al. Survey of Physician Diagnostic Practices for Patients with Acute Diarrhea：Clinical and Public Health Implications [J]. Clin Infect Dis，2004，38（Suppl 3）：S203-S211.

[51] 马苏，沈建忠．动物源细菌耐药性监测国内外比较 [J]. 中国兽医杂志，2016，52（9）：121-123.

[52] TESHAGER T，HERRERO IA，PORRERO MC，et al. Surveillance of antimicrobial resistance in Escherichia coli strains isolated from pigs at Spanish slaughterhouses-ScienceDirect [J]. International Journal of Antimicrobial Agents，2000，15（2）：137-142.

[53] MORENO MA，DOMÍNGUEZ L，TESHAGER T，et al. Antibiotic resistance monitoring：the Spanish programme [J]. Int J Antimicrob Agents，2000，14（4）：285-290.

[54] 陈明亭，杨功焕．我国疾病监测的历史与发展趋势 [J]. 疾病监测，2005，20（3）：

113-114.
[55] 徐艳，杨怀，陈黎媛，等. 中国临床微生物室参与医院感染及抗菌药物使用管理的现状[J]. 中国感染控制杂志，2019，18（2）：120-126.
[56] 赵静，杨汉春，查振林. 规模化猪场大肠埃希菌耐药性监测[J]. 中国兽医杂志，1998，（11）：12-13.
[57] 吴聪明，汪洋. 动物源细菌耐药性监测与流行病学研究[J]. 中国兽药杂志，2010，44（1）：23-25.
[58] 许丽娜，白云. 儿童流感嗜血杆菌感染分布及耐药性监测分析[J]. 临床研究，2021，29（8）：135-136.
[59] 尹跃平，陈绍椿，韩燕，等. 中国淋球菌耐药监测现状及展望[J]. 中华皮肤科杂志，2018，51（5）：325-327.
[60] 陈凯乐，邵雪君，张锡彦，等. 2013—2015年苏州地区儿童肺炎链球菌血清型与耐药监测[J]. 中国初级卫生保健，2019，33（8）：106-109.
[61] 王辉，张雅薇. 提高耐药监测质量，指导临床合理用药[J]. 临床检验杂志，2013，31（10）：721-722.
[62] Nkuchia M'Ikanatha，Lynfield Ruth，Van Beneden Chris A. 传染病监测[M]. 人民卫生出版社，2004.
[63] 刘晓雷，赵建宏，强翠欣，等. 基于B/S模式的智能细菌耐药监测管理系统[J]. 河北医科大学学报，2013，34（10）：1161-1164.
[64] DAVID F. The need for antimicrobial resistance surveillance[J]. J Antimicrob Chemother，2002，(Suppl 2)：1-7.
[65] 肖永红. 高质量监测是耐药控制的基础[J]. 中华临床感染病杂志，2021，14（1）：29-31.
[66] 夏照帆，李骏强. 医疗领域抗菌耐药现状、问题及对策[J]. 中华预防医学杂志，2018，52（5）：460-463.
[67] 袁经松，方菁. 我国细菌对抗生素耐药性监测的研究进展[J]. 中国卫生检验杂志，2015，25（4）：605-608.
[68] 宋海容. 某医院2011-2013分离细菌分布及耐药特征[D]. 郑州：郑州大学，2015.
[69] 许雪冉，孙强，阴佳，等. 抗生素耐药性全球治理的发展历程及对中国的启示[J]. 中国卫生政策研究，2019，12（5）：38-43.
[70] PANDEY RP，MUKHERJEE R，CHANG CM. Antimicrobial Resistance Surveillance System Mapping in Different Countries[J]. 2022，16：36-48.
[71] NÚÑEZ-NÚÑEZ M，NAVARRO MD，PALOMO V，et al. The methodology of surveillance for antimicrobial resistance and healthcare-associated infections in Europe（SUSPIRE）：a systematic review of publicly available information[J]. Clin Microbiol Infect，2018，24（2）：105-109.
[72] 赵自雄，史倩楠，马家奇. 公共卫生大数据应用实例与发展建议[J]. 中国卫生信息管理杂志，2017，14（5）：655-659.

[73] 中国疾病预防控制中心全球公卫中心. 中国疾控中心首次利用在线模拟演练系统开展“东盟10＋3公共卫生应急桌面演练”[J]. 疾病监测，2021，36(11)：1216.

[74] 杨友林，胡鑫，袁景山. 医院人工智能传染病预警系统的设计与应用[J]. 中国医学装备，2020，17(5)：162-164.